Arzneimittel Wirkungen pocket 2000/2001

Inhalt

Inhaltsverzeichnis
Notfallmedikamente 1
Herz-Kreislauf 2
Blut 3
Atmung, Allergie 4
Schmerz, Entzündung 5
Stoffwechsel 6
Hormone 7
Magen, Darm 8
Infektionen 9
ZNS 10
Anhang
Index

Arzneimittel Wirkungen pocket 2000/2001

Autorin:
Dr. med. Claudia Hoffmann,
Feldstraße 10, 85445 Notzing

Herausgeber:
Prof. Dr. Friedrich Ebner, Abt-Joseph-Str. 2, 85391 Allershausen
→ fritz.ebner@t-online.de

Wichtiger Hinweis
Der Stand der medizinischen Wissenschaft ist durch Forschung und klinische Erfahrung ständig im Wandel. Autor und Verlag haben größte Mühe darauf verwandt, daß die Angaben in diesem Werk korrekt sind und dem derzeitigen Wissensstand entsprechen. Für die Angaben kann von Autor und Verlag jedoch keine Gewähr übernommen werden. Jeder Benutzer ist dazu aufgefordert, Angaben dieses Werkes gegebenenfalls zu überprüfen und in eigener Verantwortung am Patienten zu handeln.
Geschützte Warennamen (Warenzeichen) werden nicht besonders kenntlich gemacht. Aus dem Fehlen eines solchen Hinweises kann also nicht geschlossen werden, daß es sich um einen freien Handelsnamen handele.

Die Deutsche Bibliothek – CIP-Einheitsaufnahme
Ein Titelsatz für diese Publikation ist bei
Der Deutschen Bibliothek erhältlich

Nördl. Münchner Str. 28 · 82031 Grünwald
www.media4u.com
2. Auflage Mai 2000
Druck: Druckerei Laub KG, 74834 Elztal-Dallau
ISBN 3-929785-54-4

Vorwort zur 1. Auflage

Arzneimittel Wirkungen pocket soll - als Nachschlagewerk im „Kitteltaschenformat" konzipiert - das Erkennen von *unerwünschten Wirkungen* und *Interaktionen* von Arzneimitteln erleichtern.

Die Angaben zu *Wirkungen* und *Wirkmechanismen*, sowie zu *Kontraindikationen* und *Anwendungsbeschränkungen* sind in erster Linie als Ergänzung und Abrundung gedacht. Im wesentlichen kam es darauf an, die Informationen zu den unerwünschten Seiten der Arzneimitteltherapie zusammenzustellen, ohne jedoch ein pharmakologisches Lehrbuch zu verfassen. Deshalb wurde auch auf die Darstellung der Pharmakokinetik verzichtet. Für die Angaben in diesem Buch wurden außer den Fachinformationen vor allem Informationen aus verschiedenen Datenbanken ausgewertet. Zu Kombinationspräparaten wurde nicht gesondert Stellung genommen.

Neben den Namen der pharmakologischen Wirkstoffe wurden die häufigsten Handelsnamen aufgeführt, was die Orientierung in der Praxis erleichtern soll. An dieser Stelle soll ausdrücklich darauf verwiesen werden, daß aus Platzgründen nicht alle auf dem Markt erhältlichen Marken genannt werden konnten. Bei der Auswahl wurde Wert auf die Wiedergabe der gängigen Markennamen gelegt.

An dieser Stelle möchten wir Professor Dr. A. Greinacher (Universität Greifswald) für seine Diskussion zu den Antikoagulanzien und dem Börm Bruckmeier Verlag für die konstruktive Zusammenarbeit in allen Entstehungsphasen des Buches herzlich danken.

Wir hoffen, daß **Arzneimittel Wirkungen pocket** häufig zum Einsatz kommen wird, Ihren Arbeitsalltag erleichtert und zur sicheren Anwendung von Arzneimitteln beitragen kann. Über Ihre kritischen Stellungnahmen und Anregungen würden wir uns sehr freuen.

Notzing, Allershausen, im Juli 1999

Dr. Claudia Hoffmann
Prof. Dr. Fritz Ebner

Hinweis

Die aufgeführten unerwünschten Arzneimittelwirkungen und Interaktionen erheben keinen Anspruch auf Vollständigkeit. Die Angaben sind hinsichtlich ihrer Häufigkeit und klinischen Relevanz nur ausnahmsweise bewertet. Eine vollständige Wertung ist aufgrund der Datenlage zu den einzelnen Arzneimitteln nicht möglich. Jede noch nicht beschriebene oder klinisch relevante unerwünschte Arzneimittelwirkung oder Interaktion sollte den Arzneimittelkommissionen der Kammern oder dem Bundesinstitut für Arzneimittel und Medizinprodukte angezeigt werden.

Bitte melden Sie unbekannte, insbesondere schwerwiegende unerwünschte Azrneimittelwirkungen an das **Bundesinstitut für Arzneimittel und Medizinprodukte**. Das entsprechende Formular finden Sie auf der letzten Seite dieses Buches bzw. auf unseren Webseiten **www.media4u.com**.

Weitere Titel dieser Reihe:
Anamnese und Untersuchung pocket
Arzneimittel pocket 2000
Differentialdiagnose pocket
EKG pocket
Homöopathie pocket
ICD 10 Diagnosenthesaurus pocket
ICD 10 systematisch pocket
Naturheilmittel pocket
Normalwerte pocket
Notaufnahme Innere Medizin pocket
Psychiatrie fast

In Vorbereitung:
Arzneimittel pocket plus
Arzneimittel Therapie pocket
Pillen pocket

Börm Bruckmeier Verlag im Internet:
www.media4u.com

Inhalt

1 Notfallmedikamente

2 Herz-Kreislauf

2.1 Antihypertensiva

2.1.1 ACE-Hemmer ... 18
2.1.2 Angiotensin-II-Rezeptorantagonisten ... 21
2.1.3 α_1-Rezeptorenblocker ... 22
2.1.4 α_2-Agonisten, zentrale ... 24
2.1.5 β-Rezeptorenblocker ... 27
2.1.6 Kalziumantagonisten (CaA) ... 31
2.1.7 Kaliumsparende Diuretika ... 34
2.1.8 Schleifendiuretika ... 37
2.1.9 Thiaziddiuretika ... 40
2.1.10 Muskulotrope Vasodilatatoren ... 43
2.1.11 Antihypotonika ... 45

2.2 Antiarrhythmika

2.2.1 Klasse-Ia-Antiarrhythmika ... 48
2.2.2 Klasse-Ib-Antiarrhythmika ... 52
2.2.3 Klasse-Ic-Antiarrhythmika ... 54

2.2.4 Klasse-II-Antiarrhythmika 56
2.2.5 Klasse-III-Antiarrhythmika 57
2.2.6 Klasse-IV-Antiarrhythmika 59
2.2.7 Anticholinergika 59

2.3 Kardiaka, positiv inotrope

2.3.1 Herzglykoside 59
2.3.2 Phosphodiesterasehemmstoffe 63
2.3.3 Adrenalin 64
2.3.4 Dobutamin, Dopamin 67

2.4 Vasodilatatoren

2.4.1 Nitroverbindungen 71
2.4.2 Vasodilatatoren (Molsidomin) 73
2.4.3 Koronardilatatoren 74

3 Blut

3.1 Gerinnung

3.1.1 Antikoagulanzien, orale 76
3.1.2 Heparine (direkte Antikoagulanzien) 80
3.1.3 Thrombozytenaggregationshemmer 83
3.1.4 Azetylsalizylsäure, Sulfinpyrazon 85
3.1.5 Dipyridamol, Trapidil 85
3.1.6 Fibrinolytika I 85
3.1.7 Fibrinolytika II 87

4 Atmung, Allergie

4.1 Antiasthmatika

4.1.1 Mastzellstabilisatoren 89
4.1.2 Glukokortikoide, inhalative 91
4.1.3 Anticholinergika 91
4.1.4 β_2-Sympathomimetika 93
4.1.5 Methylxanthine 96
4.1.6 Leukotrienrezeptorantagonisten 99
4.1.7 5-Lipoxygenasehemmstoffe 101

4.2 Hustenmittel

4.2.1 Expektoranzien/Mukolytika 102
4.2.2 Antitussiva 105

4.3 Antiallergika

4.3.1 Antihistaminika (H_1-Antagonisten) 107
4.3.2 Glukokortikoide 110
4.3.3 Mastzellstabilisatoren 110

5 Schmerz, Entzündung

5.1 Nichtsteroidale Antirheumatika (NSAR), „peripher" angreifende Analgetika

5.1.1 Säurederivate, Pyrazolderivate, Oxicame 111
5.1.2 Anilinderivate, Pyrazolone 116
5.1.3 Spezifische COX-2-Hemmstoffe 119

5.2 Analgetika

5.2.1 Opiate und Opioide 121

5.3 Antirheumatika, Antiphlogistika

5.3.1 Basistherapeutika 124
5.3.2 Immunsuppressiva 126
5.3.3 Glukokortikoide 129

6 Stoffwechsel

6.1 Antilipämika

6.1.1 Fibrinsäurederivate 133
6.1.2 HMG-CoA-Reduktasehemmer 135
6.1.3 Anionenaustauscherharze 137

6.2 Antidiabetika

6.2.1 Sulfonylharnstoffe 138
6.2.2 Biguanide 142
6.2.3 Acarbose 144
6.2.4 Insulin 146

6.3 Gichtmittel

6.3.1 Urikosurika 148
6.3.2 Urikostatika 151
6.3.3 Colchicin 153

7 Hormone

7.1 Sexualhormone und ihre Hemmstoffe

7.1.1 Estrogene 154
7.1.2 Gestagene 157
7.1.3 Kontrazeptiva, hormonale 159
7.1.4 Antiestrogene 161
7.1.5 Androgene 164
7.1.6 Antiandrogene 165
7.1.7 Anabolika 167

7.2 Schilddrüsenhormone und Thyreostatika

7.2.1 Schilddrüsenhormone 169
7.2.2 Thyreostatika 171

7.3 Kalziumstoffwechselmittel

7.3.1 Nebenschilddrüsenhormone ... 173
7.3.2 Kalziumstoffwechselregulatoren ... 174
7.3.3 Bisphosphonate ... 176

8 Magen, Darm

8.1 Ulkustherapeutika

8.1.1 H_2-Rezeptorantagonisten ... 178
8.1.2 Protonenpumpeninhibitoren (PPI) ... 182
8.1.3 Anticholinergika ... 185
8.1.4 Schleimhautprotektiva I ... 186
8.1.5 Schleimhautprotektiva II ... 187
8.1.6 Antazida ... 188

8.2 Beeinflusser der Motilität

8.2.1 Prokinetika ... 191
8.2.2 Cholinesterasehemmstoffe ... 194

8.3 Antiemetika/Antivertiginosa

8.3.1 Anticholinergika ... 195
8.3.2 Dopaminantagonisten ... 195
8.3.3 H_1-Rezeptorenblocker/Phenothiazine ... 195
8.3.4 Glukokortikoide ... 195
8.3.5 Serotoninantagonisten ... 196

8.4 Laxanzien

8.4.1 Osmotisch wirkende Laxanzien 197
8.4.2 Diphenolische Laxanzien 198

9 Infektionen

9.1 Antibiotika

9.1.1 Penicilline 200
9.1.2 Cephalosporine 204
9.1.3 Carbapeneme 206
9.1.4 Aminoglykoside 208
9.1.5 Makrolide 210
9.1.6 Lincosamide 213
9.1.7 Tetrazykline 214
9.1.8 Gyrasehemmer (Chinolone) 217
9.1.9 Glykopeptidantibiotika 221
9.1.10 Benzylpyrimidin + Sulfonamid 222
9.1.11 Nitroimidazole 226
9.1.12 Chloramphenicol-Gruppe 228

9.2 Antimykotika

9.2.1 Polyenverbindungen 230
9.2.2 Antimykotika - Azolderivate 232
9.2.3 Antimykotika - Flucytosin 235
9.2.4 Antimykotika - Griseofulvin 236

9.3 Virustatika

9.3.1 Guanosinantimetabolite 237

9.4 Antimalariamittel

9.4.1 4-Aminochinoline 240
9.4.2 Biguanide 242

9.5 Anthelminthika

10 ZNS

10.1 Sedativa/Hypnotika

10.1.1 Benzodiazepine 245
10.1.2 Barbiturate 249
10.1.3 Antihistaminika 249
10.1.4 Clomethiazol 249
10.1.5 Sonstige Hypnotika/Sedativa 251

10.2 Antikonvulsiva (Antiepileptika)

10.2.1 Barbiturate und Verwandte 253
10.2.2 Benzodiazepine 257
10.2.3 Dibenzazepine 257
10.2.4 Hydantoine 262
10.2.5 Valproinsäure 267

10.3 Antiparkinsonmittel

10.3.1 Dopaminerge Verbindungen **269**
10.3.2 Anticholinergika, zentrale **274**
10.3.3 Hemmstoffe der Monoaminoxidase B (MAO-B-Hemmer) **276**

10.4 Antidepressiva

10.4.1 Tri- und tetrazyklische Antidepressiva **277**
10.4.2 Spezif. Serotonin-Wiederaufnahmehemmer (Serotonin-Reuptake-Inhibitoren, SSRI) **283**
10.4.3 MAO-A-Hemmer **287**
10.4.4 Lithium **291**

10.5 Neuroleptika

10.5.1 Phenothiazine **293**
10.5.2 Thioxanthene **297**
10.5.3 Butyrophenone **301**
10.5.4 Sonstige Neuroleptika **305**

10.6 Migränemittel

10.6.1 5-HT_{1D}-Rezeptorantagonisten **310**
10.6.2 Mutterkornalkaloide **312**
10.6.3 β-Rezeptorenblocker **312**
10.6.4 Analgetika und Prokinetika als Kombination **312**

11 Anhang

11.0.1 Abkürzungsverzeichnis 313
11.0.2 Zusammenstellung von Arzneimitteln 315
11.0.3 Literaturverzeichnis 316

12 Index

1. Notfallmedikamente

Medikament	Indikation	s. Seite
Acetylsalicylsäure *(Aspisol)*	instabile Angina pectoris Myokardinfarkt	→111 →85
Adenosin *(Adrekar)*	paroxysmale AV-junktionale Tachykardien	
Adrenalin *(Suprarenin)*	Kammerflimmern (n. Defibrillation)	→64
	Asystolie	
	Anaphylaxie	
Ajmalin *(Gilurytmal, Tachmalin)*	supraventrikuläre Tachykardie bei WPW-Syndrom	→48
Atropin *(Atropinsulfat)*	Bradykardie	→91
	Alkylphosphat- intoxikation	
Biperiden *(Akineton)*	Dyskinesien durch Neuroleptika	→274
Butylscopolamin *(Buscopan)*	Koliken	
Clemastin *(Tavegil)*	allerg. Reaktion Anaphylaxie	→107
Dexamethason-Spray *(Auxiloson)*	Rauchgas-inhalation	→129
Diazepam *(Valium, Stesolid)*	Erregungszu- stände, Krampfanfälle	→245
Digoxin *(Novodigal)*	Tachyarrhythmie bei Vorhofflimmern	→59
Dopamin *(Dopamin)*	kardiogener Schock	→67

Medikament	Indikation	s. Seite
Esmolol *(Brevibloc)*	supraventrikuläre Tachykardie	
Etomidat *(Hypnomidate)*	Kurznarkose, z.B. vor Intubation	
Fenoterol *(Berotec)* *(Partusisten)*	Asthma bronchiale vorzeitige Wehentätigkeit	→93
Fentanyl *(Fentanyl-Janssen)*	Analgesie Narkose	→121
Furosemid *(Lasix)*	Lungenödem	→37
Glucose 40% *(Glucose 40 Braun)*	Hypoglykämie	
Haloperidol *(Haldol)*	akute Psychose	→301
Heparin *(Liquemin N)*	Myokardinfarkt, Lungenembolie, Gefäßverschluß	→80
Ketamin *(Ketanest)*	Narkoseeinleitung Analgesie	
Lidocain *(Xylocain 2%, 20%)*	ventrikuläre Tachykardie, Kammerflimmern	→52
Mepivacain *(Scandicain 1%)*	Lokalanästhesie	
Metamizol *(Novalgin)*	starke Schmerzen	→116
Metoclopramid *(Paspertin)*	Übelkeit	→191
Morphin *(Morphin, MSI)*	stärkste Schmerzen, Lungenödem	→121

Medikament	Indikation	**s. Seite**
Naloxon *(Narcanti)*	Opiatintox. Opiatüberhang n. Narkose	
Natriumhydrogen- carbonat 8.4%	metabolische Azidose	
Nifedipin *(Adalat, Corinfar)*	hypertensive Krise	→31
Nitroglycerin *(Nitrolingual, Nitro-Pohl)*	Angina pectoris	→71
Orciprenalin *(Alupent)*	bradykarde Rhythmusstörungen	→93
Oxytocin *(Syntocinon)*	postpartale Nachblutung	
Pancuronium *(Pancuronium)*	Relaxierung	
Phenytoin *(Phenhydan)*	Status epilepticus	→52 →262
Prednisolon *(Solu-Decortin H)*	Status asthmaticus Anaphylaktischer Schock	→129
Promethazin *(Atosil)*	Unruhezustand	→293
Suxamethonium *(Lysthenon)*	Relaxierung	
Terbutalin *(Bricanyl)*	Status asthmaticus	→93
Theophyllin *(Bronchoparat, Euphyllin)*	Asthma-Anfall	→96
Urapidil *(Ebrantil)*	hypertensive Krise	→22
Verapamil *(Isoptin, Falicard)*	supraventrikuläre Tachykardie, absolute Arrhythmie mit schneller Überleitung	→31

2. Herz-Kreislauf

2.1 Antihypertensiva

2.1.1 ACE-Hemmer

- **Vertreter:**

  Benazepril *(Cibacen)*,
  Captopril *(Acenorm, Captoflux, Captopress, Cortensobon, Epicordin, Lopirin, Tensobon)*,
  Cilazapril *(Dynorm)*,
  Enalapril/at *(Pres, Xanef)*,
  Fosinopril *(Dynacil, Fosinorm)*,
  Lisinopril *(Acerbon, Coric)*,
  Moexipril *(Fempress)*,
  Perindopril *(Coversum)*,
  Quinalapril *(Accupro)*,
  Ramipril *(Delix, Vesdil)*,
  Spirapril *(Quadropril)*,
  Trandolapril *(Gopten, Udrik)*

- **Wirkung:**

  Senkung des arteriellen Blutdrucks durch periphere Vasodilatation, Verhinderung der Entwicklung von Media- und Myokardhypertrophien durch Blockade der physiologischen Angiotensin-II-Wirkungen (Mechanismus: Unterdrückung der Angiotensin-II-Synthese durch Enzymblockade, Stimulation der Prostaglandinsynthese, Eingriff in den Reninhaushalt), Senkung der Sympathikusaktivität, Niereninsuffizienzprophylaxe (v.a. bei diabetischer Nephropathie)

- **Kontraindikationen und Anwendungsbeschränkungen:**

  Überempfindlichkeit gegen die eingesetzten Wirk- und Hilfsstoffe, Aortenstenose und andere Abflußbehinderungen, primärer Hyperaldosteronismus, Angioödem (auch anamnestisch), Nierenarterienstenose, Einzelniere, Zustand nach Nierentransplantation, kardiogener Schock, Hypotension (systolischer Blutdruck < 100 mmHg), gleichzeitige Desensibilisierungstherapie mit Insektengiften; Störungen der Immunreaktion, Kollagenkrankheiten, schwere Elektrolytstörungen, Proteinurie (> 1 g/d), eingeschränkte Nierenfunktion (Dosisanpassung), schwere Hypertonie, Alter > 65 Jahre, Dialyse, primäre Lebererkrankungen oder Leberinsuffizienz, Salz- und/oder Flüssigkeitsmangel, renale Hypertonie, schwere Herzinsuffizienz, **Schwangerschaft** – Kontraindikation (fetotoxische Wirkungen nicht ausgeschlossen, peripartale Komplikationen, z.B. Anurie des Neugeborenen), **Stillzeit** (Substanzen gehen in die Milch über, Beeinträchtigungen des Säuglings nicht ausgeschlossen)

- **Unerwünschte Wirkungen:**

Haut: Exantheme, Urtikaria, Pruritus; angioneurotisches Ödem (oft lebensbedrohlich), Erythema multiforme, Onycholyse, Photosensibilisierung, Haarausfall;
Muskel- und Skelettsystem, Kollagenosen: Muskel-, Gelenkschmerzen;
Nervensystem, Psyche, Sinnesorgane: Schwindel, Kopfschmerzen, Müdigkeit, Benommenheit, Schlafstörungen, depressive Verstimmungen, Verwirrtheit, Sehstörungen, Ohrensausen, Gleichgewichtsstörungen, Störungen des Geschmackssinnes;
Gastrointestinaltrakt, Leber, Galle, Pankreas: Mundtrockenheit, Glossitis, Appetitlosigkeit, Erbrechen, Durchfall, Obstipation, Pankreatitis, Ileus, cholestatischer Ikterus, Hepatitis;
Wasser- und Elektrolythaushalt: Hyperkaliämie, Hyponatriämie;
Stoffwechsel, Endokrinium: Gynäkomastie;
Herz, Kreislauf, Gefäße: überschießender Blutdruckabfall (v.a. zu Therapiebeginn und/oder Vorbehandlung mit Diuretika), Synkopen, Tachykardie, Palpitationen, Arrhythmien, Angina pectoris, Herzinfarkt, transitorische ischämische Attacken, zerebraler Insult, Verstärkung einer Raynaud-Symptomatik, Parästhesien, kardiogener Schock, atrioventrikuläre Überleitungsstörungen, Lymphadenopathie;
Atemwege: trockener Reizhusten (bis 25%), Rhinitis, Sinusitis, Bronchitis, Bronchospasmen, Atemnot (im Rahmen des angioneurotischen Ödems);
Blut: Leukozytopenie, Thrombozytopenie, Agranulozytose, Anämie;
Urogenitaltrakt: akutes Nierenversagen, Proteinurie, abakterielle interstitielle Nephritis, Impotenz;

Immunsystem: Hautreaktionen, Fieber, erhöhte ANA-Titer, Eosinophilie, allergische Alveolitis

- **Wechselwirkungen:**

Alkohol: verstärkte Alkoholwirkung,
Allopurinol →151: vermehrt Blutbildveränderungen,
Antidiabetika, orale →138: verstärkte Antidiabetikawirkung durch Verbesserung der Glukosetoleranz,
Antihypertensiva →18: gegenseitige Wirkungsverstärkung,
Antirheumatika, nichtsteroidale →111: verminderte Blutdrucksenkung,
Chinidin →48: verstärkte Blutdrucksenkung,
Cyclooxygenase-2-Hemmstoffe: verminderte Blutdrucksenkung denkbar;
Dimenhydrinat →107: verstärkte Blutdrucksenkung möglich,
Diuretika, kaliumsparende →34: Hyperkaliämie; Furosemid + Spironolacton + ACE-Hemmer Blutdrucksturz, akutes Nierenversagen,
Glukokortikoide →129: vermehrt Blutbildveränderungen,
Heparin →80: Hyperkaliämie,
Immunsuppressiva →126: vermehrt Blutbildveränderungen,
Insulin →146: verstärkte Antidiabetikawirkung durch Verbesserung der Glukosetoleranz,
Kalium: Hyperkaliämie,
Lithium →291: verzögerte Lithiumelimination,
Molsidomin →73: verstärkte Blutdrucksenkung,
Narkosemittel: verstärkte Blutdrucksenkung,
Nitrate →71: verstärkte Blutdrucksenkung,
Procainamid →48: Blutbildveränderungen,
Thiazide →40: überschießender Blutdruckabfall, Verschlechterung der Nierenfunktion,
Zytostatika: vermehrt Blutbildveränderungen

2.1.2 Angiotensin-II-Rezeptorantagonisten

- **Vertreter:**

Eprosartan *(Teveten)*,
Losartan *(Lorzaar)*,
Valsartan *(Diovan)*

- **Wirkung:**

AT1-Antagonisten senken den arteriellen Blutdrucks durch Beeinflussung des Renin-Angiotensin-Aldosteron-Systems, im Gegensatz zu den ACE-Hemmstoffen keine Enzymhemmung, sondern direkte Blockade des AT_1-Rezeptors (Angiotensin-II-Typ-1-Rezeptors)

- **Kontraindikationen und Anwendungsbeschränkungen:**

Überempfindlichkeit gegen die eingesetzten Wirk- und Hilfsstoffe, Nierenarterienstenose, Zustand nach Nierentransplantation, primärer Hyperaldosteronismus, hämodynamisch relevante Aorten- bzw. Mitralstenose, hypertrophe Kardiomyopathie, Leberinsuffizienz, biliäre Zirrhose, Gallenwegsobstruktion, Hyperkaliämie, Kinder; chronische schwere Herzinsuffizienz, koronare Herzkrankheit, Hypovolämie, Störungen des Elektrolythaushaltes, Niereninsuffizienz, **Schwangerschaft** – Kontraindikation (keine ausreichenden Erfahrungen beim Menschen vorhanden, Therapie absetzen), **Stillzeit** – Kontraindikation (keine Untersuchungen am Menschen während der Stillperiode vorhanden)

- **Unerwünschte Wirkungen:**

Haut: Exantheme, Angioödem;
Muskel- und Skelettsystem, Kollagenosen: Neuralgien, Rückenschmerzen, Gelenkschmerzen, Arthritis, Muskelschmerzen, Waden- und Muskelkrämpfe[1];
Nervensystem, Psyche, Sinnesorgane: Kopfschmerzen, Schwindel, Schwächegefühl, Müdigkeit, Somnolenz, Schlaflosigkeit, Depression[2], Konjunktivitis[2];
Gastrointestinaltrakt, Leber, Pankreas: Obstipation, Diarrhö, Bauchschmerzen, Übelkeit, Gastroenteritis, Anstieg von SGOT, SGPT, Gesamtbilirubin);
Wasser-, Elektrolythaushalt: Hyperkaliämie;

1 aus klinischen Studien mit Valsartan
2 Valsartan

Herz, Kreislauf, Gefäße: orthostatische Regulationsstörungen, Hypotonien v.a. bei vorbestehender Hypovolämie und/oder Elektrolytstörungen, Angina-pectoris-Anfälle, Palpitationen, Ödeme;
Atemwege: Rhinitis[1], Sinusitis[1], Pharyngitis[1], Husten[1], Nasenbluten[1];
Blut: Abfall von Hämoglobin und Hämatokrit[1], Neutropenie[1];
Urogenitaltrakt: Anstieg der Serumkreatininkonzentration;
Immunsystem: erhöhte Anfälligkeit für Virusinfektionen[1]

- **Wechselwirkungen:**

Aldosteronantagonisten →34: Hyperkaliämie,
Antihypertensiva →18: gegenseitige Wirkungsverstärkung,
Antirheumatika, nichtsteroidale →111: Hyperkaliämie,
Chinidin →48: verstärkte Blutdrucksenkung,
Cimetidin →178: verzögerter Abbau von Losartan,
Dimenhydrinat →107: verstärkte Blutdrucksenkung möglich,
Diuretika, kaliumsparende →34: Hyperkaliämie,
Heparin →80: Hyperkaliämie,
Kalium: Hyperkaliämie,
Molsidomin →73: verstärkte Blutdrucksenkung,
Nitrate →71: verstärkte Blutdrucksenkung,
Phenobarbital →253: Verminderung der Bioverfügbarkeit von Losartan

2.1.3 α_1-Rezeptorenblocker

- **Vertreter:**

Bunazosin *(Andante)*,
Doxazosin *(Cardular, Diblocin)*,
Indoramin *(Wydora)*,
Phenoxybenzamin *(Dibenzyran)*,
Terazosin *(Heitrin)*,
Prazosin *(Adversuten, Eurex, Minipress)*,
Urapidil *(Alpha-Depressan, Ebrantil)*

- **Wirkung:**

Vasodilatation durch Blockade der α_1-Rezeptoren in den peripheren Gefäßen

(Kapazitäts- und Widerstandsgefäße), nachfolgend Blutdrucksenkung, reflektorische Tachykardie durch Gegenregulation, günstige Effekte auf den Fettstoffwechsel

- **Kontraindikationen und Anwendungsbeschränkungen:**

Überempfindlichkeit gegen die eingesetzten Wirk- und Hilfsstoffe, Herzinsuffizienz durch mechanische Funktionsbehinderung (z.B. Aorten- oder Mitralklappenstenose, Perikarderkrankungen, Lungenembolie) oder Myokardinfarkt, Linksherzinsuffizienz mit niedrigem Füllungsdruck[3], Aortenisthmusstenose und hämodynamisch wirksame arteriovenöse Shunts[4], gleichzeitige Anwendung von MAO-Hemmern[5], Kinder[3,5], Hepatitis[5], Morbus Parkinson[5], maligne Erkrankungen[5], schwere endokrine Störungen[5], eingeschränkte Nieren- und/oder Leberfunktion (Dosisanpassung)[3,5]; **Schwangerschaft** – Kontraindikation (unzureichende Datenlage), **Stillzeit** – Kontraindikation

- **Unerwünschte Wirkungen:**

Haut: Hautrötung, Juckreiz, Schwitzen, Exantheme[3,4];
Muskel- und Skelettsystem, Kollagenosen: Gelenkschmerzen[3];
Nervensystem, Psyche, Sinnesorgane: Parästhesien, Wahrnehmungs- und Stimmungsbeeinträchtigungen, Schwindelgefühl, Kopfschmerz, Müdigkeit, Schlafstörungen, Unruhe, Sehstörungen[3], Rötung der Lederhaut[3];
Gastrointestinaltrakt, Leber, Galle, Pankreas: Mundtrockenheit, Übelkeit, Erbrechen, Diarrhö, Obstipation[3], Erhöhung leberspezifischer Enzyme[4];
Wasser- und Elektrolythaushalt: Ödeme (Natrium- und Wasserretention);
Herz, Kreislauf, Gefäße: Angina-pectoris-Beschwerden, Tachykardie, orthostatische Regulationsstörungen, Hypotonie, Herzklopfen, Kopfschmerzen, Synkopen mit Bewußtseinsverlust;
Atemwege: verstopfte Nase;
Blut: Thrombozytopenie[4,6];
Urogenitaltrakt: Harnverhaltung, Inkontinenz, vermehrter Harndrang, Priapismus, Impotenz[3,4], Ejakulationsstörungen[5];
Immunsystem: Auftreten von antinukleären Faktoren[3];
Die meisten unerwünschten Wirkungen treten zu Therapiebeginn, nach Dosissteigerungen oder bei Überdosierung auf

---

3 Prazosin
4 Urapidil
5 Indoramin
6 Kausalzusammenhang ungeklärt

- **Wechselwirkungen:**
Alkohol: blutdrucksenkende Wirkung verstärkt, zentrale Dämpfung bei gleichzeitiger Gabe von Indoramin verstärkt,
Antihypertensiva →18: gegenseitige Wirkungsverstärkung,
Arzneimittel, blutdrucksenkende →315: blutdrucksenkende Wirkung verstärkt,
Arzneimittel, zentral dämpfende →315: verstärkte zentrale Dämpfung, v.a. Tagesmüdigkeit, Beeinträchtigung des Reaktionsvermögens,
Chinidin →48: verstärkte Blutdrucksenkung,
Cimetidin →178: erhöhte Serumspiegel von Urapidil,
Verapamil →31: erhöhte Prazosinkonzentration bei gleichzeitiger Gabe von Verapamil,
Dihydroergotamin →45: verminderte Wirkung von DHE,
Dimenhydrinat →107: verstärkte Blutdrucksenkung möglich,
Etilefrin →45: Blutdruckabfall mit Bradykardie,
Katecholamine →64: Umkehr der Wirkung von Adrenalin und Noradrenalin, Blutdruckabfall,
Molsidomin →73: verstärkte Blutdrucksenkung,
Nitrate →71: verstärkte Blutdrucksenkung,
Pholedrin →45: verminderte Wirkung von Pholedrin,
Verapamil →31: Anstieg der Konzentration von Prazosin

2.1.4 α_2-Agonisten, zentrale

- **Vertreter:**
Clonidin *(Catapresan, Haemiton)*,
α-Methyldopa *(Dopegyt, Presinol, Sembrina)*,
Moxonidin *(Cynt, Physiotens)*

- **Wirkung:**
periphere Vasodilatation mit nachfolgender Blutdrucksenkung durch Stimulation zentraler α_2-Rezeptoren (Verminderung der Sympathikusaktivität und Stimulation des parasympathischen Outflows), Rückbildung von Linksherzhypertrophien, Moxonidin zusätzlich Imidazolinantagonismus postuliert

Kontraindikationen und Anwendungsbeschränkungen:

Überempfindlichkeit gegen die eingesetzten Wirk- und Hilfsstoffe, Sinusknotensyndrom und AV-Block II. und III. Grades[7,8], Bradykardie, Herzinsuffizienz NYHA IV, schwere koronare Herzkrankheit, instabile Angina pectoris[7,8], fortgeschrittene arterielle Verschlußkrankheit[7,8], Morbus Raynaud[7,8], Phäochromozytom[7,9], endogene Depressionen (akut oder in der Anamnese), Lebererkrankungen[8,9], Niereninsuffizienz, Polyneuropathie[7], Thrombangiitis obliterans[7], hämolytische Anämien[9], maligne Arrhythmien[8], Angioödem[8], Morbus Parkinson[8], Epilepsie[8], Glaukom[8], Kinder < 16 Jahre[8], **Schwangerschaft** – strenge Indikationsstellung bis Kontraindikation (mangelnde Datenlage, Clonidinkonzentrationen im Nabelschnurblut wie im mütterlichen Blut), **Stillzeit** – strenge Indikationsstellung bis Kontraindikation (Übergang der Substanzen in die Milch, doppelt so hohe Konzentrationen wie im mütterlichen Blut[7], in Abhängigkeit von Art und Dauer der Anwendung sowie der Dosis Befindlichkeitsstörungen des Säuglings möglich[9]; keine Schädigungen des Säuglings bekannt[8])

Unerwünschte Wirkungen:

Haut: Hautrötung, Pruritus, Haarausfall[7];
Muskel- und Skelettsystem, Kollagenosen: Lupus-erythematodes-Syndrom[9], Schwächegefühl in den Beinen[8];
Nervensystem, Psyche, Sinnesorgane: Sedierung, Müdigkeit, Benommenheit, Kopfschmerzen, Schwindel, Parästhesien, Schlafstörungen, depressive Verstimmung[7,9], Wahrnehmungsstörungen[7,9], Sinnestäuschungen, Alpträume, Verwirrtheitszustände, parkinsonähnliche Symptome[9], Akkommodationsstörungen, verminderter Tränenfluß, Parotisschmerz[7];
Gastrointestinaltrakt, Leber, Galle, Pankreas: Mundtrockenheit, Obstipation, Übelkeit, Erbrechen, Pseudoobstruktion des Dickdarms[7], Pankreatitis[9], Hepatitis[9], Kolitis[9];
Wasser- und Elektrolythaushalt: Ödeme durch Wasser- und Natriumretention[9];
Stoffwechsel, Endokrinium: Gewichtsabnahme, Gynäkomastie, Gewichtszunahme, passagerer Anstieg der Glukosekonzentrationen[7], Gynäkomastie, Galaktorrhö[9];
Herz, Kreislauf, Gefäße: orthostatische Beschwerden, Kollapsneigung bei Lagewechsel, Bradykardie, Verstärkung vorbestehender Herzrhythmusstörungen

7 Clonidin
8 Moxonidin
9 α-Methyldopa

(AV-Block, AV-Dissoziation), Perikarditis, Myokarditis[9], Blutdruckanstieg, Verstärkung einer bestehenden Herzinsuffizienz, Raynaud-Syndrom;
Atemwege: trockene Nasenschleimhäute[7,9];
Blut: Blutbildveränderungen, hämolytische Anämie[9];
Urogenitaltrakt: Potenzstörungen, Libidostörungen[7,9], Miktionsstörungen und Minderperfusion der Niere[7], Dunkelfärbung des Urins bei Luftkontakt[9];
Immunsystem: s. Haut, Blut, Gastrointestinaltrakt, Kollagenosen;
Sonstiges: Beeinflussung von Labortests (Coombs-Test, Leberfunktionstests)[7], positiver Coombs-Test[9]

Wechselwirkungen:

Alkohol: sedierende Wirkung verstärkt,
Antidepressiva, trizyklische →277: blutdrucksenkende Wirkung abgeschwächt,
Antihypertensiva →18: blutdrucksenkende Wirkung verstärkt,
Antirheumatika, nichtsteroidale →111: blutdrucksenkende Wirkung von Clonidin abgeschwächt,
Arzneimittel, zentral dämpfende →315: zentraldämpfende Wirkung verstärkt,
Barbiturate →253: blutdrucksenkende Wirkung von Methyldopa abgeschwächt,
Benzodiazepine →245: in Art und Ausmaß nicht vorhersehbare Interaktionen möglich,
β-Rezeptorenblocker →27: Bradykardie, Herzrhythmusstörungen, v.a. AV-Block,
Chinidin →48: verstärkte Blutdrucksenkung,
Diät, kochsalzarme: blutdrucksenkende Wirkung von Clonidin verstärkt,
Dihydroergotamin →45: verminderte Wirkung von DHE,
Dimenhydrinat →107: verstärkte Blutdrucksenkung möglich,
Eisen: verminderte Absorption von Methyldopa,
Haloperidol →301: Verstärkung der arrhythmogenen Effekte von Haloperidol bei hochdosierter i.v. Anwendung von Haloperidol in Kombination mit Clonidin,
Herzglykoside →59: Bradykardie, Herzrhythmusstörungen AV-Block bei gleichzeitiger Gabe von Clonidin,
Lithium →291: Lithiumtoxizität durch gleichzeitige Gabe von Methyldopa verstärkt,
MAO-Hemmer →287, →276: Blutdruckanstieg, Kopfschmerzen und Halluzinationen bei Kombination mit Methyldopa,
Molsidomin →73: verstärkte Blutdrucksenkung,
Neuroleptika →293: verminderte Blutdrucksenkung,
Nitrate →71: verstärkte Blutdrucksenkung,

Sulfonylharnstoffe →138: verstärkte Blutzuckersenkung und verminderte Gegenregulation bei Hypoglykämie durch gleichzeitige Gabe von Clonidin,
Sympathomimetika →64: blutdrucksenkende Wirkung von Methyldopa abgeschwächt,
Tolazolin: Abschwächung bzw. Aufhebung der Wirkung von Clonidin und Moxonidin

2.1.5 β-Rezeptorenblocker

- **Vertreter:**

Acebutolol[10,11] *(Neptal, Prent),*
Alprenolol[11] *(Aptin-Duriles),*
Atenolol[10] *(Atehexal, Atendol, Blocotenol, Falitonsin, Tenormin),*
Betaxolol[10] *(Kerlone),*
Bisoprolol[10] *(Bisobloc, Concor, Cordalin, Fondril),*
Carazolol *(Conducton)*
Carvedilol *(Dilatrend, Querto),*
Celiprolol[10,11] *(Selectol),*
Metoprolol[10] *(Azumetop, Prelis),*
Nadolol *(Solgol)*
Nebivolol[10] *(Nebilet)*
Oxprenolol[11] *(Trasicor),*
Penbutolol[11] *(Betapressin)*
Pindolol[11] *(Durapindol, Visken),*
Propranolol *(Dociton, Efektolol, Indobloc, Obsidan),*
Sotalol *(Darob, Gilucor, Rentibloc, Sota-, Sotalex, Tachytalol),*
Talinolol[10] *(Cordanum)*

- **Wirkung:**

Senkung des arteriellen Blutdrucks, der Herzfrequenz, der Schlagkraft des Herzens durch Blockade der β_1-Rezeptoren, periphere Vasokonstriktion, Bronchokonstriktion, Beeinflussung des Kohlenhydratstoffwechsels bei gleichzeitiger Blockade der β_2-Rezeptoren

10 β_1-selektiv
11 intrinsische sympathomimetische Aktivität (ISA)

- **Kontraindikationen und Anwendungsbeschränkungen:**
Überempfindlichkeit gegen die eingesetzten Wirk- und Hilfsstoffe, Herzinsuffizienz NYHA III und IV, AV-Block II. und III. Grades, SA-Block, Sinusknotensyndrom, kardiogener Schock, Bradykardie, ausgeprägte Hypotonie, obstruktive Lungenerkrankungen (Asthma bronchiale, obstruktive Bronchitis), periphere arterielle Durchblutungsstörungen, metabolische Azidose, Allergien gegen die eingesetzten Wirkstoffe; Diabetiker mit instabiler Stoffwechsellage, strenges Fasten, Psoriasis (Eigen- und Familienanamnese), AV-Block I. Grades, Leber- und Nierenfunktionsstörungen, Prinzmetal-Angina (Verstärkung der Symptome), Phäochromozytom (nur nach Vorbehandlung mit α-Blockern), **Schwangerschaft** – strenge Indikationsstellung (embryo- und fetotoxische Effekte nicht auszuschließen, perinatale Komplikationen wie Asphyxie, Bradykardie, Hypotonie und Hypoglykämie des Neugeborenen möglich), **Stillzeit** – strenge Indikationsstellung (Übergang in die Milch, β-blockierende Effekte beim Kind nicht ausgeschlossen)

- **Unerwünschte Wirkungen:**
Haut: Auslösung oder Verschlechterung einer Psoriasis;
Muskel- und Skelettsystem, Kollagenosen: Muskelkrämpfe, Muskelschwäche, Arthropathie, Karpaltunnelsyndrom, Lupus-erythematosus-like syndrome[12];
Nervensystem, Psyche, Sinnesorgane: Alpträume[13], Verwirrtheit[13], depressive Verstimmungen[13], Halluzinationen[13], Benommenheit[13], Schwitzen[13], Schwindel[13], Einschränkung des Tränenflusses, Konjunktivitis, Sehstörungen;
Gastrointestinaltrakt, Leber, Galle, Pankreas: gastrointestinale Störungen, Mundtrockenheit, verstärkte systemische Verfügbarkeit bei Leberfunktionsstörungen (Dosisanpassung)[13];
Stoffwechsel, Endokrinium: Maskierung von Symptomen von Hypoglykämien und Hyperthyreosen, Verschlechterung einer prädiabetischen/diabetischen Stoffwechsellage, Verminderung des HDL-Cholesterols, Erhöhung der Triglyzeridkonzentrationen;
Herz, Kreislauf, Gefäße: Verstärkung oder Demaskierung einer Herzinsuffizienz, bradykarde Rhythmusstörungen, AV-Überleitungsstörungen, Verstärkung von Angina pectoris-Anfällen, Synkopen, Palpitationen, Verschlechterung bestehender peripherer Durchblutungsstörungen[14];
Atemwege: Bronchokonstriktion[14];

12 Propranolol
13 v.a. lipophile β-Rezeptorenblocker
14 v.a. nichtselektive β-Rezeptorenblocker

Blut: Agranulozytose, Thrombozytopenie, Purpura;
Urogenitaltrakt: Verschlechterung einer bestehenden Niereninsuffizienz, Potenzstörungen, verlängerte systemische Verfügbarkeit bei Niereninsuffizienz (Dosisanpassung!)[15], theoretisch Wehenauslösung durch β_2-Blockade denkbar[14];
Immunsystem: selten allergische Reaktionen

Wechselwirkungen:

Adrenalin →64: überschießender Blutdruckanstieg,
Amitriptylin →277: verstärkte antidepressive Wirkung bei gleichzeitiger Gabe von lipophilen β-Blockern,
Antiarrhythmika →48: Verstärkung kardiodepressiver Effekte,
Antiarrhythmika, Klasse Ic →54: Anstieg der Konzentrationen der Antiarrhythmika und von lipophilen β-Blockern,
Antidiabetika, orale[6.2] →138: Maskierung der Symptome einer Hypoglykämie,
Antihypertensiva →18: gegenseitige Wirkungsverstärkung,
Antihypertensiva, zentralwirkende →18: Verstärkung der Blutdrucksenkung und negativ chronotrope und dromotrope Effekte,
Antirheumatika, nichtsteroidale →111: Abschwächung der Blutdrucksenkung,
Arzneimittel, blutdrucksenkende →18: Verstärkung der blutdrucksenkenden Wirkungen,
Barbiturate →253: verstärkte Blutdrucksenkung,
Benzodiazepine →245: verstärkte Blutdrucksenkung,
β_2-Sympathomimetika →93: verminderte broncholytische Wirkung,
Kalziumantagonisten →31: Verstärkung kardiodepressiver Effekte[18],
Chinidin: verstärkte Blutdrucksenkung,
Chlorpromazin →293: verstärkte neuroleptische Wirkung bei gleichzeitiger Gabe von lipophilen β-Blockern,
ChE-Hemmstoffe[16] →194: Bradykardie nach Vorbehandlung mit β-Blockern,
Cimetidin →178: erhöhte Plasmaspiegel lipophiler β-Rezeptorenblocker,
Colestipol →137: verminderte Absorption von Propranolol,
Dimenhydrinat →107: verstärkte Blutdrucksenkung möglich,
Disopyramid →48: verstärkte Kardiodepression, Anstieg der Konzentration von Disopyramid bei gleichzeitiger Gabe von Atenolol,
Diuretika →34: verstärkte Blutdrucksenkung,
Dopamin →67: Blutdruckanstieg mit Bradykardie,

15 hydrophile β-Rezeptorenblocker
16 Physo-, Neostigmin

Estrogene →154: veränderte Wirkung von Metoprolol,
Etilefrin →45: Blutdruckanstieg mit Bradykardie,
Fluphenazin →293: verstärkte neuroleptische Wirkung bei gleichzeitiger Gabe von lipophilen β-Blockern,
Fluvoxamin →283: verzögerte Elimination von Propranolol möglich,
Heparin →80: Verdrängung von Propranolol aus der PPB,
Herzglykoside →59: Verstärkung kardiodepressiver Effekte,
Inhalationsnarkotika: Verstärkung kardiodepressiver Effekte,
Insulin →146: Maskierung der Symptome einer Hypoglykämie,
MAO-Hemmer →287, →276: überschießender Blutdruckanstieg,
Maprotilin →277: erhöhte Krampfneigung durch verzögerten Abbau von Maprotilin bei gleichzeitiger Gabe von lipophilen β-Blockern,
Mefloquin →240: Verstärkung der QT_c-Verlängerung,
Molsidomin →73: verstärkte Blutdrucksenkung,
Muskelrelaxanzien: Verstärkung der neuromuskulären Blockade,
Mutterkornalkaloide, nicht-hydrierte →312: Verstärkung peripherer Durchblutungsstörungen,
Nitrate →71: verstärkte Blutdrucksenkung,
Noradrenalin: überschießender Blutdruckanstieg,
Phenazon →116: verzögerte Ausscheidung von Phenazon bei gleichzeitiger Gabe von lipophilen β-Blockern,
Pravastatin →135: klinisch nicht relevanter Anstieg der Konzentration von Pravastatin bei gleichzeitiger Gabe von Propranolol,
Sparfloxacin →217: β-Blockade-bedingte Bradykardie für unter Sparfloxacin auftretende Torsades de pointes prädisponierend, Kombination meiden oder EKG-Monitoring empfohlen,
Theophyllin →96 : verstärkte Wirkung durch verminderten Metabolismus bei gleichzeitiger Gabe von Propranolol; TDM, Dosisanpassung von Theophyllin; sonst Antagonismus,
Thioamide →171: verstärkte Wirkung von Propranolol,
Thioxanthene →297: gegenseitige Erhöhung der Konzentrationen bei gleichzeitiger Gabe von Propranolol
Zileuton →101: verstärkte β-Blockade bei gleichzeitiger Gabe von Propranolol und Zileuton, verminderter Propranololabbau

2.1.6 Kalziumantagonisten (CaA)

- **Vertreter:**

Dihydropyridine:
Amlodipin *(Norvasc),*
Felodipin *(Modip, Munobal),*
Isradipin *(Lomir, Vascal),*
Lacidipin *(Motens)*
Mibefradil *(Cerate),*
Nicardipin *(Antagonil),*
Nifedipin *(Adalat, Aprical, Cordicant, Corinfar, Corotrend, Duranifin, Nifedipat, Nifehexal, Nifelat, Nife-Puren, Nifical, Pidilat),*
Nilvadipin *(Escor, Nivadil),*
Nisoldipin *(Baymycard),*
Nitrendipin *(Bayotensin, Nitrepress),*
Nisoldipin *(Baymycard)*

Verapamil *(Azupamil, Cardioprotect, Durasoptin, Falicard, Isoptin, Veramex),*
Gallopamil *(Procorum),*
Diltiazem *(Diltahexal, Diltiuc, Dilzem)*

- **Wirkung:**

Senkung des myokardialen Sauerstoffverbrauchs und des arteriellen Blutdrucks durch Verminderung der Nachlast (periphere Vasodilatation), Verbesserung der myokardialen Sauerstoffzufuhr durch Senkung des Koronarwiderstandes, Verhinderung von Koronarspasmen, Erhöhung der poststenotischen Durchblutung, direkte Erhöhung der Ischämietoleranz des Myokards, Senkung der Herzfrequenz und Verlängerung der AV-Überleitungszeit (Diltiazem, Verapamil, Gallopamil) durch Hemmung des transmembranären Kalziumeinstroms in die Myokardzellen; in hohen Dosen negativ inotrope Effekte, stoffwechselneutral

- **Kontraindikationen und Anwendungsbeschränkungen:**

Überempfindlichkeit gegen die eingesetzten Wirk- und Hilfsstoffe, Schock, akuter Myokardinfarkt, Hypotonie (systolisch < 90 mmHg), Herzinsuffizienz NYHA III und IV (bei Dihydropyridinderivaten nur bei intravenöser Anwendung, bei Substanzen vom Verapamil- und Diltiazemtyp generell), höhergradige sinuatriale und atrioventrikuläre Überleitungsstörungen, Vorhofflimmern/-flattern bei Präexzitationssyndrom[17]; Dialysepatienten mit maligner Hypertonie und Hypovolämie[18], schwere Leberfunktionsstörungen (Dosisanpassung), niedergradige Überleitungsstörungen[17], Bradykardie (< 50/min)[17], ventrikuläre Tachykardie mit breitem QRS-Komplex[17], Patienten mit progressiven Muskeldystrophien, akuter Koronarinsuffizienz (vor allem bei intravenöser Gabe vorsichtig dosieren), **Schwangerschaft** – strenge Indikationsstellung[17] bis Kontraindikation[18] (mangelnde Datenlage), **Stillzeit** – strenge Indikationsstellung[17] bis Kontraindikation[18]

Unerwünschte Wirkungen:

Haut: Flush, Erytheme, Erythromelalgie, Pruritus, makulopapulöses Exanthem, Photodermatitis, Stevens-Johnson-Syndrom, Erythema multiforme[19];

Muskel- und Skelettsystem: Muskel- oder Gelenkschmerzen;
Nervensystem, Psyche, Sinnesorgane: Schwindel, Benommenheit, Kopfschmerzen, Müdigkeit, Nervosität, Parästhesien; Schlaflosigkeit, Halluzinationen und depressive Verstimmungen[19], passagere Veränderung der optischen Wahrnehmung[18];
Gastrointestinaltrakt, Leber, Pankreas: Obstipation, Übelkeit, Völlegefühl, Gingivahyperplasie, Diarrhö; Sodbrennen[20], Anstieg von SGOT, SGPT und/oder AP;
Endokrinium und Stoffwechsel: Gynäkomastie[19], Hyperprolaktinämie[19], Verminderung der Glukosetoleranz, Hyperglykämie (bei Diabetikern), Potenzstörungen[19];
Herz, Kreislauf, Gefäße: atrioventrikuläre Überleitungsstörungen[17], Asystolie[17], schwere Bradykardien[17], Vorhofarrhythmien[17], Verstärkung oder Demaskierung einer Herzinsuffizienz[17], orthostatische Regulationsstörungen[17], Palpitationen[18], reflektorische Tachykardie[18], Zunahme pektanginöser Beschwerden[18], Synkopen[18], bei intrakoronarer Anwendung Bradykardie[18], Asystolie[18], Kammertachykardie[18] möglich, überschießende Blutdrucksenkung, Knöchelödeme;
Atemwege: im Rahmen von allergischen Reaktionen Bronchospasmen;
Urogenitaltrakt: Polyurie, transitorische Verschlechterung einer bestehenden Niereninsuffizienz[18];
Immunsystem: anaphylaktische Reaktionen, nach Verapamil selten angioneurotische Ödeme, s. Hauterscheinungen und Atemwege

17 CaA vom Verapamil-, Diltiazemtyp
18 Dihydropyridine
19 Diltiazem
20 Verapamil

- **Wechselwirkungen:**

Ajmalin →48: Risiko eines kompletten AV-Blocks bei gleichzeitiger Gabe von Ajmalin und Verapamil bei WPW-Syndrom,
Alkohol: verstärkter antihypertensiver Effekt bei gleichzeitiger Gabe von Verapamil,
Antiarrhythmika →48: atrioventrikuläre Überleitungsstörungen[17], verstärkte kardiodepressive Wirkungen, Hypotonie,
Antihypertensiva →18: gegenseitige Wirkungsverstärkung,
Arzneimittel, antianginöse: gegenseitige Verstärkung der antianginösen und blutdrucksenkenden Wirkung,
Arzneimittel, blutdrucksenkende →18: verstärkte blutdrucksenkende Wirkung,
Benzodiazepine →245: verzögerter Abbau der vorwiegend oxidativ verstoffwechselten Benzodiazepine bei gleichzeitiger Gabe von Diltiazem, Verapamil,
β-Rezeptorenblocker →27: atrioventrikuläre Überleitungsstörungen, verstärkte kardiodepressive Wirkungen[17],
Carbamazepin →257: bei Kombination mit CaA vermehrt UAW von CBZ; bei Kombination mit Dihydropyridinen; TDM, Dosisanpassung,
Cefixim →204: Zunahme der oralen Bioverfügbarkeit von Cefixim um bis zu 70% bei gleichzeitiger Gabe von Nifedipin,
Chinidin →48: erniedrigte Chinidinspiegel[18] mit Reboundphänomen nach Absetzen des CaA, erhöhte Chinidinplasmaspiegel[17], Hypotonie[17], Lungenödem bei hypertropher obstruktiver Kardiomyopathie[17],
Cimetidin →178: erhöhte Plasmaspiegel der CaA,
Cyclosporin A: erhöhte Konzentrationen von CyA[17],
Digoxin →59: erhöhte Digoxinplasmaspiegel; TDM, Dosisanpassung,
Dihydroergotamin →45: verminderte Wirkung von DHE,
Dimenhydrinat →107: verstärkte Blutdrucksenkung möglich,
Enzyminduktoren →315: verminderte Wirksamkeit der CaA durch beschleunigten Abbau,
Etofibrat →133: Provokation von Angina-pectoris-Anfällen, Steal-Phänomen durch Freisetzung von Nikotinsäure aus dem Fibrat,
Grapefruitsaft: erhöhte Bioverfügbarkeit von Nifedipin,
Inhalationsanästhetika: atrioventrikuläre Überleitungsstörungen, verstärkte kardiodepressive Effekte, Hypotonie bei Kombination[17],
Itraconazol →232: vermehrt UAW der Dihydropyridine möglich,

Leukotrienrezeptorantagonisten: möglicherweise Beeinflussung des Abbaus der Dihydropyridine, engmaschige Kontrolle besonders zu Therapiebeginn empfohlen;
Kalzium: Beeinträchtigung der Wirkung von CaA,
Lithium →291: erniedrigte Lithiumspiegel[17],
Mefloquin →240: Verstärkung der QT_c-Verlängerung durch CaA[17], EKG-Monitoring empfohlen,
Muskelrelaxanzien: verstärkte Muskelrelaxation[17],
Prazosin →22: erhöhter Prazosinspiegel bei Kombination mit Verapamil,
Ranitidin →178: erhöhte Plasmaspiegel der CaA,
Theophyllin →96: Theophyllinkonzentrationen verändert; TDM, Dosisanpassung,
Vincristin: verminderte Elimination von Vincristin bei Kombination mit Nifedipin
Zileuton →101: möglicherweise Beeinflussung des Abbaus der Dihydropyridine, engmaschige Kontrolle besonders zu Therapiebeginn empfohlen

2.1.7 Kaliumsparende Diuretika

Vertreter:

Amilorid *(in Komb. mit Hydrochlorothiazid: Amiduret, Amiloretik, Amilorid comp., Aquaretic, Diursan, Modu-Puren, Moduretik)*,
Triamteren *(Jatropur)*,
Kaliumcanrenoat *(Aldactone, Kalium-Can., Osyrol)*,
Spironolacton *(Aldactone, Aldopur, Aquareduct, Duraspiron, Osyrol, Verospiron)*

Wirkung:

Kaliumsparende Diuretika wirken im distalen Tubulus, Hemmung der Kaliumsekretion, schwache natriuretische Wirkung (Amilorid, Triamteren).
Aldosteronantagoisten: kompetitive Verdrängung von Aldosteron von den Rezeptoren in den renalen Tubuluszellen (Spironolacton, Kaliumcanrenoat).

Kontraindikationen und Anwendungsbeschränkungen:

Überempfindlichkeit gegen die eingesetzten Wirk- und Hilfsstoffe, Hyperkaliämie, Hyponatriämie, Niereninsuffizienz (Kreatininclearance < 30 ml/min), akutes Nierenversagen, Anurie, Kinder[21]; eingeschränkte Nierenfunktion (Kreatininclearance 30 - 60 ml/min)[21,22], Verdacht auf Folsäuremangel[22], Patienten mit Azidose-

21 Amilorid

und/oder Hyperkaliämieneigung[23], **Schwangerschaft** – strenge Indikationsstellung bis Kontraindikation (mangelnde Datenlage, feminisierende Wirkung[23], fetale Hypotrophie wegen Störung der uteroplazentaren Durchblutung möglich), **Stillzeit** – strenge Indikationsstellung bis Kontraindikation (Übergang der Substanzen in die Milch, Schädigungen des Säuglings bislang nicht bekannt)

Unerwünschte Wirkungen:

Haut: Exantheme[21,23], Urtikaria[21,23], Erythema anulare[23], Lupus-erythematodes-[23], Lichen-ruber-planus-ähnliche Hauterscheinungen[23], Alopezie[23];
Muskel- und Skelettsystem, Kollagenosen: Muskelverspannungen[22], Osteomalazie[23], Ataxie[23],;
Nervensystem, Psyche, Sinnesorgane: Müdigkeit, Schläfrigkeit, Kopfschmerzen, Schwindel, Nervosität, Verwirrtheitszustände[23], Sehstörungen[22];
Gastrointestinaltrakt, Leber, Pankreas: Mundtrockenheit, Durst, Übelkeit, Erbrechen, Diarrhö, Krämpfe, Ulzera[23], Hepatitis[23];
Wasser- und Elektrolythaushalt: Hyperkaliämie, Hyponatriämie, hyperchlorämische metabolische Azidose;
Stoffwechsel, Endokrinium: Gynäkomastie[23], Amenorrhö[23], Zwischenblutungen[23], Postmenopausenblutungen[23], Brustspannungen[23], Hirsutismus[23], Impotenz[23], Stimmvertiefung bei Frauen[23], Heiserkeit bei Männern[23];
Herz, Kreislauf, Gefäße: unerwünschte Blutdrucksenkung, orthostatische Regulationsstörungen, Palpitationen;
Blut: Leuko-, Thrombozytopenie, Megaloblastenanämie bei vorbestehendem Folsäuremangel[22], Agranulozytose[24], Eosinophilie bei bestehender Leberzirrhose[23];
Urogenitaltrakt: Anstieg stickstoffhaltiger harnpflichtiger Substanzen, Harnsteinbildung[22];
Immunsystem: Hautreaktionen, Arzneimittelfieber;
Sonstiges: UV-Fluoreszenz des Urins[22] (Compliancekontrolle)

Wechselwirkungen:

ACE-Hemmer →18 **:** Hyperkaliämie,
ACE-Hemmer + Furosemid: in Kombination mit Spironolacton starker Blutdruckabfall, akutes Nierenversagen,

22 Triamteren
23 Aldosteronantagonisten
24 Spironolacton

Azetylsalizylsäure →111, →85: Hemmung des diuretischen Effektes von Spironolacton,
Ajmalin →48: Verstärkung der Wirkung und UAW von Ajmalin bei gleichzeitiger Gabe von kaliumsparenden Diuretika,
Alkohol: Verstärkung der Blutdrucksenkung,
Antidiabetika, orale →138: Verminderung der antidiabetischen Wirkung durch kaliumsparende Diuretika,
Antihypertensiva →18: verstärkte Blutdrucksenkung,
Antirheumatika, nichtsteroidale →111: Hyperkaliämierisiko verstärkt, durch Indomethacin in Kombination mit Triamteren Einschränkung der glomerulären Filtrationsleistung, Abschwächung der Wirkung von Spironolacton,
Arzneimittel, blutdrucksenkende →18: Verstärkung der Blutdrucksenkung,
AT-Antagonisten →21: Hyperkaliämie,
Carbenoxolon: Verminderung der Carbenoxolon-Wirkung durch Aldosteronantagonisten,
Chinidin →48: verstärkte Blutdrucksenkung,
Digoxin →59: erhöhte Digoxinspiegel bei Kombination mit Aldosteronantagonisten; TDM, Dosisanpassung,
Diuretika, kaliumsparende →34: Verstärkung der Hyperkaliämie bei Kombination mit Aldosteronantagonisten,
Dopamin →67: verstärkte Diurese,
Herzglykoside →59: durch erhöhte Kaliumspiegel verminderte Glykosidempfindlichkeit,
Katecholamine →64: Verminderung des Effektes von Adrenalin und Noradrenalin auf die Gefäße bei gleichzeitiger Gabe von Aldosteronantagonisten,
Lithium →291: Verstärkung der kardio- und neurotoxischen Wirkungen von Lithium bei gleichzeitiger Gabe von Triamteren, Amilorid,
Neomycin →208: Verzögerung der Absorption von Spironolacton,
Phenazon →116: verkürzte Wirkdauer von Phenazon bei gleichzeitiger Gabe von Spironolacton,
Pyrazolone →116: Hyperkaliämie bei gleichzeitiger Gabe von Triamteren,
Ranitidin →178: verminderte renale Elimination von Triamteren

2.1.8 Schleifendiuretika

- **Vertreter:**

Azosemid *(Luret)*,
Bumetanid *(Burinex)*,
Etacrynsäure *(Hydromedin, Uregyt)*,
Furosemid *(Diurapid, Furo-, Furorese, Furanthril, Fusid, Hydro-rapid, Lasix, Ödemase, Sigasalur)*,
Piretanid *(Arelix)*
Torasemid *(Unat, Torem)*

- **Wirkung:**

Hemmung des Na^+-K^+-$2Cl^-$-Cotransporters im aufsteigenden Schenkel der Henleschen Schleife („**Schleifendiuretika**"), Steigerung der Nierendurchblutung um bis zu 30% bei gleichbleibender Filtrationsrate, vermehrte Ausscheidung von Natrium, Kalium, Kalzium, Magnesium und Chlorid

- **Kontraindikationen und Anwendungsbeschränkungen:**

Überempfindlichkeit gegen die eingesetzten Wirk- und Hilfsstoffe, schwere Leberfunktionsstörungen, Hypokaliämie, Hyponatriämie, Hypovolämie, Überempfindlichkeit gegenüber Sulfonamiden, Niereninsuffizienz mit Anurie, Kinder[25,26]; Diabetes mellitus, Gicht, Harnabflußstörungen, Leberzirrhose und gleichzeitige Nierenfunktionsstörungen, nephrotisches Syndrom, zerebrovaskuläre Durchblutungsstörungen, koronare Herzkrankheit, Frühgeborene, Hypotonie, Absetzen bei Auftreten wäßriger Diarrhöen[25], **Schwangerschaft** – strenge Indikationsstellung oder Kontraindikation[26] (keine Langzeitanwendung, Hypotrophie des Kindes wegen utero-plazentarer Mangeldurchblutung), **Stillzeit** – Kontraindikation (Verminderung der Milchproduktion, Dehydratation des Säuglings)

- **Unerwünschte Wirkungen:**

Haut: Exantheme;
Muskel- und Skelettsystem: Wadenkrämpfe, Muskelverspannungen;
Nervensystem, Psyche, Sinnesorgane: Kopfdruck, Schwindel, Schwäche, Sehstörungen, Hörstörungen, psychische Störungen[25];

---

25 Etacrynsäure
26 Piretanid

Gastrointestinaltrakt, Leber, Pankreas: Mundtrockenheit, gastrointestinale Störungen, Pankreatitis;

Wasser- und Elektrolythaushalt: massive Elektrolytverluste, Dehydratation, Hypovolämie;

Stoffwechsel, Endokrinium: Hyperurikämie, Gichtanfälle, passagerer Anstieg von Cholesterol und Triglyzeriden, Verschlechterung einer diabetischen oder prädiabetischen Stoffwechsellage, Verschlechterung einer metabolischen Alkalose, Gynäkomastie[27];

Herz, Kreislauf, Gefäße: unerwünschte Blutdrucksenkung, Kreislaufkollaps, Vaskulitis;

Blut: Thromboseneigung, Anämie, Leuko-, Thrombozytopenie, Agranulozytose;

Urogenitaltrakt: Verschlechterung oder Manifestation von Harnabflußstörungen, passagerer Anstieg von Harnstoff und Kreatinin, akute interstitielle Nephritis;

Immunsystem: Überempfindlichkeitsreaktionen, anaphylaktische Reaktionen selten

■ Wechselwirkungen:

Ajmalin →48: chemische Inkompatibilität der Injektionslösungen von Ajmalin und Furosemid,

Amantadin →269: verminderte Clearance von Amantadin,

Aminoglykoside →208: verstärkte Nephro- und Ototoxizität,

Amphotericin B →230: Verstärkung der Nephrotoxizität und der Hypokaliämie,

Antidiabetika, orale →138: verminderte Wirkung der Antidiabetika,

Antihypertensiva →18: gegenseitige Wirkungsverstärkung,

Antirheumatika, nichtsteroidale →111: verminderte diuretische und antihypertensive Wirkung der Diuretika, akutes Nierenversagen bei Hypovolämie,

Arzneimittel, blutdrucksenkende →18: Verstärkung der Blutdrucksenkung,

β_2-Sympathomimetika →93: verstärkte Hypokaliämie,

Carbapeneme →206: verstärkte Nephrotoxizität,

Cephalosporine, ältere →204: verstärkte Nephrotoxizität,

Chinidin →48 : verstärkte Blutdrucksenkung,

Cisplatin: verstärkte Ototoxizität,

Colestipol →137: verminderte Absorption von Furosemid,

27 Bumetanid

Cyclooxygenase-2-Hemmstoffe: verminderte diuretische Wirkung durch Hemmung der renalen Prostaglandinsynthese;
Dopamin →67: verstärkte Diurese,
Glukokortikoide →129: Hypokaliämie,
Glykopeptidantibiotika[28] →221: verstärkte Nephrotoxizität,
Heparin →80: verstärkte Blutungsneigung bei gleichzeitiger Gabe von Etacrynsäure i.v.,
Herzglykoside →59: verstärkte Wirkung der Glykoside bei Kalium- und/oder Magnesiummangel,
Insulin →146: verminderte Wirkung von Insulin,
Katecholamine →64: Abschwächung der Wirkung von Adrenalin, Noradrenalin,
Laxanzien →197: zusätzlicher Kaliumverlust, v.a. bei Langzeitanwendung oder Mißbrauch,
Lithium →291: Verstärkung der Kardio- und Neurotoxizität von Lithium,
Milrinon →63: Verstärkung sowohl der Diurese als auch der Hypokaliämie,
Muskelrelaxanzien, curare-artige: verstärkte Muskelrelaxation,
Phenytoin →52, →262: abgeschwächte Wirkung von Furosemid,
Pholedrin →45: verminderte Wirkung von Pholedrin,
PDE-Hemmer →63: Injektionslösungen der PDE-Hemmer und von Furosemid und Bumetanid chemisch inkompatibel, Furosemid**tabletten** verwenden,
Salizylate →111: toxische ZNS-Wirkungen der Salizylate verstärkt, bei hoher Dosierung,
Schilddrüsenhormone →169 : Anstieg der Hormonspiegel bei gleichzeitiger Gabe von Furosemid,
Sparfloxacin →217: erhöhtes Arrhythmierisiko wegen des Kaliummangels,
Sucralfat →187: abgeschwächte Wirkung von Furosemid,
Theophyllin →96: diuretische Wirkung verstärkt

28 Vancomycin, Teicoplanin

2.1.9 Thiaziddiuretika

- **Vertreter:**

Bemetezid *(nur in Kombinationspräparaten)*,
Butizid *(Saltucin)*,
Clopamid *(Brinaldix)*
Chlortalidon *(Hydro-long, Hygroton)*
Hydrochlorothiazid *(Diu-melusin, Esidrix)*,
Indapamid *(Natrilix, Sicco)*,
Mefrusid *(Baycaron)*,
Metolazon *(Zaroxolyn)*,
Xipamid *(Aquaphor)*

- **Wirkung:**

Hemmung der Natrium- und Chloridresorption im distalen Tubulus, vermehrter Austausch von Na^+ gegen K^+, Herabsetzung der Ausscheidung von Kalzium und Phosphat

- **Kontraindikationen und Anwendungsbeschränkungen:**

Überempfindlichkeit gegen die eingesetzten Wirk- und Hilfsstoffe, Niereninsuffizienz (Kreatininclearance < 30 ml/min), akute Glomerulonephritis, schwere Leberfunktionsstörungen, Hypokaliämie, Hyponatriämie, Hypovolämie, Hyperkalzämie, Überempfindlichkeit gegenüber Sulfonamiden; Niereninsuffizienz (Kreatininclearance 30 – 60 ml/min), Gicht und Hyperurikämie[29], systemischer Lupus erythematodes[29], Kinder < 12 Jahren[29], **Schwangerschaft** – Kontraindikation (gestörte uteroplazentare Durchblutung, Thrombozytopenie des Neugeborenen), **Stillzeit** – Kontraindikation (Rückgang der Milchproduktion, Kumulationsgefahr, Dehydratation des Säuglings)

- **Unerwünschte Wirkungen:**

Haut: Pruritus, Erytheme, Urtikaria, Photosensibilität;

Muskel- und Skelettsystem, Kollagenosen: Konvulsionen, Hypotonie der Skelettmuskulatur, Lupus erythematodes;

Nervensystem, Psyche, Sinnesorgane: Müdigkeit, Benommenheit, Schläfrigkeit, Schwäche, Schwindel, Kopfschmerzen, Verwirrtheitszustände, Apathie,

29 Indapamid

Lethargie[29], Angst[29], Agitiertheit[29], verminderte Tränensekretion, Sehstörungen, Verschlechterung einer Myopie[30];

Gastrointestinaltrakt, Leber, Pankreas: Mundtrockenheit, Durst, Übelkeit, Erbrechen, Oberbauchbeschwerden, Koliken, Diarrhö, Obstipation durch Adynamie der glatten Muskulatur, Subileus, Ileus, akute Cholezystitis (besonders bei vorbestehender Cholelithiasis), Ikterus, Pankreatitis;

Wasser- und Elektrolythaushalt: Hypokaliämie, Hypochlorämie, Hyperkalzämie, Hypovolämie, Dehydratation, Hypermagnesiurie, Hypomagnesiämie;

Stoffwechsel, Endokrinium: Erhöhung der Cholesterol- und Triglyzeridkonzentrationen, der Amylaseaktivität, Hyperglykämie, Glukosurie, Hyperurikämie, Gichtanfälle;

Herz, Kreislauf, Gefäße: Kreislaufkollaps, Hypotonie, orthostatische Regulationsstörungen, Palpitationen, EKG-Veränderungen, Arrhythmien, erhöhte Glykosidempfindlichkeit, Vaskulitis; →197

Atemwege: allergisches Lungenödem;

Blut: Hämokonzentration (Thrombosen, Embolien), Blutbildungsstörungen (aplastische Anämie, hämolytische Anämie, Leuko-, Thrombozytopenie, Agranulozytose;

Urogenitaltrakt: Anstieg der Harnstoff- und Kreatininkonzentrationen, akute interstitielle Nephritis, akutes Nierenversagen, Potenzstörungen;

Immunsystem: Überempfindlichkeitsreaktionen mit Manifestationen an verschiedenen Organsystemen, Arzneimittelfieber

Wechselwirkungen:

ACE-Hemmer →18: überschießender Blutdruckabfall, Verschlechterung der Nierenfunktion,

Alkohol: Verstärkung der Blutdrucksenkung,

Allopurinol →151: verminderte urikostatische Wirkung,

Amantadin →269: verminderte Plasmaclearance von Amantadin,

Aminogluthetimid →161: Hyponatriämien bei gleichzeitiger Gabe von Thiaziden,

Aminoglykoside →208: verstärkte Nephrotoxizität,

Amphotericin B →230: verstärkte Nephrotoxizität,

Anionenaustauscherharze →137: verminderte Absorption der Diuretika,

Antiarrhythmika →48: verminderte antiarrhythm. Wirkung wegen K^+-Mangel,

Antidiabetika, orale →138: Abschwächung der antidiabetischen Wirkung,

30 Butizid

Antihypertensiva →18: verstärkte Blutdrucksenkung,
Antikoagulanzien orale →76: verminderte Gerinnungshemmung,
Antirheumatika, nichtsteroidale →111: verminderte diuretische und antihypertensive Wirkung der Diuretika,
Arzneimittel, blutdrucksenkende →18: Verstärkung der Blutdrucksenkung,
β_2-Sympathomimetika →93: Verstärkung der Hypokaliämie,
Carbapeneme →206: verstärkte Nephrotoxizität,
Chinidin →48: verstärkte Blutdrucksenkung, verminderte Elimination v. Chinidin,
Cotrimoxazol →222: erhöhtes Risiko einer Thrombozytopenie,
Dopamin →67: verstärkte Diurese,
Fluconazol →232: Anstieg der Konzentration des Azols bei gleichzeitiger, wiederholter Gabe von Hydrochlorothiazid,
Glukokortikoide →129: vermehrte Kaliumausscheidung,
Herzglykoside →59: erhöhte Glykosidempfindlichkeit bei gleichzeitigem Kalium- und/oder Magnesiummangel,
Kalzium: erhöhtes Hyperkalzämierisiko,
Katecholamine →64: Abschwächung der Wirkung von Adrenalin, Noradrenalin,
Laxanzien →197: vermehrte Kaliumausscheidung, v.a. bei Langzeitanwendung oder Mißbrauch,
Lithium →291: Verstärkung der kardio-/neurotoxischen Wirkungen von Lithium,
Milrinon →63: Verstärkung sowohl der Diurese als auch der Hypokaliämie,
Muskelrelaxanzien, curareartige: verstärkte und verlängerte Muskelrelaxation,
Pholedrin →45: verminderte Wirkung von Pholedrin,
Salizylate →111: verstärkt toxische ZNS-Wirkungen der Salizylate, v.a. bei hochdosierter Anwendung,
Sparfloxacin →217: erhöhtes Arrhythmierisiko aufgrund des K^+-Mangels,
Vitamin D: erhöhtes Hyperkalzämierisiko,
Zytostatika: verstärkte Knochenmarktoxizität, insbesondere Granulozytopenien

2.1.10 Muskulotrope Vasodilatatoren

- **Vertreter:**

Dihydralazin *(Depressan, Dihyzin, Nepresol)*,
Minoxidil *(Lonolox)*

- **Wirkung:**

Senkung des peripheren Gefäßwiderstandes durch Relaxation der glatten Muskulatur der Arteriolen (Dihydralazin: zellulärer Mechanismus ungeklärt, Minoxidil: Erhöhung der Membranpermeabilität für K^+), reflektorische Steigerung der Sympathikusaktivität

- **Kontraindikationen und Anwendungsbeschränkungen:**

Überempfindlichkeit gegen die eingesetzten Wirk- und Hilfsstoffe, idiopathisch und medikamentös induzierter Lupus erythematodes disseminatus[31], Aortenaneurysma[31], Herzklappenstenosen, hypertrophe Kardiomyopathie[31], isolierte Rechtsherzinsuffizienz infolge pulmonaler Hypertonie[31], Phäochromozytom[32], labile und leichte Hypertonie[32]; fortgeschrittene Nieren- oder Leberinsuffizienz[31], zerebrovaskuläre Durchblutungsstörungen und deren Folgen[31], Langsam-Azetylierer[31], Angina pectoris, akuter Myokardinfarkt, Ulcus ventriculi et duodeni[31], Apoplexie, **Schwangerschaft** – Kontraindikation (1. Trimenon), danach strenge Indikationsstellung, **Stillzeit** – Kontraindikation (Übertritt der Substanz in die Milch)

- **Unerwünschte Wirkungen:**

Haut: Exantheme, Urtikaria, Pruritus, Flush, Stevens-Johnson-Syndrom[32], Hypertrichose[32];

Muskel- und Skelettsystem, Kollagenosen: rheumatoide Gelenk- und Muskelschmerzen[31], Lupus-erythematodes-disseminatus Syndrom (bei fortgeschrittener Niereninsuffizienz und Langsam-Azetylierern)[31];

Nervensystem, Psyche, Sinnesorgane: migräneartige Kopfschmerzen[31], periphere Neuropathie[31] (Polyneuropathie) mit Mißempfindungen, Tremor und Muskelkrämpfen, Abgeschlagenheit[31], Angst[31], depressive Verstimmung[31], Konjunktivitis[31];

---

31 Dihydralazin
32 Minoxidil

Gastrointestinaltrakt, Leber, Galle, Pankreas: Appetitminderung[31], Übelkeit, Erbrechen[31], Durchfall[31], Verstopfung[31], paralytischer Ileus[31], Ikterus, Hepatitis[31], Hepatosplenomegalie[31], Erhöhung der Transaminasen;

Wasser- und Elektrolythaushalt: Ödeme (Natrium- und Wasserretention);

Stoffwechsel, Endokrinium: Lymphdrüsenschwellung[31], Gynäkomastie[32], Störung der Glukosetoleranz[32];

Herz, Kreislauf, Gefäße: orthostatische Hypotonie, Schwindel, Tachykardie, Herzklopfen, pektanginöse Beschwerden, akuter Myokardinfarkt, Veränderungen der T-Wellen im EKG[32], Perikardergüsse (gelegentlich bis zur Tamponade)[32], Perikarditis[32];

Atemwege: Verstopfung der Nase[31], Lungeninfiltrate[31], Pleuraergüsse[31];

Blut: Anämie, Leukozytopenie, Thrombozytopenie, Agranulozytose;

Urogenitaltrakt: Potenzstörungen, Glomerulonephritis, Miktionsstörungen, Anstieg der Serumkreatinin- und Blutharnstoffkonzentrationen[32];

Immunsystem: s. Haut, Kollagenosen, Blut;

Sonstiges: antinukleäre Antikörper[32]

■ Wechselwirkungen:

α-Rezeptorenblocker, nichtselektive →22: schwere orthostatische Reaktionen bei gleichzeitiger Gabe von Minoxidil,

Antiarrhythmika, negativ inotrope →48: Verstärkung der Blutdrucksenkung bei Kombination mit Dihydralazin,

Antidepressiva, trizyklische →277: Verstärkung der Blutdrucksenkung bei Kombination mit Dihydralazin,

β-Rezeptorenblocker →27: Verstärkung der Blutdrucksenkung, Kupierung der sympathogenen UAW der Vasodilatatoren,

Diuretika →34: Verstärkung der Blutdrucksenkung,

Dihydroergotamin →45: verminderte Wirkung von DHE,

Dimenhydrinat →107: verstärkte Blutdrucksenkung möglich,

Guanethidin und Verwandte: schwere orthostatische Reaktionen bei gleichzeitiger Gabe von Minoxidil,

Hypnotika/Sedativa →245: Verstärkung der Blutdrucksenkung durch Dihydralazin und der hypnotischen Wirkung der Hypnotika/Sedativa,

Indometacin →111: Abschwächung der Blutdrucksenkung durch Dihydralazin,

Isoniazid: Wirkungsverstärkung durch konkurrierende Abbauwege (Azetylierung)

bei Kombination mit Dihydralazin,
MAO-Hemmer →287, →276: Verstärkung der Blutdrucksenkung bei Kombination mit Dihydralazin,
Narkotika: Verstärkung der Blutdrucksenkung bei Kombination mit Dihydralazin,
Neuroleptika →293: Verstärkung der Blutdrucksenkung,
Sympathomimetika →64: Abschwächung der Blutdrucksenkung,
Vasodilatatoren →73: Verstärkung der Blutdrucksenkung

2.1.11 Antihypotonika

- **Vertreter:**
  Etilefrin *(Cardialgine, Confidol, Effortil, Thomasin)*,
  Pholedrin,
  Dihydroergotamin (DHE) *(Clavigrenin, DET MS, Dihydergot)*
- **Wirkung:**
  Vasokonstriktion mit nachfolgendem Anstieg des arteriellen Blutdrucks durch überwiegend α-adrenerge Wirkungen (sympathomimetisch), bei Dihydroergotamin zusätzlich Stimulation der peripheren D_2-Rezeptoren
- **Kontraindikationen und Anwendungsbeschränkungen:**
  Überempfindlichkeit gegen die eingesetzten Wirk- und Hilfsstoffe, Hypertonie; hypotone Kreislaufregulationsstörung mit hypertoner Reaktion im Stehtest, Rhythmusstörungen[33,34]; Thyreotoxikose, Phäochromozytom, Engwinkelglaukom, Blasenentleerungsstörungen mit Restharnbildung[33,34]; koronare Herzerkrankung, periphere arterielle Verschlußkrankheit[33,35]; Überempfindlichkeit gegen Mutterkornalkaloide[35]; gleichzeitige Behandlung mit MAO-Hemmern[33,35]; akute und chronische Reizzustände (Streßsituationen), Diabetes mellitus, schwere organische Herz- und Gefäßveränderungen[34]; schwere Leberfunktionsstörungen (Dosisanpassung)[35], Niereninsuffizienz. (Dosisanpassung, da weitere Verschlechterung der Nierenfunktion möglich)[35]; **Schwangerschaft** – strenge Indikationsstellung bis Kontraindikation (tierexperimentelle Hinweise auf fruchtschädigende

33 Etilefrin
34 Pholedrin
35 DHE

Wirkungen[33], mangelnde Datenlage[34], mangelnde Datenlage für das 1. und 2. Trimenon und Risiko perinataler Störungen nicht ausgeschlossen[35]; **Stillzeit** – Kontraindikation[33,34], DHE – Kontraindikation (Risiko eines akuten Ergotismus)

Unerwünschte Wirkungen:

Haut: Flush, Exantheme[35];

Muskel- und Skelettsystem, Kollagenosen: Muskeltremor[33,34];

Nervensystem, Psyche, Sinnesorgane: Schlaflosigkeit, Unruhe, Schwitzen, Schwindelgefühl, Kopfschmerzen;

Gastrointestinaltrakt, Leber, Galle, Pankreas: Druckgefühl im Hals[34], Magen-Darm-Beschwerden, Übelkeit und Erbrechen[35];

Herz, Kreislauf, Gefäße: Herzklopfen, ventrikuläre Rhythmusstörungen, hypertone Reaktionen (mit Kopfschmerzen und Tremor), pektanginöse Beschwerden[33,34]; stenokardische Beschwerden, Parästhesien (durch periphere Mangeldurchblutung), Vasospasmen (i.v. Gabe), transiente Störungen des Sinusrhythmus (bei Behandlungsbeginn)[35];

Urogenitaltrakt: Miktionsbeschwerden[33,34]

Wechselwirkungen:

α-Rezeptorenblocker →22: verminderte Wirkung von Pholedrin,

α- bzw. β-Rezeptorenblocker: Blutdruckabfall bzw. -anstieg mit Bradykardie bei Kombination mit Etilefrin,

Antidepressiva, trizyklische →277: sympathomimetische Wirkung von Etilefrin und Pholedrin verstärkt,

Antidiabetika →138: verminderte antidiabetische Wirkung bei Kombination mit Etilefrin,

Antihistaminika →107: sympathomimetische Wirkung verstärkt,

Appetitzügler: verstärkte Wirkung von Pholedrin,

Atropin →91: Anstieg der Herzfrequenz bei Kombination mit Etilefrin,

Butyrophenone →301: verminderte Wirkung von Pholedrin,

Dihydralazin →43: verminderte Blutdrucksenkung durch Dihydralazin bei gleichzeitiger Gabe von Vasokonstriktoren, [36]

Diuretika →34: verminderte Wirkung von Pholedrin,

Dopamin →67: verstärkte Wirkung von DHE,

36 außer kaliumsparende Diuretika und Aldosteronantagonisten

Glyceroltrinitrat: verstärkte Blutdrucksteigerung durch erhöhte Serumspiegel von DHE,
Guanethidin: sympathomimetische Wirkung von Etilefrin und Pholedrin verstärkt, Wirkung von Guanethidin durch Pholedrin antagonisiert,
Halothan: Herzrhythmusstörungen bei Kombination mit Etilefrin oder Pholedrin,
Herzglykoside →59: Herzrhythmusstörungen bei Kombination mit Etilefrin, verstärkte Wirkung von Pholedrin,
5-HT$_{1D}$-Antagonisten →310: theoretisch erhöhtes Risiko koronarer Vasospasmen bei gleichzeitiger Gabe von ergotaminhaltigen Arzneimitteln,
Kalziumantagonisten →31: verminderte Wirkung von DHE,
Makrolide →210: verstärkte Vasokonstriktion durch DHE,
MAO-Hemmer →287, →276: sympathomimetische Wirkung bis zu lebensbedrohlichen Zuständen bei Kombination mit Etilefrin oder Pholedrin verstärkt,
Melperon →301: verminderte sympathomimetische Wirkung der Vasokonstriktoren,
Mineralokortikoide: verstärkte Wirkung von Pholedrin,
Narkotika: verstärkte Wirkung von Pholedrin,
Parasympatholytika →91: verstärkte Wirkung von Pholedrin,
Phenothiazine →293: verminderte Wirkung von Pholedrin,
Reserpin: sympathomimetische Wirkung von Pholedrin verstärkt,
Salbutamol →93: in Art und Ausmaß nicht vorhersehbare vasomotorische Interaktion von systemisch appliziertem Salbutamol und DHE möglich,
Schilddrüsenhormone →169: sympathomimetische Wirkung von Pholedrin verstärkt,
Sympathomimetika →64: sympathomimetische Wirkung von Pholedrin verstärkt,
Tetrazykline →214: verstärkte Vasokonstriktion durch DHE,
Vasodilatatoren →73: verminderte Wirkung von DHE

2.2 Antiarrhythmika

2.2.1 Klasse-Ia-Antiarrhythmika

- **Vertreter:**

  Ajmalin *(Gilurytmal, Tachmalin)*,
  Chinidin *(Chinidin-Duriles, Optochinidin)*,
  Detajmiumbitartrat *(Tachmalcor)*,
  Disopyramid *(Diso-Duriles, Norpace, Rythmodul)*,
  Prajmaliumbitartrat *(Neo-Gilurytmal)*
  Procainamid *(Procainamid-Duriles)*

- **Wirkung:**

  Reduktion der Leitungsgeschwindigkeit der Erregungsausbreitung durch Hemmung des Natriuminfluxes und z. T. des Kaliumeffluxes mit Verlängerung des Aktionspotentials, Verlängerung des effektiven Refraktärzeit

- **Kontraindikationen und Anwendungsbeschränkungen:**

  Überempfindlichkeit gegen die eingesetzten Wirk- und Hilfsstoffe, AV-Block II. und III. Grades, Herzinsuffizienz NYHA III und IV, vorbestehende Erregungsleitungsstörungen, Sick-Sinus-Syndrom, Digitalisüberdosierung, Bradykardien, hypertrophe Kardiomyopathie[37], Myokardinfarkt (in den ersten 3 Monaten nach dem akuten Ereignis), LVEF < 35%, Elektrolytstörungen, Prostatahyperplasie, Engwinkelglaukom, Myasthenia gravis; AV-Block I. Grades, Schenkelblöcke, Lupus erythematodes[38], schwere Leber- und/oder Nierenfunktionsstörungen, **Schwangerschaft** – Kontraindikation oder strenge Indikationsstellung (mangelnde klinische Erfahrungen oder unzureichende Datenlage), **Stillzeit** – Kontraindikation oder strenge Indikationsstellung (mangelnde klinische Erfahrungen oder unzureichende Datenlage)

37 Ajmalin
38 Procainamid

Unerwünschte Wirkungen:

Haut: Rötungen, Exantheme, Pruritus, Urtikaria, thrombozytopenische Purpura[39], Wärmegefühl[37], Lupus-erythematosus- like syndrome[38,39], Photosensibilisierung[39];
Muskel- und Skelettsystem, Kollagenosen: Muskeltremor[39], Muskelschwäche, Muskel- und Gelenkschmerzen;
Nervensystem, Psyche, Sinnesorgane: epileptiforme Krämpfe, Schwindel, Kopfschmerzen, Sedierung, Nervosität, Psychosen, Verwirrtheitszustände, Parästhesien, Akkommodationsstörungen[40], Verschlechterung eines Engwinkelglaukoms, Doppelbilder, Nystagmus, Optikusatrophie[39], veränderte Lichtempfindlichkeit, Hörstörungen[42], Geschmacksstörungen[38];
Gastrointestinaltrakt, Leber, Pankreas: Mundtrockenheit[40], Appetitlosigkeit, Übelkeit, Erbrechen, Diarrhö, Bauchschmerzen, intrahepatische Cholestase[37,40], passagerer asymptomatischer Transaminasenanstieg[37], hepatozelluläre Leberschäden[37], granulomatöse Hepatitis[39], Leberinsuffizienz infolge Minderperfusion, Stoffkumulation bei Leberinsuffizienz[38];
Stoffwechsel, Endokrinium: Hypoglykämie[40], erektile Impotenz[40];
Herz, Kreislauf, Gefäße: Auslösung bzw. Verschlechterung einer Herzinsuffizienz, proarrhythmogene Effekte bis zur Asystolie, Hypotonie, kardiogener Schock, arterielle Embolie[39];
Atemwege: Atemstillstand[37] (zu schnelle i.v. Injektion);
Blut : Hämolyse, Thrombozytopenie, Leukozytopenie, Knochenmarkdepression;
Urogenitaltrakt: Glomerulonephritis[37], Miktionsbeschwerden und Harnverhaltung[40], Niereninsuffizienz infolge Minderperfusion, Stoffkumulation bei Niereninsuffizienz[38,41];
Immunsystem: Überempfindlichkeitsreaktionen mit Hauterscheinungen, asthmatischen Beschwerden[39], Fieber, Blutbildveränderungen, Organfunktionsstörungen;
Sonstiges: Anstieg von IgE, IgE und IgM sowie Nachweis antimitochondrialer und antinukleärer Antikörper[37]

Wechselwirkungen:

ACE-Hemmer →18**:** erhöhtes Risiko von Blutbildveränderungen bei gleichzeitiger Gabe von Procainamid,

39 Chinidin
40 Disopyramid
41 N-Acetylprocainamid

Alkohol: Verstärkung der sedierenden Wirkung von Disopyramid,
Amrinon →63: verstärkte Hypotension bei gleichzeitiger Gabe von Disopyramid,
Antiarrhythmika →48: gegenseitige Verstärkung antiarrhythmischer und proarrhythmogener Effekte,
Antihistaminika, 2. Generation[42] →107: Verstärkung der QT_c-Verlängerung, erhöhtes Arrhythmierisiko,
Antihypertensiva →18: Verstärkung der Wirkung von Antihypertensiva durch Chinidin,
Antikoagulanzien, orale →76: verstärkte Gerinnungshemmung bei gleichzeitiger Gabe von Chinidin,
Arzneimittel, anticholinerge →315: Verstärkung der anticholinergen Effekte von Chinidin und Disopyramid,
Arzneimittel, cholinerge →315: Abschwächung der anticholinergen Wirkung von Disopyramid,
Arzneimittel, kardiodepressive →315: Verstärkung der Kardiodepression bei gleichzeitiger Gabe von Disopyramid,
Arzneimittel, zentral dämpfende →315: Verstärkung der zentralen Dämpfung bei gleichzeitiger Gabe von Disopyramid,
Atenolol →27: Erhöhung der Plasmakonzentration von Disopyramid,
β_2-Sympathomimetika →93: Verschlechterung der kardialen Toleranz, Arrhythmierisiko,
β-Rezeptorenblocker →27: gegenseitige Verstärkung antiarrhythmischer und kardiodepressiver Effekte,
Bromoprid →191: verstärkte Absorption von Chinidin,
Carbenoxolon: Wirkungsminderung von Ajmalin durch Hypokaliämie,
Carboanhydrasehemmer: Wirkungsverstärkung von Chinidin,
Chinidin →48: Anstieg der Plasmakonzentration von Ajmalin,
Cimetidin →178: Wirkungsverstärkung von Chinidin und Procainamid,
Diazepam →245: Häufung langanhaltender Cholestasen bei gleichzeitiger Gabe von Ajmalin,
Dihydralazin →43: verstärkte Blutdrucksenkung,
Diuretika, kaliumsparende →34: Verstärkung der Wirkung und UAW von Ajmalin,
Enzyminduktoren →315: Abschwächung der Wirkung von Ajmalin, Chinidin, Disopyramid,
Erythromycin →210: verminderte Elimination von Disopyramid,

42 Astemizol, Terfenadin

Furosemid →37: bei gleichzeitiger Gabe von Ajmalin – nur intravenöse Applikation – chemische Inkompatibilität der Injektionslösungen,
Glukokortikoide →129: Abschwächung der Disopyramidwirkung durch Hypokaliämie,
Glukose-Infusion: bei größeren Mengen Wirkabschwächung von Ajmalin wegen Hypokaliämie,
Haloperidol →301: Anstieg der Konzentration von Haloperidol bei gleichzeitiger Gabe von Chinidin,
Harnsäuerungsmittel: Abschwächung der Wirkung von Chinidin,
Heparin →80: Verdrängung von Chinidin aus der PPB,
Herzglykoside →59: Verstärkung der Wirkung der Glykoside, v.a. der Erregungsleitungsveränderungen, bei gleichzeitiger Gabe von Ajmalin und Chinidin,
Hormone →154: Häufung langanhaltender Cholestasen bei gleichzeitiger Gabe von Ajmalin,
Itraconazol →232: vermehrt UAW von Chinidin möglich,
Kaliumsalze: Verstärkung der Wirkungen und UAW der Antiarrhythmika,
Kalziumantagonisten[43] →31: gegenseitige Verstärkung antiarrhythmischer und kardiodepressiver Effekte,
Kanamycin →208: bei gleichzeitiger Gabe von Chinidin Verstärkung der UAW von Kanamycin,
Laxanzien →197: Wirkabschwächung der Antiarrhythmika durch Hypokaliämie, Laxanzienabusus,
Mefloquin →240: Verstärkung der QT_C-Verlängerung, erhöhtes Arrhythmierisiko,
Muskelrelaxanzien, curare-artige: Verlängerung der Muskelrelaxation bei gleichzeitiger Gabe von Chinidin,
Natriumbicarbonat: Verstärkung der Wirkung von Chinidin,
Neomycin →208: bei gleichzeitiger Gabe von Chinidin Verstärkung der UAW von Neomycin,
Nifedipin →31: Abschwächung der Wirkung von Chinidin,
Phenothiazine →293: Verstärkung der Wirkung von Chinidin,
Phenytoin →52, →262: verminderte Wirkung von DPH bei gleichzeitiger Gabe von Disopyramid; TDM, Dosisanpassung,
Propafenon →54: Anstieg der Konzentration von Propafenon bei gleichzeitiger Gabe von Chinidin,

43 CaA vom Verapamil-, Diltiazemtyp

Ranitidin →178: bei gleichzeitiger Gabe von Chinidin Verstärkung der UAW von Ranitidin,
Reserpin: in höheren Dosen Verstärkung des kardiodepressiven Effekts von Chinidin,
Roxithromycin →210: in vitro Verdrängung von Disopyramid aus der PPB,
Salizylate →111: Häufung langanhaltender Cholestasen bei gleichzeitiger Gabe von Ajmalin,
Sparfloxacin, Grepafloxacin →217: Verstärkung der QT_c-Verlängerung, erhöhtes Arrhythmierisiko,
Streptomycin: Verstärkung der UAW von Streptomycin bei gleichzeitiger Gabe von Chinidin,
Sulfonamide →222: Häufung langanhaltender Cholestasen bei gleichzeitiger Gabe von Ajmalin,
Sulfonylharnstoffe →138: Häufung langanhaltender Cholestasen bei gleichzeitiger Gabe von Ajmalin, verstärkte Blutzuckersenkung bei gleichzeitiger Gabe von Disopyramid bzw. Chinidin,
Thiaziddiuretika →40: Wirkungsminderung von Ajmalin, Disopyramid wegen Hypokaliämie, Wirkungsverstärkung von Chinidin wegen verminderter Elimination,
Verapamil →31: Wirkungsverstärkung von Chinidin, bei WPW-Syndrom nicht mit Ajmalin kombinieren – Gefahr eines AV-Blocks

2.2.2 Klasse-Ib-Antiarrhythmika

- **Vertreter:**

Lidocain *(Lidocain, Xylocain)*,
Mexiletin *(Mexitil)*,
Phenytoin [s. Antikonvulsiva →253] *(Phenhydan)*,
Tocainid *(Xylotocan)*

- **Wirkung:**

Reduktion der Leitungsgeschwindigkeit der Erregungsausbreitung durch verzögerte Reaktivierung des Natriumleitfähigkeitssystems mit Verkürzung des Aktionspotentials, Verlängerung der effektiven Refraktärzeit

Kontraindikationen und Anwendungsbeschränkungen:

Überempfindlichkeit gegen die eingesetzten Wirk- und Hilfsstoffe, AV-Block II. und III. Grades, dekompensierte Herzinsuffizienz, hypovolämischer Schock[44] (v.a. bei nichtkardiologischen Anwendungen beachten); Sick-Sinus-Syndrom, AV-Block I. Grades, Bradykardie, nichtrhythmogene Hypotonie, schwere Leber- und/oder Nierenfunktionsstörungen (Dosisanpassung, akuter Myokardinfarkt in den letzten drei Monaten, eingeschränkte linksventrikuläre Pumpleistung, Morbus Parkinson[45] (Verstärkung des Tremors), Epilepsie[45] (Verstärkung der Krampfneigung), **Schwangerschaft** – strenge Indikationsstellung (mangelnde Datenlage zur Embryo- und Fetotoxizität), **Stillzeit** – strenge Indikationsstellung (Übertritt der Substanzen in die Milch, Schädigungen des Säuglings bislang nicht bekannt)

Unerwünschte Wirkungen:

Haut: Exantheme, Stevens-Johnson-Syndrom[47];
Nervensystem, Psyche, Sinnesorgane: Schwindel, Benommenheit, Desorientiertheit, Artikulationsstörungen, Tinnitus, verschwommenes Sehen, Nystagmus, Mydriasis, Tremor, Ataxien, Parästhesien, Stimmungsveränderungen, Halluzinationen, Krampfneigung, Atemdepression[44,46], Somnolenz[44,46], Koma[44,46];
Gastrointestinaltrakt, Leber, Pankreas: Bauchschmerzen, Übelkeit, Erbrechen, Ösophagusulzerationen[47], Geschmacksstörungen[47], Leberschädigungen[47];
Herz, Kreislauf, Gefäße: Hypotonie, Schock, Bradykardie, AV-Blockierungen, Asystolie, Kammerflimmern, Vorhofflimmern, ventrikuläre Extrasystolen[47];
Atemwege: Lungenfibrose[45,47], fibrosierende Alveolitis, Pneumonitis, Pulmonalinfiltration[45];
Blut : Agranulozytose, Leuko-, Thrombozytopenie[45], hypoplastische Anämie,;
Immunsystem: anaphylaktische Reaktionen

Wechselwirkungen:

Antiarrhythmika →48: gegenseitige Wirkungsverstärkung, v.a. proarrhythmogene Effekte,
Antihistaminika, 2. Generation[48] →107: Verstärkung der QT_c-Verlängerung, erhöhtes Arrhythmierisiko,

44 Lidocain
45 Tocainid
46 bei Überdosierung bzw. Intoxikation
47 Mexiletin
48 Astemizol, Terfenadin

β-Rezeptorenblocker →27: gegenseitige Wirkungsverstärkung, v.a. Störungen der Erregungsleitung,
Cimetidin →178: Verminderung der Lidocain-Clearance,
Enzyminduktoren →315: beschleunigter Abbau von Lidocain und Mexiletin,
Gyrasehemmstoffe (Chinolone) →217: verminderte Elimination von Mexiletin,
Kalziumantagonisten[49] →31: gegenseitige Wirkungsverstärkung, v.a. Störungen der Erregungsleitung,
Mefloquin →240: Verstärkung der QT_c-Verlängerung, erhöhtes Arrhythmierisiko,
Opiate →121: verzögerte Absorption von Mexiletin,
Prokinetika →191: beschleunigte Absorption von Mexiletin denkbar,
Sulfonamide →222: verminderte Sulfonamid-Wirkung denkbar,
Theophyllin →96: Anstieg der Serumkonzentrationen von Theophyllin bei gleichzeitiger Gabe von Mexiletin; TDM, Dosisanpassung

2.2.3 Klasse-Ic-Antiarrhythmika

Vertreter:

Flecainid *(Tambocor)*,
Propafenon *(Normorytmin, Prorynorm, Rytmogenat Rytmonorm, Tachyfenon)*

Wirkung:

hohe Affinität zu den Na^+-Kanälen im Sarkolemm, Überleitungsverlangsamung und Blockade "frühreifer" Impulse, unveränderte Repolarisationsphase, verlängerte Refraktärzeit

Kontraindikationen und Anwendungsbeschränkungen:

Überempfindlichkeit gegen die eingesetzten Wirk- und Hilfsstoffe, Herzinsuffizienz, Zustand nach Myokardinfarkt (in den ersten drei Monaten nach dem akuten Ereignis, verminderte Pumpleistung (LVEF < 35%), kardiogener (nicht arrhythmiebedingter) Schock, Bradykardie, Hypotonie, Sick-Sinus-Syndrom, höhergradige sinuatriale, atrioventrikuläre und intraventrikuläre Erregungsbildungs- und -leitungsstörungen, obstruktive Lungenerkrankungen[50], Myasthenia gravis[50], manifeste Störungen des Elektrolythaushaltes; **Schwangerschaft** – strenge

49 CaA vom Verapamil-, Diltiazemtyp
50 Propafenon

Indikationsstellung, (mangelnde Datenlage[51]; diaplazentarer Übertritt ohne bekannt gewordenene Schädigungen des Neugeborenen[50]), **Stillzeit** – strenge Indikationsstellung (Übergang in die Milch, Schädigungen des Säuglings bislang nicht bekannt)

Unerwünschte Wirkungen:

Haut: Flush, Juckreiz, Exanthem, Urtikaria, vermehrtes Schwitzen, Lupus-erythematodes-artiges Syndrom[50];
Muskel- und Skelettsystem, Kollagenosen: Arthralgien, Myalgien, Muskelzucken;
Nervensystem, Psyche, Sinnesorgane: Schwindel, Kopfschmerzen, extrapyramidale Störungen, Parästhesien, Doppelbilder, Nervosität, Müdigkeit, Angst- und Verwirrtheitszustände, Mundtrockenheit, Fieber, Geschmacksstörungen, Alpträume, Krampfneigung;
Gastrointestinaltrakt, Leber, Pankreas: allgemeines Unwohlsein, Übelkeit, Brechreiz, Appetitlosigkeit, Völlegefühl, Obstipation, Taubheitsgefühl im Mund, Anstieg von SGOT und SGPT mit und ohne Ikterus;
Herz, Kreislauf, Gefäße: Orthostase, proarrhythmogene Wirkung (bradykarde Rhythmusstörungen, Erregungsleitungs- und -bildungsstörungen), Kammertachykardien, Kammerflattern, -flimmern, QRS-Verbreiterung, Manifestation oder Verschlechterung einer Herzinsuffizienz;
Atemwege: interstitielle Pneumonitis[51], Bronchospasmen[50];
Blut: Leuko-, Thrombo-, Granulozytopenie, Agranulozytose[50];
Urogenitaltrakt: Potenzstörungen, Oligospermie[50];
Immunsystem: s. Haut und Atemwege;
Sonstiges: Anstieg antinukleärer Antikörper[50]

Wechselwirkungen:

Aktivkohle: verminderte Absorption von Flecainid,
Amiodaron →67: Anstieg der Plasmaspiegel von Flecainid,
Antidepressiva, trizyklische →277: gegenseitige Wirkverstärkung,
Antihistaminika, 2. Generation[52] →107: Verstärkung der QT_c-Verlängerung, erhöhtes Arrhythmierisiko,
Antikoagulanzien, orale →76: Verstärkung der Antikoagulation bei gleichzeitiger Gabe von Propafenon,

51 Flecainid
52 Astemizol, Terfenadin

β_2-Sympathomimetika →93: Verschlechterung der kardialen Toleranz, Arrhythmierisiko,
β-Rezeptorenblocker →27: Verstärkung der negativ inotropen Effekte,
Chinidin →48: Erhöhung der Plasmaspiegel von Propafenon,
Cimetidin →178: Anstieg der Plasmaspiegel der Antiarrhythmika, v.a. bei bestehender Nierenfunktionsstörung,
Clozapin →305: kinetische Interaktion mit den Antiarrhythmika, verstärkt UAW,
Cyclosporin: Erhöhung der Plasmaspiegel von Propafenon und Cyclosporin,
Desipramin →277: Erhöhung der Plasmaspiegel von Propafenon und Desipramin,
Digoxin →59: Anstieg des Digoxinplasmaspiegels bei gleichzeitiger Gabe von Flecainid, erhöhte Plasmaspiegel von Propafenon und Digoxin; TDM, Dosisanpassung,
Dihydralazin →43: verstärkte Blutdrucksenkung,
Enzyminduktoren →315: verstärkte hepatische Elimination der Antiarrhythmika,
Fluoxetin →283: verzögerte Elimination der Antiarrhythmika,
Kalziumantagonisten [53] →31: Addition der negativ inotropen Effekte, gegenseitige Wirkverstärkung,
Mefloquin →240: Verstärkung der QT_c-Verlängerung, erhöhtes Arrhythmierisiko,
Paroxetin →283: verzögerte Elimination der Antiarrhythmika,
Propranolol →27, **Metoprolol** →27: Anstieg der Plasmaspiegel der Antiarrhythmika und der β-Rezeptorenblocker,
Theophyllin →96: Verdoppelung der Plasmakonzentrationen von Theophyllin bei gleichzeitiger Gabe von Propafenon; TDM, Dosisanpassung

2.2.4 Klasse-II-Antiarrhythmika

s. β-Rezeptorenblocker →27

53 CaA vom Verapamil-, Diltiazemtyp

2.2.5 Klasse-III-Antiarrhythmika

- **Vertreter:**

Amiodaron *(Cordarex, Tachydaron)*,
Sotalol, s. Klasse-II-Antiarrhythmika →56, →27

- **Wirkung:**

selektive Verlängerung der Dauer des Aktionspotentials und damit der Refraktärzeit in allen Strukturen des Erregungsbildungs- und -leitungssystems

- **Kontraindikationen und Anwendungsbeschränkungen:**

Überempfindlichkeit gegen die eingesetzten Wirk- und Hilfsstoffe, Sinusbradykardie (< 55 Schläge/min), Leitungsverzögerung (sinuaurikuläre und nodale Leitungsverzögerung), Sick-Sinus-Syndrom, AV-Block II. u. III. Grades, bi- und trifaszikuläre Blöcke (ohne Herzschrittmacher), gleichzeitige Behandlung mit MAO-Hemmern, Schilddrüsenerkrankungen, Frauen im gebärfähigen Alter ohne zuverlässigen Empfängnisschutz, Jodallergie; Patienten mit schweren Lungenerkrankungen, **Schwangerschaft** – Kontraindikation (nicht ausreichende Erfahrungen beim Menschen), **Stillzeit** – Kontraindikation

- **Unerwünschte Wirkungen:**

Haut: Photosensitivität, Pseudozyanose (meist reversibel), Erythema nodosum, Dermatitis exfoliativa, reversibler Haarausfall;
Muskel- und Skelettsystem, Kollagenosen: Muskelschwäche;
Nervensystem, Psyche, Sinnesorgane: Schwindel, Tremor, Ataxie, Schlafstörungen, Kopfschmerzen, Alpträume, Parästhesien, periphere Neuropathien, Mikroablagerungen an der Vorderfläche der Hornhaut des Auges, Sehstörungen, Optikusneuritis, Geschmacksveränderungen, intrakraniale Drucksteigerungen (Pseudotumor cerebri);
Gastrointestinaltrakt, Leber, Pankreas: Übelkeit, Erbrechen, Völlegefühl, Obstipation, Anstieg der Transaminasen, Hepatitis;
Herz, Kreislauf, Gefäße : Sinusbradykardie, Verlängerung der AV-Überleitungszeit, Veränderungen im EKG mit Verlängerung und Deformierung der T-Welle, Auftreten einer U-Welle und einer QT-Verlängerung, Verstärkung und/ oder Veränderung der Arrhythmien, Asystolie; allergische Vaskulitis;
Atemwege: diffuse, interstitielle Lungenerkrankung;

Blut: Thrombozytopenie, hämolytische, aplastische Anämie
Urogenitaltrakt: eingeschränkte Nierenfunktion, Epididymitis;
Immunsystem: s. Haut, Blut, Herz, Kreislauf und Gefäße

Wechselwirkungen:

Amphotericin B →230: erhöhtes Risiko für Torsades de pointes durch Hypokaliämieinduktion,
Antiarrhythmika →48: Verstärkung der kardiodepressiven und negativ chronotropen Wirkung,
Antihistaminika, 2. Generation[54] →107: Verstärkung der QT_c-Verlängerung, erhöhtes Arrhythmierisiko,
Antikoagulanzien, orale →76: verstärkte Gerinnungshemmung,
β-Rezeptorenblocker →27: Verstärkung der kardiodepressiven und negativ chronotropen Wirkung,
β_2-Sympathomimetika →93: Verschlecht. d. kardialen Toleranz, Arrhythmierisiko,
Cyclosporin: Verminderung der Clearance von Cyclosporin,
Digoxin →59: erhöhte Plasmaspiegel von Digoxin; TDM, Dosisanpassung,
Diuretika[55] →34: erhöhtes Risiko für Torsades de pointes durch Hypokaliämieinduktion,
Erythromycin →210: Verlängerung der QT-Zeit bei i.v. Gabe von Erythromycin,
Flecainid →54: erhöhte Plasmakonzentrationen von Flecainid bei gleichzeitiger Gabe von Amiodaron,
Glukokortikoide →129: erhöhtes Risiko für Torsades de pointes durch Hypokaliämieinduktion,
Kalziumantagonisten[56] →31: Verstärkung der kardiodepressiven und negativ chronotropen Wirkung,
Laxanzien →197: erhöhtes Risiko für Torsades de pointes durch Hypokaliämieinduktion,
Mefloquin →240: Verstärkung der QT_c-Verlängerung, erhöhtes Arrhythmierisiko,
Pentamidin: Verlängerung der QT-Zeit bei i.v. Gabe von Pentamidin,
Phenytoin →52, →262: erhöhte Plasmaspiegel von DPH; TDM, Dosisanpassung,
Sparfloxacin, Grepafloxacin →217: erhöhtes Risiko schwerer Arrhythmien,
Sulpirid →305: Verlängerung der QT-Zeit,
Vincamin: Verlängerung der QT-Zeit

---
54 Astemizol, Terfenadin
55 außer kaliumsparende Diuretika und Aldosteronantagonisten
56 CaA vom Verapamil-, Diltiazemtyp

2.2.6 Klasse-IV-Antiarrhythmika

s. Kalziumantagonisten →31

2.2.7 Anticholinergika[57]

s. Anticholinergika →91 →274 →185

2.3 Kardiaka, positiv inotrope

2.3.1 Herzglykoside

- **Vertreter:**

  Digitoxin *(Coramedan, Digimerck, Tardigal)*,
  Digoxin *(Digacin, Dilanacin, Lanicor, Novodigal-Inj.Lsg.)*
  ß-Acetyldigoxin *(Digostada, Digotab, Novodigal, Stillacor)*
  Metildigoxin *(Lanitop)*
  k-Strophanthin *(Kombetin)*

- **Wirkung:**

  positiv inotrope (Steigerung der Kontraktionskraft), negativ chronotrope (Verminderung der Herzfrequenz), negativ dromotrope (Senkung der Erregungsleitungsgeschwindigkeit) Wirkung infolge der Blockade der magnesiumabhängigen Na^+-K^+-ATPase (Verminderung des Na^+-Effluxes, Ausgleich durch Aktivierung der Na^+-Ca^{++}-Austausches mit Verbesserung des intrazellulären Kalziumangebots)

- **Kontraindikationen und Anwendungsbeschränkungen:**

  Überempfindlichkeit gegen die eingesetzten Wirk- und Hilfsstoffe, schwere Bradykardie, akuter Myokardinfarkt, Hyperkaliämie, Hypokaliämie, Hyperkalzämie, thorakales Aortenaneurysma, Kammertachykardie, hypertrophe obstruktive

57 Therapie bradykarder Rhythmusstörungen

Kardiomyopathie, Karotissinussyndrom, WPW-Syndrom, AV-Block II. und III. Grades; bradykarde Erregungsbildungs- und -leitungsstörungen, geplante Kardioversion, erhöhte Glykosidempfindlichkeit bei Patienten höheren Lebensalters, Hypothyreose, Hypoxie, Störungen des Elektrolythaushaltes, Amyloidose, Myokarditis, Hyperthyreose (keine zwingenden Primärindikationen für Herzglykoside), **Schwangerschaft** – strenge Indikationsstellung (sorgfältige Überwachung und individuelle Dosierung, diaplazentare Passage, teratogene Wirkungen nicht bekannt), **Stillzeit** – strenge Indikationsstellung (Substanzen treten in Milch über, bei Digitoxin in so geringer Konzentration, daß Abstillen nicht zwingend ist)

Unerwünschte Wirkungen:

Haut: Erytheme;
Muskel-, Skelettsystem, Kollagenosen: Lupus-erythematosus-like syndrome;
Nervensystem, Psyche, Sinnesorgane: Alpträume, Agitiertheit, Verwirrtheit; Depressionen, Halluzinationen, Psychosen, Kopfschmerzen, Müdigkeit, Schlaflosigkeit, verändertes Farbensehen, Skotome (Kornblumenphänomen);
Gastrointestinaltrakt, Leber, Pankreas: Inappetenz, Übelkeit, Erbrechen, Diarrhö, abdominelle Beschwerden;
Stoffwechsel, Endokrinium: Gynäkomastie;
Herz, Kreislauf, Gefäße: ventrikuläre Extrasystolen, Kammertachykardie, AV-Block I.-III. Grades, Mesenterialinfarkt;
Blut: Thrombozytopenie;
Immunsystem: s. Haut, Muskel-, Skelettsystem, Kollagenosen, Blut

Wechselwirkungen:

ACTH: Wirkung der Glykoside durch Verluste an K^+ und/oder Mg^{++} verstärkt,
Aktivkohle: Glykosidabsorption vermindert bzw. Elimination beschleunigt; TDM, Dosisanpassung,
Aminogluthetimid →161: beschleunigter Abbau von Digitoxin,
Amiodaron →57: Anstieg der Konzentration von Digoxin; TDM, Dosisanpassung,
Amoxicillin →200: verstärkte Absorption von Digoxin bei gleichzeitiger Gabe von Amoxicillin; TDM, Dosisanpassung,
Amphotericin B →230: Glykosidwirkung durch K^+- u./od. Mg^{++}-Verluste verstärkt,
Anionenaustauscher →137: Glykosidabsorption vermindert bzw. Elimination beschleunigt,
Antazida →188: Glykosidabsorption vermindert, v.a. Digoxin,
Antiarrhythmika →48: glykosidbedingte Bradykardie verstärkt,

Antiarrhythmika, Klasse Ic →54: Anstieg der Glykosidkonzentration, v.a. Digoxin; TDM, Dosisanpassung,
Antidepressiva, trizyklische →277: Verzögerung der Erregungsleitung, Arrhythmiegefahr,
Antikoagulanzien, orale →76: Interaktion durch glykosidbedingte Veränderung der Prothrombinzeit,
Antirheumatika, nichtsteroidale →111: Wirkung der Glykoside abgeschwächt, v.a. Digoxin,
Arzneimittel, die die K-Konzentration erhöhen →315: positiv inotrope Wirkung abgeschwächt, Arrhythmiegefahr,
Benzodiazepine →245: Art und Umfang einer Interaktion nicht vorhersehbar,
β-Rezeptorenblocker →27: glykosidbedingte Bradykardie verstärkt,
β_2-Sympathomimetika →93: erhöhte Glykosidempfindlichkeit wegen verminderter K^+-Konzentration,
Captopril →18: Anstieg der Glykosidkonzentration; TDM, Dosisanpassung,
Carbenoxolon: Wirkung der Glykoside durch K^+- u./od. Mg^{++}-Verluste verstärkt,
Chinidin →48: Anstieg der Glykosidkonzentration; TDM, Dosisanpassung,
Clonidin →24: Bradykardie, Arrhythmien,
Cotrimoxazol →222: Anstieg der Konzentration von Digoxin v.a. bei älteren Menschen; TDM, Dosisanpassung,
Cyclopropan: ventrikuläre Arrhythmien begünstigt, v.a. Digoxin,
Diuretika[58] →34: Wirkung der Glykoside durch Verluste an K^+ u./od. Mg^{++} verstärkt,
Enzyminduktoren →315: beschleunigter Abbau des Glykosids; TDM, Dosisanpassung,
Etilefrin →45: erhöhtes Arrhythmierisiko,
Fluoxetin →283: Verdrängung von Digitoxin aus der PPB möglich,
Glukokortikoide →129: Glykosidwirk. durch K^+- u./od. Mg^{++}-Verluste verstärkt,
Heparin →80: verminderte Wirkung von Heparin,
HMG-CoA-Reduktasehemmer →135: Anstieg der Konzentration von Digoxin; TDM, Dosisanpassung,
Itraconazol →232: verstärkte Wirkung von Digoxin, Mechanismus nicht geklärt,
Kalzium i.v. verstärkte Glykosidtoxizität,
Kalziumantagonisten[59] →31: Anstieg der Glykosidkonzentration; TDM, Dosisanpassung,

58 außer kaliumsparende Diuretika und Aldosteronantagonisten
59 CaA vom Verapamil-, Diltiazemtyp

Kaolin-Pektin: Glykosidabsorption vermindert bzw. Elimination beschleunigt; TDM, Dosisanpassung,
Laxanzien →197: Wirkung d. Glykoside durch K^+- u./od. Mg^{++}-Verluste verstärkt,
Makrolide →210: Digoxinplasmaspiegel erhöht bei gleichzeitiger Gabe von Erythromycin; TDM, Dosisanpassung,
Metoclopramid →191: Wirkung der Glykoside abgeschwächt durch verminderte Absorption, v.a. Digoxin; TDM, Dosisanpassung,
Neomycin →208: Wirkung der Glykoside abgeschwächt, v.a. Digoxin,
Paraaminosalizylsäure: Wirkung der Glykoside abgeschwächt, v.a. Digoxin,
Penicillin G →200: Wirkung d. Glykoside durch K^+- u./od. Mg^{++}-Verluste verstärkt,
Phenytoin →52, →262: Wirkung der Glykoside abgeschwächt, v.a. Digoxin; TDM, Dosisanpassung,
Pholedrin →45: verstärkte Wirkung von Pholedrin,
PDE-Hemmer →63: verstärkte positive Inotropie, Begünstigung ventrikulärer Arrhythmien,
Reserpin: Arrhythmiegefahr,
Salizylate →111: Wirkung der Glykoside durch Verluste an K^+ u./oder Mg^{++} verstärkt,
Schilddrüsenhormone →169: Wirkung der Glykoside abgeschwächt,
Sparfloxacin →217: glykosidinduzierte Bradykardie für Torsades de pointes unter Sparfloxacin prädisponierend, Kombination meiden,
Spironolacton →34: Anstieg der Glykosidkonzentration, v.a. Digoxin; TDM, Dosisanpassung,
Succinylcholin: Arrhythmiegefahr,
Sucralfat →187: verminderte Absorption von Digoxin,
Sulfasalazin: Wirkung der Glykoside abgeschwächt, v.a. Digoxin,
Sympathomimetika →64: Begünstigung ventrikulärer Arrhythmien,
Tetrazykline →214: Anstieg der Plasmakonzentrationen der Glykoside; TDM, Dosisanpassung,
Thyreostatika →171: Wirkung der Glykoside verstärkt,
Ticlopidin →83: Anstieg der Konzentration von Digoxin; TDM, Dosisanpassung,
Zytostatika: Wirkung der Glykoside abgeschwächt

2.3.2 Phosphodiesterasehemmstoffe

- **Vertreter:**

  Amrinon *(Wincoram)*,
  Enoximon *(Perfan)*,
  Milrinon *(Corotrop)*

- **Wirkung:**

  PDE-Hemmer steigern die kardiale Kontraktionskraft (positive Inotropie) durch Anstieg der cAMP-Konzentration als Folge der PDE-III-Hemmung, proarrhythmogene Effekte!

- **Kontraindikationen und Anwendungsbeschränkungen:**

  Überempfindlichkeit gegen die eingesetzten Wirk- und Hilfsstoffe, schwere obstruktive Kardiomyopathie, schwere obstruktive Klappenerkrankung, ventrikuläres Aneurysma, schwere Hypovolämie, supraventrikuläre Tachyarrhythmie, Vorhofflattern, Vorhofflimmern, akuter Myokardinfarkt, Herzinsuffizienz infolge Hyperthyreose, akuter Myokarditis oder Amyloidkardiomyopathie[60], Kinder < 12 Jahren, Thrombozytopenie, schwere Niereninsuffizienz, schwere Leberfunktionsstörungen, schwere Lungenerkrankungen[61], Angina pectoris[61], **Schwangerschaft** – Kontraindikation (unzureichende Datenlage), **Stillzeit** – Kontraindikation (unzureichende Datenlage)

- **Unerwünschte Wirkungen:**

  Haut: Gelbfärbung der Nägel, trockene schuppende Haut[62];
  Muskel- und Skelettsystem, Kollagenosen: Myalgie, Myositis, Tremor[60];
  Nervensystem, Psyche, Sinnesorgane: Kopfschmerz, Schüttelfrost, Fieber, Störungen des Geschmacks und der Geruchsempfindung[62], verminderter Tränenfluß[62], Schlaflosigkeit[61];
  Gastrointestinaltrakt, Leber, Galle, Pankreas: Übelkeit, Erbrechen, Bauchschmerz, Durchfall, Appetitlosigkeit, Anstieg der Aktivität von AP, LDH[62], SGOT, SGPT und/oder des Bilirubin[61], Cholestase[62], Ikterus[62];
  Wasser- und Elektrolythaushalt: Flüssigkeitsretention[61], Hypokaliämie[60];

---

60 Milrinon
61 Enoximon
62 Amrinon

Herz, Kreislauf, Gefäße: ventrikuläre Tachykardien, Kammerflimmern, ventrikuläre Extrasystolen, supraventrikuläre Tachykardien, Vorhofflattern, Herzstillstand, Bradykardien, Hypotonie, Brustschmerz, Vaskulitis;
Atemwege: interstitielle Pneumonitis, Pneumothorax[62];
Blut: Thrombozytopenie, Anämie, Leukozytose[62];
Urogenitaltrakt: Einschränkung der Nierenfunktion, Anstieg der Serumkonzentrationen von Harnstoff und Kreatinin, Hämaturie[62]; Oligurie, Harnverhalten[61];
Immunsystem: Anaphylaxie, Polyserositis[62];
Sonstiges: Splenomegalie[62], Brennen an der Injektionsstelle

Wechselwirkungen:

Bumetanid →37**:** chemische Inkompatibilität der Lösungen,
Disopyramid →48**:** Hypotension bei Kombination mit Amrinon verstärkt,
Dextrose: chemische Inkompatibilität der Lösungen,
Digoxin →59**:** verstärkte positive Inotropie,
Diuretika[63] →34**:** diuretische und hypokaliämische Wirkung bei Kombination mit Milrinon verstärkt,
Dobutamin →67**:** chemische Inkompatibilität der Lösungen,
Furosemid →37**:** chemische Inkompatibilität der Lösungen, Kombination mit Furosemid**tabletten** möglich,
Herzglykoside →59**:** Begünstigung ventrikulärer Arrhythmien,
Natriumbikarbonat: chemische Inkompatibilität der Lösungen – Milrinon; für Enoximon bislang keine klinisch relevanten Inkompatibilitäten oder Interaktionen beschrieben

2.3.3 Adrenalin

Vertreter:

Adrenalin (Epinephrin) *(Adrenalin, Suprarenin)*

Wirkung:

Vermittlung der pharmakologischen Wirkungen durch Stimulation von α- und β-Rezeptoren (sympathomimetisch; Überwiegen der jeweiligen Rezeptorstimulation

63 außer kaliumsparende Diuretika und Aldosteronantagonisten

von der organspezifischen Verteilung der Rezeptoren und der Dosis abhängig), niedrige Dosierungen (1–2 µg/min beim Erwachsenen) v.a. β_1- und β_2-adrenerge Wirkungen (Beschleunigung von kardialer Reizbildung und -leitung, Verkürzung der Refraktärzeit, positiv inotrope, positiv chronotrope Effekte, Anstieg des systolischen Blutdrucks, Abnahme des totalen peripheren Widerstandes und des diastolischen Drucks bei gleichbleibendem arteriellen Mitteldruck, verminderter Tonus der Bronchialmuskulatur); mittlere Dosierungen Kombination α- und β-adrenerger Wirkungen (positive Ino- und Chronotropie, Anstieg des arteriellen Drucks, Konstriktion von Haut- und Nierengefäßen, Verringerung der renalen Durchblutung und der Ausscheidung von Elektrolyten, Vasodilatation im Bereich der Skelettmuskulatur und des Splanchnikusgebietes, metabolisch bedingte Koronardilatation), hohe Dosierungen Überwiegen der α-adrenergen Effekte (Vasokonstriktion, Erhöhung des peripheren Widerstandes, Anstieg des Blutdrucks sowohl im großen als auch im kleinen Kreislauf, Risiko tachykarder Rhythmusstörungen zunehmend)

Kontraindikationen und Anwendungsbeschränkungen:

Überempfindlichkeit gegen die eingesetzten Wirk- und Hilfsstoffe, Hypertonie, Thyreotoxikose, Phäochromozytom, Engwinkelglaukom, tachykarde Rhythmusstörungen (paroxysmale Tachykardie, hochfrequente absolute Arrhythmie), Blasenentleerungsstörungen mit Restharnbildung, schwere Nierenfunktionsstörungen, Koronar- und Herzmuskelerkrankungen, sklerotische Gefäßveränderungen, Cor pulmonale; diabetische Stoffwechsellage sowie bei Hyperkalzämie und Hypokaliämie (strenge Indikationsstellung Adrenalin), **Schwangerschaft** – strenge Indikationsstellung (sorgfältige Nutzen-Risiko-Abschätzung, niedrige Dosierung)

Unerwünschte Wirkungen:

Haut: ischämische Erscheinungen, Gangrän, Nekrosen (Akren), Kältegefühl in den Extremitäten, Blässe, Schwitzen;
Muskel- und Skelettsystem, Kollagenosen: Muskeltremor;
Nervensystem, Psyche, Sinnesorgane: Unruhe, Schwindel, Kopfschmerzen, zerebrale Blutungen[64], zerebrale Krampfanfälle, Unsicherheit, Angst, Nervosität, Halluzinationen, psychotische Zustände, Mydriasis;
Gastrointestinaltrakt, Leber, Galle, Pankreas: Hypersalivation, Übelkeit, Erbrechen, Glykogenolyse (β_2-Stimulation);

64 bei exzessivem Blutdruckanstieg

Wasser- und Elektrolythaushalt: Hyperkalzämie, Hypokaliämie, Hypomagnesiämie;

Stoffwechsel, Endokrinium: Hyperglykämie durch Hemmung der Insulinfreisetzung (Überwiegen der α-Rezeptoren im Pankreas), metabolische Azidose;

Herz, Kreislauf, Gefäße: Herzklopfen, ventrikuläre Rhythmusstörungen (Stimulation von β_1-Rezeptoren) bis hin zum Kammerflimmern/Asystolie, hypertone Reaktionen (z.T. mit Kopfschmerzen und Tremor), pektanginöse Beschwerden,

Atemwege: Lungenödem;

Urogenitaltrakt: Oligurie, Anurie (bedingt durch die Vasokonstriktion), Miktionsstörungen

Wechselwirkungen:

Alkohol: erhöhtes Arrhythmierisiko,

α-Rezeptorenblocker →22: Blutdruckabfall[66],

Antidepressiva, tri- und tetrazyklische →277: sympathomimetische Wirkung verstärkt,

Antidiabetika, orale →138: antidiabetische Wirkung abgeschwächt bei gleichzeitiger Gabe von Adrenalin,

Antihistaminika →107: erhöhtes Arrhythmierisiko,

Atropin →91: erhöhtes Arrhythmierisiko,

β-Rezeptorenblocker →27: Blutdruckanstieg mit Bradykardie bis zur Asystolie[65], Verminderung der bronchodilatatorischen Wirkung von Adrenalin,

Dihydralazin →43: verminderte Blutdrucksenkung durch Dihydralazin bei gleichzeitiger Gabe von Vasokonstriktoren,

Diuretika →34: verminderter vasaler Effekt von Adrenalin,

Guanethidin: sympathomimetische Wirkung verstärkt,

Halothan: Herzrhythmusstörungen, durch Halothan-Sensibilisierung des Myokards für adrenerge Reize,

Herzglykoside →59: erhöhtes Arrhythmierisiko,

Insulin →146: verminderte Blutzuckersenkung,

Levodopa →269: Verstärkung der Wirkung von Katecholaminen,

Lokalanästhetika: verzögerte lokale Absorption der Lokalanästhetika, längere und intensivere Anästhesie,

MAO-Hemmer →287, →276: sympathomimetische Wirkung verstärkt, hypertone Krisen, Arrhythmien,

65 v.a. nichtselektive β-Rezeptorenblocker

Melperon →301: verminderte sympathomimetische Wirkung,
Neuroleptika →293: Blutdruckabfall[66],
Ornipressin: erhöhtes Arrhythmierisiko,
Oxytocin: erhöhtes Arrhythmierisiko,
Pholedrin →45: gegenseitige Verstärkung der sympathomimetischen Wirkungen,
Reserpin: sympathomimetische Wirkung verstärkt,
Schilddrüsenhormone →169: sympathomimetische Wirkung verstärkt,
Sympathomimetika →64: sympathomimetische Wirkung verstärkt,
Theophyllin →96: erhöhtes Arrhythmierisiko

2.3.4 Dobutamin, Dopamin

Vertreter:

Dobutamin *(Dobutrex)*
Dopamin *(Dopamin)*

Wirkung:

Dobutamin – vorwiegend agonistische Effekte an β_1- und α_1-Rezeptoren (sympathomimetisch), aber auch auf β_2- und α_2-Rezeptoren (positive Inotropie, Chronotropie, Zunahme des Schlagvolumens, Abnahme des linksventrikulären Füllungsdrucks und des systemischen Gefäßwiderstandes, keine Verstärkung der Freisetzung von endogenem Noradrenalin; durch Beeinflussung der Reizleitung Arrhythmierisiko mit Toleranzerscheinungen nach mehr als 72 h Therapiedauer);
Dopamin – dosisabhängige[67] dopamin-, α- und β-adrenerge Effekte (dopaminerg – Dilatation des mesenterialen und renalen Stromgebiets mit vermehrter Nierendurchblutung und verstärkter Diurese, β-adrenerg – Zunahme des HMV, TPW unverändert oder abnehmend, α-adrenerg – periphere Vasokonstriktion, Zunahme des HMV, Blutdruckanstieg)

Kontraindikationen und Anwendungsbeschränkungen:

Überempfindlichkeit gegen die eingesetzten Wirk- und Hilfsstoffe, mechanische Behinderung der ventrikulären Füllung[68] und/oder des Ausflusses (Perikardtam-

66 Adrenalinumkehr
67 1-2 µg/kg/min überwiegend dopaminerg, 2-10 µg/kg/min + b-adrenerg; >10 µg/kg/min + a-adrenerg, >20 µg/kg/min Überwiegen der a-adrenergen Wirkungen
68 Dobutamin

ponade, Pericarditis constrictiva, hypertrophe obstruktive Kardiomyopathie, schwere Aortenstenose), hypovolämische Zustände[68], Gabe von MAO-Hemmern[68], hypotone Kreislaufregulationsstörung mit hypertoner Reaktion im Stehtest[69], Hypertonie[69], Thyreotoxikose[69], Phäochromozytom[69], Engwinkelglaukom[69], Blasenentleerungsstörungen (v.a. bei Prostataadenom)[69], sklerotische Gefäßveränderungen[69], koronare Herzerkrankung[70], tachykarde Herzrhythmusstörungen[69]; Diabetes mellitus[69], Hyperkalzämie[69], Hypokaliämie[69], schwere Nierenfunktionsstörungen[69], Cor pulmonale[69], schwere organische Herzveränderungen[69], Arteriosklerose[69], arterielle Embolien[69], Morbus Raynaud[69], diabetische Mikroangiopathie[69], Morbus Winiwarter-Buerger[69], Herzrhythmusstörungen[69], **Schwangerschaft** – strenge Indikationsstellung[68] (mangelnde Datenlage) – Kontraindikation[69] (mangelnde klinische Erfahrung), **Stillzeit** – Kontraindikation (Übergang der Substanz in die Milch, Schädigungen des Säuglings bislang nicht bekannt[68], Verhalten in der Milch nicht bekannt[69])

Unerwünschte Wirkungen:

Haut: Exantheme[68], Schwitzen[69], Piloarrektion[69], akrale Durchblutungsstörungen bis zur Gangrän[69];
Muskel- und Skelettsystem, Kollagenosen: Muskeltremor[69];
Nervensystem, Psyche, Sinnesorgane: Kopfschmerzen, Schlaflosigkeit[69], Unruhe[69], Schwindelgefühl[69];
Gastrointestinaltrakt, Leber, Galle, Pankreas: Übelkeit, Erbrechen[69], Blutungsgefahr nach Operationen im Splanchnikusgebiet[69];
Wasser- und Elektrolythaushalt: Hypokaliämie[69];
Herz, Kreislauf, Gefäße: Herzklopfen, Anstieg der Herzfrequenz[68], des systolischen Blutdrucks[68,71], plötzlicher Blutdruckabfall[68], Auslösung oder Verstärkung ventrikulärer Rhythmusstörungen; dosisabhängige ventrikuläre Extrasystolen[68], bei Vorhofflimmern erhöhte Kammerfrequenz[68], geringfügige Vasokonstriktion[68,72], pektanginöse Beschwerden; erhöhter myokardialer Sauerstoffbedarf, hypertone Reaktionen[69], Bradykardie[69], verbreiterter QRS-Komplex[69], Phlebitis[68];
Atemwege: Thoraxschmerzen[68], Kurzatmigkeit[68], Bronchospasmen[68], Anstieg des Lungenkapillardrucks[68,73], Gefahr der Hypoxämie bei Beatmungspatienten[69];

69 Dopamin
70 Verschlechterung des Zustandes möglich
71 bei Kindern und Patienten mit einer arteriellen Hypertonie besonders ausgeprägt
72 v.a. Patienten, die mit b-Blockern behandelt wurden
73 besonders Kinder < 1 Jahr

Blut: Thrombozytenfunktionshemmung[68], petechiale Blutungen[68], Eosinophilie[68];
Urogenitaltrakt: vermehrter Harndrang[68,74], Anstieg des Serum-Harnstoffs[69], Abnahme der Nierendurchblutung möglich[69];
Immunsystem: Fieber[68], s. Haut, Atemwege, Blut;
Sonstiges: lokale Entzündungen bis zu nekrotischen Veränderungen bei paravenöser Infiltration, Interferenz mit der HPLC-Methode zur Bestimmung von Chloramphenicol[68]

Wechselwirkungen[75]:

ACE-Hemmer →18: Anstieg des HMV, erhöhter myokardialer Sauerstoffverbrauch bei gleichzeitiger Gabe von hohen Dosen Dobutamin, Auftreten von Thoraxschmerzen und Rhythmusstörungen,
α-Rezeptorenblocker →22: zusätzlich Tachykardie und Vasodilatation bei Kombination mit Dobutamin durch Überwiegen der β-adrenergen Effekte, Blutdruckabfall mit Bradykardie bei gleichzeitiger Gabe von Dopamin,
Antidepressiva, trizyklische →277: verstärkte sympathomimetische Wirkung bei gleichzeitiger Gabe von Dopamin, erhöhtes Arrhythmierisiko,
Antidiabetika, orale →138: verminderte Blutzuckersenkung bei gleichzeitiger Gabe von Dobutamin bzw. Dopamin,
Antihistaminika →107: verstärkte sympathomimetische Wirkung bei gleichzeitiger Gabe von Dopamin,
Atropin →91: Anstieg der Herzfrequenz bei gleichzeitiger Gabe von Dopamin,
β-Rezeptorenblocker →27: Abschwächung der katecholaminergen Wirkung von Dobutamin, periphere Vasokonstriktion mit Blutdruckanstieg bei gleichzeitiger Gabe von Dobutamin oder Dopamin durch Überwiegen der α-adrenergen Wirkungen,
Diuretika →34: verstärkte diuretische Wirkung bei gleichzeitiger Gabe von Dopamin,
Dopamin →67: deutlicherer Blutdruckanstieg bei vermindertem oder unverändertem ventrikulären Füllungsdruck bei gleichzeitiger Gabe von Dopamin und Dobutamin in Abhängigkeit von der Dopamindosis,

---

74 bei hohen Dosen Dobutamin
75 physikochemische Inkompatibilität mit Lösungen folgender Substanzen: Aciclovir, alkalische Lösungen, Aminophyllin, Cephalotin, Heparin, Penicilline; nur für Dobutamin Bretylium, Calciumsalze, Cefamandolformiat, Cephazolin-Natrium, Diazepam, Digoxin, Etacrynsäure-Natrium, Furosemid, Hydrogencortisonnatriumsuccinat, Insulin, Kaliumchlorid, Natriumdisulfit und Ethanol-haltige Lösungen, Magnesiumsulfat, Phenytoin, Streptokinase, Verapamil, nur für Dopamin AmB, Aminoglykoside, Normofundin®, Sterofundin®

Guanethidin: verstärkte sympathomimetische Wirkung bei gleichzeitiger Gabe von Dobutamin bzw. Dopamin,
Halothan: erhöhtes Arrhythmierisiko bei gleichzeitiger Gabe von Dopamin,
Herzglykoside →59: erhöhtes Arrhythmierisiko bei gleichzeitiger Gabe von Dopamin,
Insulin →146: verminderte Blutzuckersenkung bei gleichzeitiger Gabe von Dobutamin bzw. Dopamin,
MAO-Hemmer →287, →276: hypertensive Krisen, Kreislaufversagen, Arrhythmien und/oder intrakranielle Blutungen bei gleichzeitiger Gabe von MAO-Hemmern und Dobutamin möglich, verstärkte sympathomimetische Wirkung bei gleichzeitiger Gabe von Dopamin,
Metoclopramid →191: Beeinträchtigung der dopaminergen Wirkung von Dopamin,
Mutterkornalkaloide →312: maximale periphere Vasokonstriktion mit Gangränrisiko bei gleichzeitiger Gabe von Dopamin,
Nitrate →71: Anstieg des HMV, ausgeprägtere Abnahme der peripheren Widerstandes und des ventrikulären Füllungsdrucks bei Kombination mit Dobutamin, zusätzliche Senkung der Vor- und Nachlast bei schwerer Herzinsuffizienz bei gleichzeitiger Gabe von Dopamin,
Phenytoin →52, →262: möglicherweise Blutdruckabfall und Bradykardie bei gleichzeitiger Gabe von Dopamin,
Reserpin: verstärkte sympathomimetische Wirkung bei gleichzeitiger Gabe von Dopamin,
Schilddrüsenhormone →169: verstärkte sympathomimetische Wirkung bei gleichzeitiger Gabe von Dopamin,
Substanzen, alkalisierende: Inaktivierung von Dopamin,
Sympathomimetika →64: verstärkte sympathomimetische Wirkung bei gleichzeitiger Gabe von Dopamin

2.4 Vasodilatatoren

2.4.1 Nitroverbindungen

- **Vertreter:**

Glyceroltrinitrat (GTN) *(Corangin, Deponit, Nitroderm, Nitrangin, Perlinganit)*, **Isosorbiddinitrat (ISDN)** *(Corovliss, ISDN, Iso-, Isoket, Isostenase, Jenacard, Maycor, Nitrosorbon)*, **Isosorbidmononitrat (ISMN)** *(Coleb, Corangin, Elantan, ISMN, Ismo, Isomonit, Monolong, Monit-Puren, Mono-Mack, Monostenase)*, **Pentaerithrityltetranitrat (PETN)** *(Dilcoran, Pentalong)*

- **Wirkung:**

Senkung der Vor- und Nachlast des Herzens durch Dilatation der Koronar- und venösen Kapazitätsgefäße (Mechanismus: Freisetzung von NO aus den Nitraten), Verbesserung des kardialen Sauerstoffangebots, Senkung der myokardialen Wandspannung, des linksventrikulären enddiastolischen Drucks, Verbesserung der koronaren und subendokardialen Durchblutung

- **Kontraindikationen und Anwendungsbeschränkungen:**

Überempfindlichkeit gegen die eingesetzten Wirk- und Hilfsstoffe, konstriktive Perikarditis, Perikardtamponade, primäre pulmonale Hypertonie, Schock, ausgeprägte Hypotonie (≤ 90 mmHg), hypertrophe obstruktive Kardiomyopathie, toxisches Lungenödem[76,77,78], akuter Angina-pectoris-Anfall[77,78,79]; Aorten- und/oder Mitralstenose, erhöhter intrakranieller Druck, akuter Myokardinfarkt und/oder Linksherzinsuffizienz mit niedrigem Füllungsdruck, orthostatische Kreislaufregulationsstörungen, **Schwangerschaft** – Kontraindikation (unzureichende Datenlage), **Stillzeit** – Kontraindikation bis strenge Indikationsstellung (Verhalten in der Milch nicht bekannt[79], in Abhängigkeit von der Art und Dauer der Anwendung sowie der Dosis Beeinträchtigungen des Säuglings nicht auszuschließen[77,78])

---

76 GTN
77 ISMN
78 ISDN
79 PETN

Unerwünschte Wirkungen:

Haut : Flush, allergische Hautreaktionen, exfoliative Dermatitis, lokale Schleimhautreizung[80];
Nervensystem, Psyche, Sinnesorgane : Schwindel- und Schwächegefühl;
Gastrointestinaltrakt, Leber, Galle, Pankreas : Übelkeit, Erbrechen;
Herz, Kreislauf, Gefäße : orthostatische Hypotension (mit Benommenheit und Reflextachykardie), Kollapszustände (z.T. mit bradykarden Herzrhythmusstörungen), starker Blutdruckabfall (mit Verstärkung einer Angina-pectoris-Symptomatik), Kopfschmerzen;
Immunsystem : s. Haut; **Toleranzentwicklung!**

Wechselwirkungen:

Alkohol: Verstärkung der Blutdrucksenkung,
Amitriptylin →277: Verstärkung der antidepressiven Wirkung von Amitriptylin,
Antihypertensiva →18: gegenseitige Wirkungsverstärkung,
Arzneimittel, blutdrucksenkende →18: Verstärkung der Blutdrucksenkung,
β-Rezeptorenblocker →27: gegenseitige Verstärkung der antianginösen Wirkung,
Dihydroergotamin →45: DHE-Serumspiegel erhöht,
Dopamin →67: verstärkte Senkung der Vor- und Nachlast bei gleichzeitiger Gabe von Dopamin und Nitraten,
Etofibrat →133: u.U. Auslösung von Angina-pectoris-Anfällen, Steal-Phänomen wegen der Freisetzung von Nikotinsäure aus dem Fibrat,
Heparin →80: verminderte Gerinnungshemmung bei i.v. Gabe von GTN,
Kalziumantagonisten →31: gegenseitige Verstärkung der antianginösen Wirkung,
Maprotilin →277: Verstärkung der antidepressiven Wirkung von Maprotilin,
Molsidomin →73: gegenseitige Verstärkung der blutdrucksenkenden und antianginösen Wirkungen,
N-Acetylcystein →102: Verstärkung der blutdrucksenkenden und antiaggregatorischen Eigenschaften von GTN,
Nitrate, organische →71: Wirkungsabschwächung, u.U. höhere Dosen von GTN nötig,
Vasodilatatoren, muskulotrope →73: verstärkte Blutdrucksenkung

80 GTN-Pumpsprays

2.4.2 Vasodilatatoren (Molsidomin)

- **Vertreter:**

Molsidomin *(Corvaton, Duracoron, Molsihexal)*

- **Wirkung:**

Senkung der Vor- und Nachlast des Herzens durch Dilatation der Koronar- und venösen Kapazitätsgefäße, Verbesserung des kardialen Sauerstoffangebots, Senkung der myokardialen Wandspannung, des linksventrikulären enddiastolischen Drucks, Verbesserung der koronaren und subendokardialen Durchblutung, Verbesserung der Kontraktilität, ohne Beeinflussung der Herzfrequenz

- **Kontraindikationen und Anwendungsbeschränkungen:**

Überempfindlichkeit gegen die eingesetzten Wirk- und Hilfsstoffe, akutes Kreislaufversagen, akute Linksherzinsuffizienz mit niedrigem Füllungsdruck, ausgeprägte Hypotonie, akuter Angina-pectoris-Anfall, akuter Myokardinfarkt mit niedrigem Füllungsdruck, hypertrophe obstruktive Kardiomyopathie, konstriktive Perikarditis; akuter Myokardinfarkt, **Schwangerschaft** – strenge Indikationsstellung (unzureichende Datenlage, v.a. 1. Trimenon), Aorten- und Mitralstenose, Neigung zur orthostatischen Dysregulation

- **Unerwünschte Wirkungen:**

Haut: allergische Hautreaktionen;
Nervensystem, Psyche, Sinnesorgane: Schlaflosigkeit, Müdigkeit;
Gastrointestinaltrakt, Leber, Galle, Pankreas: Übelkeit, Appetitlosigkeit;
Herz, Kreislauf, Gefäße: orthostatische Hypotension (mit Schwindel und Herzklopfen), Blutdruckabfall bis zum Kollaps und Schock, Senkung des Ruheblutdrucks, des Herzzeitvolumens und des Herzindex, Kopfschmerzen;
Immunsystem: s. Haut

- **Wechselwirkungen:**

Alkohol: Verstärkung der blutdrucksenkenden Wirkung,
Antihypertensiva →18: Verstärkung der blutdrucksenkenden Wirkung,
β-Rezeptorenblocker →27: Verstärkung der blutdrucksenkenden und antianginösen Wirkung,
Kalziumantagonisten →31: Verstärkung der blutdrucksenkenden und antianginösen Wirkung,

Nitrate →71: Verstärkung der blutdrucksenkenden und antianginösen Wirkung

2.4.3 Koronardilatatoren

Vertreter:

Dipyridamol *(Curantyl,Persantin)*,
Trapidil *(Rocornal)*

Wirkung:

selektive Koronardilatation, dadurch Umverteilung der koronaren Durchblutung (Mechanismen: selektive Blockade des Adenosincarriers und der Phosphodiesterase durch Dipyridamol; Eingriff in den Prostaglandin-Prostazyklin-Stoffwechsel und PDGF-Antagonismus von Trapidil), gleichzeitig antiaggregatorische Wirkungen und Unterdrückung von Restenosen nach Koronardilatation (Trapidil); (geringe klinische Bedeutung als reine Koronardilatatoren, bedeutsamer als Thrombozytenaggregationshemmer oder PDGF-Antagonisten)

Kontraindikationen und Anwendungsbeschränkungen:

Überempfindlichkeit gegen die eingesetzten Wirk- und Hilfsstoffe, akuter Myokardinfarkt, dekompensierte Herzinsuffizienz, schwere Hypertonie, hypotone Kollapszustände, Arrhythmien, instabile Angina pectoris, subvalvuläre Aortenstenose, hämodynamische Instabilität, schwere Leberschädigung[81]; hämorrhagische Diathesen[81], **Schwangerschaft** – strenge Indikationsstellung bis Kontraindikation (Trapidil, mangelnde Datenlage[81], fetotoxisches Risiko im 2. und 3. Trimenon[82]), **Stillzeit** – strenge Indikationsstellung (Substanz geht in die Milch über, Schädigungen des Säuglings bislang nicht bekannt[82], keine Information[81])

Unerwünschte Wirkungen:

Haut: Flush, Hitzegefühl, flüchtiger Hautausschlag, Urtikaria;
Muskel- und Skelettsystem, Kollagenosen: Muskelschmerzen[82];
Nervensystem, Psyche, Sinnesorgane: Kopfschmerzen, Schwindel;
Gastrointestinaltrakt, Leber, Galle, Pankreas: Übelkeit, Erbrechen, Durchfall, passagere Transaminasenerhöhung[81];

---

81 Trapidil
82 Dipyridamol

Herz, Kreislauf, Gefäße: Hypotonie, Tachykardie[81] (zu schnelle i.v. Injektion), Verschlechterung der koronaren Herzkrankheit (v.a. nach plötzlichem Absetzen), Stenokardien, orthostatische Dysregulation;
Blut: verstärkte Blutungsneigung während und nach operativen Eingriffen;
Immunsystem: s. Haut

Wechselwirkungen:

Azetylsalizylsäure →111, →85: Verstärkung der Thrombozytenaggregationshemmung,
Antihypertensiva →18: Verstärkung der Blutdrucksenkung,
Antikoagulanzien →76: verstärkte Gerinnungshemmung, Blutungsgefahr,
Distigmin: Aufhebung der anticholinergen Wirkung von Distigmin bei gleichzeitiger Gabe von Dipyridamol,
Penicilline →200: Blutungskomplikationen bei gleichzeitiger Hochdosistherapie mit Penicillinen möglich,
Xanthinderivate →96: Wirkungsabschwächung von Dipyridamol

3. Blut

3.1 Gerinnung

3.1.1 Antikoagulanzien, orale

- **Vertreter:**

Acenocoumarol,
Phenprocoumon *(Falithrom, Marcumar, marcuphen, Phenpro),*
Warfarin *(Coumadin),*

- **Wirkung:**

Orale Antikoagulanzien (sog indirekte Antikoagulanzien) führen aufgrund ihrer strukturellen Ähnlichkeit zur Verdrängung des für die Synthese der Faktoren II, VII, IX und X (Prothrombinkomplex) essentiellen Vitamin K, d.h. zur Synthese inkompletter, nicht funktionsfähiger Gerinnungsfaktoren.

- **Kontraindikationen und Anwendungsbeschränkungen:**

Überempfindlichkeit gegenüber Cumarinen, Erkrankungen mit erhöhter Blutungsbereitschaft (z.B. hämorrhagische Diathesen, Leberparenchymerkrankungen, Niereninsuffizienz, schwere Thrombozytopenie), Erkrankungen, bei denen der Verdacht einer Läsion des Gefäßsystems besteht, z.B. Magen-Darm-Ulzera, Hypertonie[83], Apoplexie, Traumen nach chirurgischen Eingriffen am ZNS, Retinopathien mit Blutungsrisiko, Hirnarterienaneurysmen, floride Endocarditis lenta, kavernöse Lungentuberkulose, Abortus imminens, Anfallsleiden, chronischer Alkoholismus, Nephrolithiasis, mangelnde Compliance des Patienten, **Schwangerschaft**[84] – Kontraindikation (Plazentapassage der Cumarine, fetales Warfarin-Syndrom, fetale Hämorrhagien und Totgeburten), **Stillzeit** – strenge Indikations-stellung (Übergang in die Muttermilch mit nachfolgender Verstärkung der frühkindlichen Hypoprothrombinämie nicht auszuschließen)

83 diastolisch > 105 mmHg
84 bei Indikation zur Therapie mit Cumarinen ist auf eine sichere Kontrazeption zu achten

Unerwünschte Wirkungen:

Haut: Hautnekrosen, Urtikaria, Dermatitis, reversible Alopecia diffusa;
Muskel- und Skelettsystem, Kollagenosen: verminderte Kallusbildung, Einblutungen in Muskeln und Gelenke;
Nervensystem, Psyche, Sinnesorgane: Einblutungen im Bereich von Gehirn und Rückenmark, Netzhautblutungen;
Gastrointestinaltrakt, Leber, Galle, Pankreas: Zahnfleischbluten, Übelkeit, Appetitlosigkeit, Erbrechen, Diarrhö, Leberparenchymschäden, cholestatische Hepatose, gastrointestinale Blutungen, Einblutungen in die Darmwand und den Peritonealraum, „Antikoagulanzienabdomen";
Stoffwechsel, Endokrinium: Einblutungen in die Nebennieren;
Herz, Kreislauf, Gefäße: Einblutungen ins Perikard (Herzbeuteltamponade), allergische Vaskulitis;
Atemwege: Nasenbluten, Einblutungen in den Pleuraraum;
Urogenitaltrakt: Mikrohämaturie;
Immunsystem: s. Haut, Herz, Kreislauf, Gefäße;
Sonstiges: Hämatome nach Verletzungen, „purple toes" (brennende Schmerzen in den und Verfärbung der Zehen)

Wechselwirkungen:

Alkohol : verstärkte Gerinnungshemmung[85] oder vermindert[86],
Allopurinol →151: verstärkte Gerinnungshemmung,
Aminoglutethimid →161: verminderte Gerinnungshemmung,
Aminoglykoside[87] →208: verstärkte Gerinnungshemmung,
Amiodaron →57: verstärkte Gerinnungshemmung,
Ammoidin: verstärkte Gerinnungshemmung,
Anabolika →167: verstärkte Gerinnungshemmung,
Anionenaustauscherharze →137: Absorption der Cumarine und damit verminderte Gerinnungshemmung,
Antazida →188: verminderte Gerinnungshemmung, Absorption beeinträchtigt,
Antidepressiva, trizyklische →277: verstärkte Gerinnungshemmung,
Antirheumatika, nichtsteroidale →111: verstärkte Gerinnungshemmung,

85 akute Aufnahme von Alkohol
86 chronische Aufnahme von Alkohol
87 v.a. bei oraler Gabe zur Darmdekontamination (Beeinträchtigung der Vitamin-K-synthetisierenden Darmflora)

Askorbinsäure: möglicherweise Gerinnungshemmung bei gleichzeitiger Gabe von Megadosen Askorbinsäure vermindert,
Cephalosporine →204: verstärkte Gerinnungshemmung,
Chinidin →48: verstärkte Gerinnungshemmung,
Chloralhydrat: verstärkte Gerinnungshemmung,
Chloramphenicol und -derivate →228: verstärkte Gerinnungshemmung, verminderte antimikrobielle Wirkung,
Cisaprid →191: verstärkte Gerinnungshemmung möglich,
Cloxacillin →200: verstärkte Gerinnungshemmung,
Clozapin →305: Interaktion an der PPB, verstärkte UAW von Clozapin, erhöhte Blutungsneigung,
Cotrimoxazol →222: verstärkte Gerinnungshemmung,
Cyclooxygenase-2-Hemmstoffe: verstärkte Gerinnungshemmung nicht nachgewiesen, Überwachung der Patienten bei gleichzeitiger Anwendung empfehlenswert;
Dextrothyroxin →169: verstärkte Gerinnungshemmung,
Dihydroergotoxin: verstärkte Gerinnungshemmung,
Disulfiram: verstärkte Gerinnungshemmung[88],
Diuretika →34: verminderte Gerinnungshemmung,
Enzymhemmer →315: verstärkte Gerinnungshemmung,
Enzyminduktoren →315: verminderte Gerinnungshemmung,
Estrogene →154: verminderte Gerinnungshemmung,
Fenyramidol: verstärkte Gerinnungshemmung,
Fibrate →133: verstärkte Gerinnungshemmung,
Fibrinolytika →85, →87: verstärkte Gerinnungshemmung,
Fluphenazin →293: verstärkte Gerinnungshemmung,
Glukokortikoide →129: verminderte Gerinnungshemmung,
Griseofulvin →236: verminderte Gerinnungshemmung,
Gyrasehemmstoffe →217: verstärkte Gerinnungshemmung,
Haloperidol →301: verminderte Gerinnungshemmung,
Herzglykoside →59: Veränderung der Prothrombinzeit, Wirkungsverminderung von Phenprocoumon
HMG-CoA-Reduktasehemmer →135: verstärkte Gerinnungshemmung[89],

88 Warfarin
89 Einzelfallmeldungen für die Kombination Lovastatin – Warfarin

Koronardilatatoren[90] →74: gegenseitige Verstärkung der Gerinnungshemmung durch antiaggregatorische Eigenschaften der Koronardilatatoren,
Lokalanästhetika: verstärkte Wirkung von Phenprocoumon
Mefloquin →240: Interaktion nicht ausgeschlossen, vor Abreise Therapieeinstellung überprüfen,
Mercaptopurin →126: verminderte Gerinnungshemmung,
Nalidixinsäure: verstärkte Gerinnungshemmung,
Nitroimidazole →226: verstärkte Gerinnungshemmung,
Paracetamol →116: geringfügige Verlängerung der Prothrombinzeit bei gleichzeitiger Gabe von Cumarinen und hohen Dosen Paracetamol,
Penicilline →200: verstärkte Gerinnungshemmung bei gleichzeitiger Hochdosisbehandlung mit Penicillinen,
Phenytoin →52, →262: Phenytoinspiegel erhöht; TDM, Dosisanpassung,
Propafenon →54: verstärkte Gerinnungshemmung,
Schilddrüsenhormone →169: verstärkte Gerinnungshemmung,
Sucralfat →187: verminderte Absorption der Antikoagulanzien nicht auszuschließen,
Sulfonamide →222: verstärkte Gerinnungshemmung,
Sulfonylharnstoffe →138: verstärkte Blutzuckersenkung,
Tetrazykline →214: verstärkte Gerinnungshemmung,
Theophyllin →96: verminderte Gerinnungshemmung,
Thiouracil →171: verminderte Gerinnungshemmung,
Thrombozytenaggregationshemmer →83: gegenseitige Verstärkung des antikoagulatorischen Effektes,
Valproinsäure →267: verstärkte Gerinnungshemmung,
Vitamin K: Antagonisierung der Cumarinwirkung
Zafirlukast →99: Anstieg der Konzentration von S-Warfarin bei gleichzeitiger Gabe von Zafirlukast, Hemmung von Cytochrom P450 2C9;
Zileuton →101: verstärkte Gerinnungshemmung bei gleichzeitiger Gabe von Warfarin und Zileuton; TDM, Dosisanpassung

90 Dipyridamol, Trapidil

3.1.2 Heparine (direkte Antikoagulanzien)

- **Vertreter:**

unfraktioniertes Heparin (UFH):
Heparin *(Calciparin, Liquemin N, Thrombophob)*

niedermolekulare Heparine (NMH):
Certoparin *(Mono-Embolex),*
Dalteparin *(Fragmin P, Fragmin P Forte, Fragmin D),*
Enoxaparin *(Clexane),*
Nadroparin *(Fraxiparin),*
Reviparin *(Clivarin),*
Tinzaparin *(innohep)*

- **Wirkung:**

Bindung an Antithrombin III (AT III) mit nachfolgender Konformationsänderung des AT III, so dass die Bindugsstellen zur Inaktivierung von Thrombin **und** Faktor Xa zugänglich sind (UFH); Inaktivierung von Faktor Xa (NMH). Für die Thrombinhemmung muss die Kettenlänge des Heparins mindestens 18 Monosaccharide aufweisen, während die anti-Faktor Xa Aktivität noch bei kleineren Heparinmolekülen erhalten ist. Während das Verhältnis von anti-FXa-Wirkung zu Antithrombin-Wirkung bei UFH 1 beträgt, ist es bei den NMH mit 1,5-4,5 zugunsten der anti-FXa-Wirkung verschoben. Heparin ist stark negativ geladen und bindet daher auch an andere Proteine als AT und an Zellen. Mit abnehmendem MW nimmt diese unspezifische Bindung (z.B. geringere Neutralisation durch den Plättchenfaktor 4) ab und die Vorhersagbarkeit der biologischen Wirkung bei fester Dosierung wird größer (z.B. körpergewichtsbezogene Dosierung von NMH zur Antikoagulation bei tiefer Beinvenenthrombose ohne Wirkspiegelüberwachung).

- **Kontraindikationen und Anwendungsbeschränkungen:**

Heparinallergie einschließlich HAT Typ II (heparinassoziierte Thrombozytopenie), akute zerebrale Blutungen, hämorrhagischer Insult, Abortus imminens, Lumbalpunktion, Peridural-, Spinalanästhesie, Glaskörperblutungen, schwere Retinopathien, Erkrankungen mit erhöhter Blutungsbereitschaft (z.B. hämorrhagische Diathesen, gastrointestinale Ulzera), manifeste Hypertonie, Endocarditis lenta, schwere Leber- und Pankreaserkrankungen, **Schwangerschaft** – Kontraindikation (unzureichende Datenlage für NMH; UFH können verwendet werden)

Unerwünschte Wirkungen[91]:

Haut: reversibler Haarausfall, Hautnekrosen, Gewebsreaktionen an Injektionsstelle (Verhärtungen, Rötungen, Verfärbungen, kleinere Hämatome), Pruritus, Urtikaria;
Muskel- und Skelettsystem, Kollagenosen: Osteoporose[92], Gliederschmerzen;
Gastrointestinaltrakt, Leber, Galle, Pankreas: Übelkeit, Erbrechen, Anstieg von SGOT, SGPT, γ-GT, LDH und Lipase[93];
Wasser- und Elektrolythaushalt: Hyperkaliämie;
Stoffwechsel, Endokrinium: Hypoaldosteronismus, metabolische Azidose[94], Rebound-Hyperlipidämie nach Absetzen von Heparin;
Herz, Kreislauf, Gefäße: Blutdruckabfall, Vasospasmen;
Atemwege: Dyspnoe, Bronchospasmus;
Blut: HAT Typ I[95] (asymptomatisch), HAT Typ II[96] (verbunden mit arteriellen und venösen Thrombosen/Thrombembolien, Verbrauchskoagulopathie, vermehrte Heparin-Toleranz; Petechien, Purpura und Meläna);
Urogenitaltrakt: Priapismus;
Immunsystem: anaphylaktischer Schock, Fieber, Schüttelfrost; s. Blut, Haut, Herz, Kreislauf, Gefäße, Atemwege, Muskel- und Skelettsystem;
Sonstiges: Blutungen[97,98] (v.a. Haut, Schleimhäute, Wunden, Gastrointestinal- und Urogenitaltrakt), Verfälschung von Laboruntersuchungen (z. B. BSG, Erythrozytenresistenz, Komplementbindungstest)

Wechselwirkungen[99]:

ACE-Hemmer →18 **:** Hyperkaliämie,

---

91 Nach der derzeitigen Datenlage durch NMH weniger UAW als durch UFH; jedoch sind alle für Heparin beschriebenen UAW nicht von vornherein auszuschließen. NMH sind keine Alternative zu UFH bei HAT Typ II!!
92 Langzeitanwendung
93 häufig, aber klinisch nicht bedeutsam, reversibel
94 besonders bei Diabetes mellitus und Nierenfunktionseinschränkung
95 HAT Typ I (Beginn der Behandlung, Thrombozytenwerte zwischen 100 000 und 150 000/µl, asymptomatisch)
96 HAT Typ II (antikörpervermittelt, Thrombozytenwerte unter 80 000/µl bzw. schneller Abfall auf weniger als 50% des Ausgangswertes, bei nicht Sensibilisierten innerhalb von Tagen, bei Sensibilisierten u.U. innerhalb von Stunden nach Therapiebeginn
97 Dosisabhängigkeit
98 schwer erkennbare Blutungslokalisationen mit z.T. erheblichen klinischen Konsequenzen: Nebennieren (akute Nebenniereninsuffizienz), Ovarien und/oder Corpus luteum, Retroperitoneum

Antidepressiva, trizyklische →277: gegenseitige Wirkungsabschwächung durch Salzbildung mit Heparin,
Antihistaminika →107: gegens. Wirkungsabschw. durch Salzbildung mit Heparin,
Antirheumatika, nichtsteroidale[100] →111: verstärkte Blutungsneigung,
Antithrombin: verstärkte Gerinnungshemmung durch additive Effekte,
Askorbinsäure: Heparinwirkung vermindert,
AT_1-Antagonisten →21: Hyperkaliämie,
Benzodiazepine →245: Verdrängung der Benzodiazepine aus der PPB,
Cephalosporine →204: verstärkte Blutungsneigung bei gleichzeitiger Gabe von hohen Dosen Heparin und Cephalosporinen,
Chinidin →48: Verdrängung von Chinidin aus der PPB[101],
Chinin: gegenseitige Wirkungsabschwächung durch Salzbildung mit Heparin,
Cumarine →76: verstärkte Blutungsneigung,
Dextrane: verstärkte Blutungsneigung,
Etacrynsäure[102] →37: verstärkte Blutungsneigung,
Fibrinolytika →85, →87: verstärkte Blutungsneigung, Verstärkung der Fibrinolyse durch Heparin,
Herzglykoside →59: Heparinwirkung vermindert,
Insulin →146: verminderte Blutzuckersenkung,
Koronardilatatoren →74: verstärkte Blutungsneigung,
Nikotin: Abschwächung der Heparinwirkung bei Nikotinabusus denkbar,
Nitroglyzerin[102] →71: Heparinwirkung vermindert,
Penicilline →200: verstärkte Blutungsneigung bei gleichzeitiger Gabe von Heparin und hohen Dosen Penicillin,
Phenytoin →52, →262: Verdrängung v. Phenytoin aus PPB; TDM, Dosisanpassung,
Probenecid →148: verstärkte Blutungsneigung,
Propranolol →27: Wi.-verstärkung von Propranolol durch Verdrängung aus PPB,
Prothaminsulfat: Antidot bei Überdosierung von Heparin,
Thrombozytenaggregationshemmer →83: verstärkte Blutungsneigung durch additive Effekte,
Valproinsäure →267: verstärkte Gerinnungshemmung durch antiaggregatorische Eigenwirkung von Valproinsäure,
Zytostatika: verstärkte Blutungsneigung

99 Wegen des Risikos physikochemischer Inkompatibilitäten nicht mit anderen Injektionslösungen mischen!
100 Säurederivate, Pyrazolone, Oxicame
101 TDM und/oder engmaschige klinische Überwachung des Patienten empfohlen
102 i.v. Gabe

3.1.3 Thrombozytenaggregationshemmer

- **Vertreter:**

Ticlopidin *(Tiklyd)*,
Abciximab *(ReoPro)*

- **Wirkung:**

Hemmung der Thrombozytenaggregation durch Interaktion (Mechanismus unbekannt) mit dem Plättchen-Glykoprotein IIb/IIIa (Fibrinogenrezeptor)[103], durch Antigen-Antikörper-Reaktion mit diesem Glykoprotein[104]

- **Kontraindikationen und Anwendungsbeschränkungen:**

Überempfindlichkeit gegen Ticlopidin bzw. murine monoklonale Antikörper, Blutbildveränderungen (bestehende oder anamnestische), hämorrhagische Diathese, Blutungsneigung (z.B. nach Trauma, Operation, akute Magen-Darm-Geschwüre oder hämorrhagischer apoplektischer Insult in der akuten Phase), Kinder, Lebererkrankungen, **Schwangerschaft** – Kontraindikation (mangelnde Datenlage), **Stillzeit** – Kontraindikation (Übergang der Substanz in die Milch, Schädigungen des Säuglings bislang unbekannt), aktive innere Blutungen[104], zerebrovaskuläre Komplikationen innerhalb der letzten 2 Jahre[104], intrakranielle oder intraspinale Operation oder Trauma bzw. andere größere Operationen während der letzten 2 Monate[104], intrakranielle Tumoren, arteriovenöse Mißbildung oder Aneurysma[104], bekannte Blutungsneigung oder schwerer, nicht ausreichend einstellbarer Bluthochdruck[104], Vaskulitis[104], hypertensive oder diabetische Retinopathie[104], schwere Nierenfunktionseinschränkung[104]

- **Unerwünschte Wirkungen:**

Haut: Exantheme, Pruritus, Urtikaria, Quincke-Ödem, Ekchymosen[103];
Muskel- und Skelettsystem, Kollagenosen: Lupus erythematodes[103];
Nervensystem, Psyche, Sinnesorgane: Schwindel, Kopfschmerzen Nervosität, Schwäche, Benommenheit, Ohrensausen[103];
Gastrointestinaltrakt, Leber, Galle, Pankreas: Übelkeit und Erbrechen[103,104], Inappetenz[103], Diarrhö[103], Kolitis[103], Hepatitis und cholestatischer Ikterus[103];

---

103 Ticlopidin
104 abciximab (FAB-Fragment eines monoklonalen Antikörpers gegen GP IIb/IIIa

Stoffwechsel, Endokrinium: Anstieg von HDL-, LDL- und VLDL-Cholesterol und Triglyzeriden[103];
Herz, Kreislauf, Gefäße: vaskuläre Störungen, Bradykardie und Hypotonie[104], Herzklopfen sowie allergische Vaskulitis[103];
Atemwege: Epistaxis[103];
Blut: Thrombozytopenie[103,104]; Neutropenie, Agranulozytose, hämolytische Anämie, Panzytopenie, medulläre Aplasien und thrombotisch-thrombozytopenische Purpura (Moschowitz-Syndrom)[103];
Urogenitaltrakt: Hämaturie[103];
Immunsystem: Hautreaktionen und Vaskulitis[103], Fieber und HACA[104];
Sonstiges: peri-/postoperativ erhöhte Blutungsneigung und intrakraniale Blutung[103], Blutungen innerhalb der ersten 36 Stunden[104]

Wechselwirkungen[105]:

Azetylsalizylsäure →111, →85: Blutungsneigung bei gleichzeitiger Gabe von Ticlopidin und ASS verstärkt,
Alprostadil: Wirkung von Thrombozytenaggregationshemmern verstärkt,
Antazida →188: verminderte Absorption von Ticlopidin, Verminderung der Bioverfügbarkeit um 20–30%,
Antikoagulanzien, orale →76: Blutungsneigung bei gleichzeitiger Gabe von Ticlopidin und Cumarinen verstärkt,
Antipyrin: verlängerte Halbwertszeit von Antipyrin bei gleichzeitiger Gabe von Ticlopidin[106],
Antirheumatika, nichtsteroidale →111: Blutungsneigung bei gleichzeitiger Gabe von Ticlopidin und NSAR verstärkt,
Cephalosporine →204: Gerinnungshemmung bei gleichzeitiger Gabe von Cephalosporinen und Thrombozytenaggregationshemmern verstärkt,
Cimetidin[107] →178: Ticlopidinspiegel erhöht,
Digoxin →59: Digoxinspiegel bei gleichzeitiger Gabe von Ticlopidin erniedrigt; TDM, Dosisanpassung,
Fibrinolytika →85, →87: erhöhtes Blutungsrisiko,
Heparin →80: Blutungsneigung bei gleichzeitiger Gabe von abciximab und Heparin bzw. von Ticlopidin und Heparin verstärkt,

105 abciximab nicht mit anderen Injektionslösungen mischen, gesonderten venösen Zugang verwenden
106 über Beeinflussung des Cytochrom-P450-Systems u.U. auch Einfluß auf andere Arzneimittel, die über diese Enzyme metabolisiert werden, denkbar
107 Langzeitbehandlung

Koronardilatatoren →74: verstärkte antiaggregatorische Wirkung,
Mutterkornalkaloide, hydrierte →312: Blutungsneigung bei gleichzeitiger Gabe von Mutterkornalkaloiden und Thrombozytenaggregationshemmern verstärkt,
Penicilline →200: erhöhte Blutungsneigung bei gleichzeitiger Hochdosistherapie mit Penicillinen,
Phenazon →116: s. Antipyrin,
Phenytoin →52, →262: Anstieg der Konzentrationen von DPH bei gleichzeitiger Gabe von Ticlopidin; TDM, Dosisanpassung,
Tamoxifen →161: erhöhte Blutungsneigung wegen thrombozytopenischer Phasen bei der Tamoxifenbehandlung,
Theophyllin →96: Verlängerung der Eliminationshalbwertszeit von Theophyllin bei gleichzeitiger Gabe von Ticlopidin; TDM, Dosisanpassung

3.1.4 Azetylsalizylsäure, Sulfinpyrazon

s. NSAR →111:

3.1.5 Dipyridamol, Trapidil

s. Koronardilatatoren →74:

3.1.6 Fibrinolytika I

Vertreter:

APSAC (=Anistreplase: *Eminase),*
Reteplase *(Rapilysin),*
SC-Urokinase[108]
Streptokinase *(Kabikinase, Streptase, Streptokinase Braun),*
Urokinase *(Actosolv, Alphakinase, Corase, rheothromb, Urokinase medac)*

108 Single-chain-Urokinase

- **Wirkung:**
  Auflösung von Fibrin durch Aktivierung von Plasminogen zu Plasmin, auf verschiedenen Wegen – direkte Proteolyse von Plasminogen[109], nach Bildung eines Doppelstrangs Proteolyse von Plasminogen[108], Bildung eines Proteinkomplexes mit Plasminogen unter Konformationsänderung des Plasminogens und Wirkung als Aktivator der Umsetzung zu Plasmin ohne eigene katalytische Aktivität[110], APSAC wirkt wie Streptokinase, allerdings mit größerer Fibrinspezifität

- **Kontraindikationen und Anwendungsbeschränkungen:**
  Überempfindlichkeit gegenüber den Wirkstoffen, manifeste oder kurz zurückliegende Blutungen, hämorrhagische Diathese, Aneurysmen, therapierefraktäre Hypertonie[111], Zerebralsklerose, Endocarditis lenta, Urolithiasis, akute Pankreatitis, bis 7 Tage nach Operationen[112], schwerer Diabetes mellitus, Leberzirrhose, schwere Niereninsuffizienz, schwere Herzinsuffizienz und/oder Schrittmacher, aktive Lungentuberkulose, Bronchiektasen mit Neigung zu Hämoptysen, Sepsis oder septische Thrombose[110], diabetische Retinopathie, Glaskörperblutungen, intestinale und/oder urogenitale Blutungsquellen, Alter > 80 Jahre, hoher Antistreptokinasespiegel[110], Blasenverweilkatheter oder Intubation, **Schwangerschaft** – Kontraindikation (1. Trimenon, wegen der leichten Ablösbarkeit der Plazenta nicht vor der 14. SSW; erhöhtes Risiko peripartaler Komplikationen für Mutter[113] und Kind), **Stillzeit** – bei zwingender Indikation Abstillen oder Stillpause empfohlen

- **Unerwünschte Wirkungen:**
  Haut: Flush, Urtikaria und Exanthem, Schoenlein-Henoch-Purpura[110];
  Muskel- und Skelettsystem, Kollagenosen: Myalgien[110];
  Nervensystem, Psyche, Sinnesorgane: Kopf- und Rückenschmerzen[110], Polyneuropathie[110];
  Gastrointestinaltrakt, Leber, Galle, Pankreas: Übelkeit, Erbrechen[110], Anstieg von SGOT, SGPT, AP, γ-GT, CPK und Bilirubin, Abfall der ChE-Aktivität[110];
  Herz, Kreislauf, Gefäße: Pulsbeschleunigung oder -verlangsamung[110], Blutdruckabfall, Embolie bei Mitralstenosen[110];

---

109 Urokinase
110 Streptokinase
111 RR wiederholt systolisch > 200 mmHg und/oder diastolisch > 110 mmHg
112 längeres Intervall bei kardio- und neurochirurgischen Operationen sowie bei großen Wunden
113 postpartal nicht vor dem 7. Wochenbettstag

Atemwege: Atemnot[110], Lungenödem[110,114];
Blut: Blutungen;
Immunsystem: anaphylaktische Reaktionen[115], Serumkrankheit[110]; s. auch Haut, Nervensystem, Psyche, Sinnesorgane, Atemwege;
Sonstiges: passagere Temperaturerhöhung, Schüttelfrost

- **Wechselwirkungen:**

Antikoagulanzien, orale →76: Blutungsrisiko erhöht,
Antirheumatika, nichtsteroidale →111: Blutungsrisiko erhöht,
Dextrane: Blutungsrisiko erhöht,
Heparin →80: Blutungsrisiko erhöht,
Hirudinanaloga: additive Verstärkung der Fibrinolyse,
Substanzen, die die Thrombozytogenese beeinflussen: Blutungsrisiko bei gleichzeitiger Gabe von Plasminogenaktivatoren erhöht,
Thrombozytenaggregationshemmer →83: Blutungsrisiko erhöht

3.1.7 Fibrinolytika II

- **Vertreter:**

Gewebs-Plasminogenaktivator (rt-PA, Alteplase) *(Actilyse)*

- **Wirkung:**

Aktivierung von Plasminogen zu Plasmin durch Komplexbildung des t-PA mit Fibrin (Voraussetzung: Zugänglichkeit von lysinreichen Domänen), vorwiegend lokale Fibrinolyse

- **Kontraindikationen und Anwendungsbeschränkungen:**

manifeste oder kurz zurückliegende Blutungen, hämorrhagische Diathese, Hypertonie, Endocarditis lenta, frische chirurgische Operationen[116], orale Antikoagulation, akute Pankreatitis, schwere Lebererkrankung (einschließlich einer aktiven Hepatitis), Zustände mit erhöhter Blutungsgefahr (z.B. Ulcus duodeni oder ventriculi in den letzten 3 Monaten, Kolitis, Ösophagusvarizen, Aortenaneurysma, arteriovenöse Mißbildungen, Neoplasien mit erhöhter Blutungsneigung, Geburt oder

114 v.a. nach intrakoronarer Anwendung
115 Streptokinase > Urokinase
116 bei größeren Eingriffen Intervall mindestens 3 Monate

Abort[117]), kurz zurückliegende Punktion größerer nicht komprimierbarer Gefäße, Zustand nach kardiopulmonaler Reanimation, apoplektischer Insult oder Schädigungen des ZNS (z.B. Neoplasma, Aneurysma, neurochirurgische Operation), hämorrhagische Retinopathie, **Schwangerschaft** – strenge Indikationsstellung (mangelnde Datenlage)

Unerwünschte Wirkungen:

Haut: Exantheme[118];
Gastrointestinaltrakt, Leber, Galle, Pankreas: Übelkeit, Erbrechen[119];
Herz, Kreislauf, Gefäße: thrombotische Embolien oder Embolien durch Ausfällung von Cholerolkristallen[120], Reperfusionarrhythmien, Blutdruckabfall[119];
Atemwege: Bronchospasmus[118];
Blut: Blutungen[121];
Sonstiges: passagere Temperaturerhöhung

Wechselwirkungen:

Antikoagulanzien, orale →76: erhöhte Blutungsgefahr,
Antirheumatika, nichtsteroidale →111: erhöhte Blutungsgefahr,
Heparin →80: erhöhte Blutungsgefahr,
Substanzen, die die Thrombozytogenese beeinflussen: Blutungsrisiko bei gleichzeitiger Gabe von Plasminogenaktivatoren erhöht,
Thrombozytenaggregationshemmer →83: erhöhte Blutungsgefahr

117 innerhalb der letzten 10 Tage vor der beabsichtigten Fibrinolyse
118 Kausalzusammenhang nicht gesichert
119 im Rahmen eines akuten Myokardinfarkts nicht ausschließlich rt-PA zuzuschreiben
120 Funktionsausfälle in den von der Embolie betroffenen Organen (z.B. Niere, Lunge, ZNS)
121 u.a. Hämatome, Nasenbluten, gastrointestinale Blutungen, Blutungen ins Retroperitoneum

4. Atmung, Allergie

4.1 Antiasthmatika

4.1.1 Mastzellstabilisatoren

- **Vertreter:**

Cromoglicinsäure *(Allergocrom, Nasivin, Opticrom, Otriven H, Vividrin, Cromolyn, Intal, Diffusyl, DNCG)*,
Ketotifen *(Airvitess, Astifat, Zaditen)*,
Nedocromil *(Halamid, Tilade)*

- **Wirkung:**

Verhinderung der Degranulation von sensibilisierten Mastzellen und damit Unterdrückung der Freisetzung von Entzündungsmediatoren bei Antigenexposition, Blockade des IgE-kontrollierten Kalziumkanals und dadurch Verhinderung der Degranulation (Cromoglicinsäure, Ketotifen), antihistaminerge, leichte anticholinerge Wirkungen, Anstieg der intrazellulären cAMP-Konzentrationen infolge PDE-Hemmung, Prävention oder Wiederherstellung der Ansprechbarkeit von β_2-Rezeptoren (Ketotifen)

- **Kontraindikationen und Anwendungsbeschränkungen:**

Überempfindlichkeit gegenüber den eingesetzten Wirkstoffen, akuter Asthmaanfall, Kinder unter 6 Jahren (Nedocromil), **Schwangerschaft** – strenge Indikationsstellung (keine tierexperimentellen Hinweise auf fruchtschädigende Wirkungen, aus Sicherheitsgründen möglichst im ersten Trimenon meiden), **Stillzeit** – Kontraindikation (Übergang von Ketotifen in die Milch, Schädigungen des Säuglings bislang nicht bekannt)

- **Unerwünschte Wirkungen:**

Haut: Exantheme, Urtikaria, Dermatitis[122], Angioödem[122];

122 Cromoglicinsäure

Muskel- und Skelettsystem, Kollagenosen: Muskel- und Gelenkschmerzen[122], Myositis[122];
Nervensystem, Psyche, Sinnesorgane: Kopfschmerzen[122,123,124,125], Geschmacksstörungen[122,123], periphere Neuritis[122], Schwindel, Verminderung der Reaktionsfähigkeit[124], Müdigkeit[124], Augenbrennen[122,125,126], Fremdkörpergefühl[122,125,126], Bindehautödem[122,126];
Gastrointestinaltrakt, Leber, Galle, Pankreas: Zungenschwellung[122,123], Parotisschwellung[122], Gastroenteritis[122], Mundtrockenheit[124], Übelkeit[124,125], Appetitsteigerung[124], unangenehmer Geschmack des Arzneistoffes, Verdauungsstörungen und Bauchschmerzen[125];
Stoffwechsel, Endokrinium: Gewichtszunahme[124];
Herz, Kreislauf, Gefäße: Perikarditis[122], Arteriitis[122];
Atemwege: passagere Reizerscheinungen der Nase[122,123,125], Nasenbluten[122,123], Schleimhautulzerationen[122,123], Heiserkeit[122], Hämoptysen[122], bronchiale Irritationen[122] bei Inhalation (z.B. Brechreiz[122,125], Husten[122,125], Bronchospasmen[122,125]), eosinophile Pneumonien[122], Larynxödem[122], Bronchospasmen[122];
Urogenitaltrakt: Dysurie[122], Nephrotoxizität[122];
Immunsystem: anaphylaktischer Schock[122], s. auch Haut, Muskel- und Skelettsystem, Gastrointestinaltrakt, Herz, Kreislauf, Gefäße, Atemwege

Wechselwirkungen:

Alkohol: gegenseitige Verstärkung der zentralen Dämpfung bei gleichzeitiger Gabe von Ketotifen,
Antidiabetika, orale →138: Einzelfälle von Thrombozytenabfällen bei gleichzeitiger Gabe von oralen Antidiabetika und Ketotifen, bis zur Klärung des Kausalzusammenhanges Kombination möglichst meiden,
Antihistaminika →107: gegenseitige Verstärkung der zentralen Dämpfung bei gleichzeitiger Gabe von Ketotifen,
Bronchodilatatoren: bei gleichzeitiger Gabe von Nedocromil u.U. verminderter Bedarf an Bronchodilatatoren,
Clomethiazol →249: gegenseitige Verstärkung der zentralen Dämpfung bei gleichzeitiger Gabe von Clomethiazol und Ketotifen,

123 bei intranasaler Anwendung
124 Ketotifen
125 Nedocromil
126 bei Anwendung in Form von Augentropfen

Disulfiram: abgeschwächte Antabus-Reaktion auf Alkohol bei gleichzeitiger Gabe von Disulfiram und Ketotifen,
Glukokortikoide →129: bei gleichzeitiger Gabe von Nedocromil u.U. Dosisverminderung der Steroide möglich,
Hypnotika/Sedativa[127] →245: gegenseitige Verstärkung der zentralen Dämpfung bei gleichzeitiger Gabe von Ketotifen

4.1.2 Glukokortikoide, inhalative

s. Antirheumatika/Antiphlogistika - Glukokortikoide →129

4.1.3 Anticholinergika

Vertreter:

Atropin *(Congentinol)*,
Ipratropiumbromid und Oxitropiumbromid[128]
[s. Anticholinergika - Pirenzepin →185, zentrale Anticholinergika →274]

Wirkung:

Hemmung der Muskarinrezeptoren (kompetitive Verdrängung von Azetylcholin; Parasympatholytika), d.h. am Sinusknoten des Herzens Auslösung einer Tachykardie[129], Verhinderung der reflektorischen Bronchokonstriktion, der bronchialen Hypersekretion und Stabilisierung der Mastzellen[130], Hemmung der Magensäuresekretion (s. auch Pirenzepin →195), der Motilität des Magen-Darm-Trakts, der ableitenden Gallen- und Harnwege

Kontraindikationen und Anwendungsbeschränkungen:

Überempfindlichkeit gegenüber den eingesetzten Wirk- und Hilfsstoffen, Engwinkelglaukom, Blasenentleerungsstörungen mit Restharnbildung, mechanische Stenosen im Bereich des Magen-Darm-Kanals, Tachyarrhythmie, Megakolon,

127 u.a. Benzodiazepine, Barbiturate, Clomethiazol, Zolpidem, Zopiclon
128 v.a. als Antiasthmatikum
129 zur Behandlung von Sinusbradykardien
130 Anwendung als Antiasthmatikum

akutes Lungenödem, schwere Zerebralsklerose (Scopolamin), **Schwangerschaft**[131] – strenge Indikationsstellung (v.a. im letzten Trimenon und peripartal wegen Herzrhythmusstörungen des Feten und Neugeborenen; sonst keine Hinweise auf embryotoxische oder teratogene Wirkungen), **Stillzeit** – Kontraindikation (Übertritt der Substanzen in die Milch, in Abhängigkeit von Anwendungsart, Dauer und Dosierung Intoxikationen nicht ausgeschlossen, Hemmung der Milchproduktion)

Unerwünschte Wirkungen[132]:

Haut: Abnahme der Schweißdrüsensekretion (Wärmestau), Flush, Urtikaria, Schwellungen;
Nervensystem, Psyche, Sinnesorgane[133]**:** Unruhe, Halluzinationen, Delirien, Hyperpyrexie[134], Erschöpfung[134], komatöse Zustände[134], Mydriasis[134], Akkommodationsstörungen, Glaukomauslösung (Engwinkelglaukom);
Gastrointestinaltrakt, Leber, Galle, Pankreas : Mundtrockenheit, Motilitätsstörungen (v.a. bei zystischer Fibrose);
Herz, Kreislauf, Gefäße: Tachykardie;
Atemwege[135]**:** Husten, u.U. Bronchospasmen;
Urogenitaltrakt: Miktionsbeschwerden, Harnsperre[134];
Immunsystem: Überempfindlichkeitsreaktionen an Haut und Schleimhäuten;
Sonstiges: passagere Verstärkung der Symptome bei Patienten mit Rhinitis sicca, Keratoconjunctivitis sicca und Sjögren-Syndrom

Wechselwirkungen:

Amantadin →269: gegenseitige Verstärkung der anticholinergen Wirkung,
Antazida →188: verminderte Absorption von Atropin,
Antidepressiva, tri- und tetrazyklische →277: gegenseitige Verstärkung der anticholinergen Wirkung,
β_2-Sympathomimetika →93: gegenseitige Verstärkung der broncholytischen Wirkungen,
Chinidin →48: gegenseitige Verstärkung der anticholinergen Wirkung,
Dimenhydrinat →107: gegenseitige Verstärkung anticholinerger Effekte,

---

131 bei inhalativer Anwendung Risiko unerwünschter Effekte geringer, aber strenge Nutzen-Risiko-Abwägung nötig
132 unerwünschte Wirkungen im Bereich der Augen v.a. nach systemischer Anwendung von Anticholinergika, nach inhalativer Anwendung (Ipratropium-, Oxitropiumbromid) dann, wenn vernebelter Arzneistoff in die Augen gelangt
133 v.a. bei Überdosierung
134 Intoxikation
135 bei inhalativer Anwendung

Disopyramid →48: gegenseitige Verstärkung anticholinerger Effekte,
Dopaminantagonisten: gegenseitige Abschwächung der Wirkung auf die Motilität des Magen-Darm-Trakts,
Etilefrin →45: Anstieg der Herzfrequenz bei gleichzeitiger Gabe von Atropin,
Glukokortikoide →129: zusätzliche Steigerung des Augeninnendrucks möglich,
Nedocromil →89: u.U. verminderte Wirkung der Anticholinergika möglich,
Neuroleptika →293: gegenseitige Verstärkung der anticholinergen Wirkung,
Paracetamol →116: verzögerte Absorption von Paracetamol,
Pholedrin →45: verstärkte Wirkung von Pholedrin,
Pirenzepin →185: Verstärkung der Wirkungen und UAW von Ipratropium- und Oxitropiumbromid,
Theophyllin →96: gegenseitige Verstärkung der antiasthmatischen Wirkung

4.1.4 β_2-Sympathomimetika

Vertreter:

Bambuterol *(Bambec)*,
Clenbuterol *(Contraspasmin, Spiropent)*,
Fenoterol *(Berotec)*,
Formoterol *(Foradil P, Oxis)*,
Orciprenalin *(Alupent)*,
Reproterol *(Bronchospasmin)*,
Salbutamol *(Apsomol, Loftan, Salbulair, Volmac)*,
Salmeterol *(Aeromax, Serevent)*,
Terbutalin *(Arubendol, Asthmoprotect, Bricanyl)*,
Tulobuterol *(Atenos, Brelomax)*

Wirkung:

über Stimulation von β_2-Rezeptoren Erschlaffung der glatten Muskulatur, d.h. Bronchodilatation, periphere Vasodilatation[136], Tokolyse[136]

Kontraindikationen und Anwendungsbeschränkungen:

Überempfindlichkeit gegen die eingesetzten Wirk- und/oder Hilfsstoffe, schwere Hyperthyreose, Thyreotoxikose, hypertrophe obstruktive Kardiomyopathie, Phäo-

136 systemische Applikation

chromozytom, Engwinkelglaukom[136], frischer Herzinfarkt, schwere koronare Herzkrankheit, gleichzeitige Verabreichung von Diuretika und Digitalisglykosiden, Leber- und Niereninsuffizienz, Säuglinge und Kleinkinder, tachykarde Herzrhythmusstörungen, Myokarditis[136], Mitralvitium[136], WPW-Syndrom[136], Hypokaliämie[136], instabiler oder unzureichend eingestellter Diabetes mellitus[136], Vena-cava-Kompressionssyndrom[137], Placenta praevia[137], vorzeitige Plazentalösung[137], vorbestehende Gerinnungsstörungen[137], **Schwangerschaft** – strenge Indikationsstellung[138] (v.a. im 1. Trimenon und peripartal – sympathomimetische Effekte beim Feten nicht ausgeschlossen, Tokolyse), **Stillzeit** – strenge Indikationsstellung (Substanzen gehen in unterschiedlichem Maße in die Muttermilch über, Schädigungen des Säuglings sind nicht bekannt, Inhalation bevorzugen)

Unerwünschte Wirkungen[139]:

Haut: Juckreiz, Exanthem, Purpura, Gesichtsödem, Irritation der Mund- und Rachenschleimhäute[140];
Muskel- und Skelettsystem, Kollagenosen: feinschlägiger Tremor[141], Muskelspasmen[136];
Nervensystem, Psyche, Sinnesorgane: beeinträchtigtes Reaktionsvermögen, atypische Psychosen bei Kindern, Unruhegefühl[141], Kopfschmerzen[136], verstärktes Schwitzen[136], psychische Alterationen[137], Schlafstörungen, Störungen[140] des Geschmackssinnes;
Gastrointestinaltrakt, Leber, Galle, Pankreas : Sodbrennen, Erbrechen[136], ösophagealer Reflux[136], Obstipation[137], Anstieg[137] von SGOT und SGPT;
Wasser- und Elektrolythaushalt: verminderte Kaliumkonzentration im Serum
Stoffwechsel, Endokrinium: Anstieg der Glukosekonzentration im Blut, der Konzentrationen von Insulin, der freien Fettsäuren, von Ketonkörpern;
Herz, Kreislauf, Gefäße: Blutdrucksteigerungen, -abfall, Tachykardien, Herzklopfen[141], pektanginöse Beschwerden sowie ventrikuläre Extrasystolie;
Atemwege: paradoxe Bronchospasmen[142], Lungenödem[137];

137 Fenoterol zur Tokolyse
138 inhalative Anwendung bevorzugen, da tokolytische Wirkungen auf diesem Wege unwahrscheinlich sind
139 bei systemischer Anwendung und höheren Dosen häufiger und schwerwiegender als nach inhalativer Gabe
140 inhalative Anwendung
141 Ausmaß von der Dosis und der individuellen Empfindlichkeit abhängig, meist passager zu Therapiebeginn
142 Indikation zum sofortigen Therapieabbruch

Blut: Thrombopenie;
Urogenitaltrakt: Miktionsstörungen, allergotoxische Nephritis;
Immunsystem: Überempfindlichkeitsreaktionen s. auch Haut, Blut, Urogenitaltrakt;
Sonstiges: fetale Tachykardie[137], Tachykardie des Neugeborenen[137], Hypoglykämie des Neugeborenen[137], Verschlechterung einer Plazentainsuffizienz[137]

Wechselwirkungen:

Alkohol: Störungen der Kreislaufregulation und Reaktionsfähigkeit bei Kombination von β_2-Sympathomimetika und Alkohol,
Antiarrhythmika →48: Verschlechterung der kardialen Toleranz bei gleichzeitiger Gabe von β_2-Sympathomimetika, Arrhythmierisiko!,
Anticholinergika →91 →274 →185: Wirkung und UAW bei gleichzeitiger Gabe von β_2-Sympathomimetika und Anticholinergika verstärkt, z.B. Tachykardie, Arrhythmie,
Antidepressiva, trizyklische →277: verstärkte Wirkung des β-Sympathomimetikums auf das Herz-Kreislauf-System,
Antidiabetika, orale →138: verminderte antidiabetische Wirkung, Therapiekontrolle und Dosisanpassung!,
β-Rezeptorenblocker →27: Wirkungsverminderung der β_2-Sympathomimetika sowie Auslösung von schweren Bronchospasmen möglich,
Furazolidon: Blutdruckanstieg bei gleichzeitiger Gabe von Furazolidon und Salbutamol,
Glukokortikoide →129: synergistische Wirkung hinsichtlich der Asthmatherapie, Verstärkung der Hypokaliämie bei gleichzeitiger Gabe von Glukokortikoiden[136] und β_2-Sympathomimetika,
Guanethidin und -analoga: verstärkte sympathomimetische Wirkung bei gleichzeitiger Gabe von Guanethidin und Orciprenalin – Blutdruck- und Herzfrequenzanstiege!,
Herzglykoside →59: veränderte Glykosidempfindlichkeit wegen verminderter Serumkaliumkonzentration bei gleichzeitiger Gabe von β_2-Sympathomimetika, Therapiekontrolle,
Inhalationsanästhetika, halogenierte: Arrhythmiegefahr erhöht,
Insulin →146: verminderte antidiabetische Wirkung, Therapiekontrolle und Dosisanpassung!,

MAO-Hemmer →287, →276: verstärkte Wirkung des β-Sympathomimetikums auf das Herz-Kreislauf-System,
Mutterkornalkaloide: Kombination von Salbutamol und Mutterkornalkaloiden wegen individuell nicht vorhersagbarer vasomotorischer Effekte meiden, sowohl Vasokonstriktionen als auch -dilatationen möglich,
Nedocromil →89: eventuell geringere Dosis des Sympathomimetikums möglich,
Procarbazin: Blutdruckanstieg bei gleichzeitiger Gabe von Procarbazin und Salbutamol,
Saluretika →40: erhöhtes Hypokaliämierisiko bei gleichzeitiger Gabe mit β_2-Sympathomimetika,
Schleifendiuretika →34: erhöhtes Hypokaliämierisiko bei gleichzeitiger Gabe mit β_2-Sympathomimetika,
Theophyllin →96: Wirkung und UAW bei gleichzeitiger Gabe von β_2-Sympathomimetika und Theophyllin verstärkt, z.B. Tachykardie, Arrhythmie

4.1.5 Methylxanthine

■ Vertreter:

Theophyllin *(Aerobin, Afonilum, Aminophyllin, Bronchoparat, Bronchoretard, Euphyllin, Euphylong, Pulmidur, Solosin, Theophyllard, Unilair)*,
Aminophyllin (Theophyllin-Ethylendiamin),
Cholintheophyllinat

■ Wirkung:

Mechanismus nicht vollständig geklärt (Hemmung der Phosphodiesterase, Antagonismus zum Adenosinrezeptor, Prostaglandin-Antagonismus, Translokation von intrazellulärem Kalzium), am respiratorischen System Relaxation der glatten Bronchialmuskulatur (Bronchodilatation), Verbesserung der mukoziliären Clearance, Hemmung der Freisetzung von Mediatoren aus den Mastzellen, Abschwächung der asthmatischen Sofort- und Spätreaktion, Verstärkung der Zwerchfellkontraktion

■ Kontraindikationen und Anwendungsbeschränkungen:

Überempfindlichkeit gegen die eingesetzten Wirk- und Hilfsstoffe, frischer Herzinfarkt, akute tachykarde Arrhythmie, instabile Angina pectoris, Neigung zu tachykarden Rhythmusstörungen, schwere Hypertonie, hypertrophe obstruktive Kardiomyopathie, Hyperthyreose, Epilepsie, Magen-Darm-Ulzera, Porphyrie, Leber- oder Nierenfunktionsstörungen, **Schwangerschaft** – strenge Indikationsstellung (ungehinderte Plazentapassage, aus dem Tierversuch Hinweise auf Mißbildungen bei Mäusen, kardiovaskuläre Effekte beim Fetus, u.U. Hemmung der Wehentätigkeit), **Stillzeit** – strenge Indikationsstellung (Übertritt von Theophyllin in die Milch, Säuglinge klinisch überwachen, da therapeutische Serumkonzentrationen beim Kind möglich sind; Stillen möglichst unmittelbar vor der Einnahme)

Unerwünschte Wirkungen[143]:

Muskel- und Skelettsystem, Kollagenosen: Muskeltremor;
Nervensystem, Psyche, Sinnesorgane: Kopfschmerzen, Erregungszustände, Gliederzittern, Unruhe, Schlaflosigkeit, Verminderung des Reaktionsvermögens, Krampfanfälle[144];
Gastrointestinaltrakt, Leber, Galle, Pankreas: Übelkeit, Erbrechen, Durchfall, Verstärkung eines bestehenden gastroösophagealen Refluxes, gastrointestinale Blutungen[144];
Wasser- und Elektrolythaushalt: Veränderung der Serumelektrolyte, v.a. Hypokaliämie, Anstieg von Kalzium;
Stoffwechsel, Endokrinium: Hyperglykämie, Hyperurikämie;
Herz, Kreislauf, Gefäße: Tachykardie, Palpitationen, Blutdruckabfall, ventrikuläre Arrhythmien, plötzlicher Blutdruckabfall[144];
Urogenitaltrakt: verstärkte Diurese, Anstieg der Kreatininkonzentration;
Immunsystem: seltene allergische Reaktionen

Wechselwirkungen[145]:

Allopurinol →151**:** Theophyllinspiegel erhöht; TDM, Dosisanpassung,
α-Interferon: Theophyllinspiegel erhöht; TDM, Dosisanpassung,
Aminoglutethimid →161**:** beschleunigter Abbau von Theophyllin; TDM, Dosisanpassung,
Anticholinergika →91 →274 →185**:** synergistische broncholytische Wirkung,
Antikoagulanzien, orale →76**:** verminderte Gerinnungshemmung,

143 verstärkt unerwünschte Wirkungen bei Überdosierung (Serumkonzentration > 20 µg/ml) und in Abhängigkeit von der individuellen Empfindlichkeit
144 Überdosierung und Intoxikation
145 Außer infolge von Interaktionen ist die Elimination von Theophyllin bei Patienten mit schwerer Herzinsuffizienz, hochgradigem Sauerstoffmangel, Pneumonien, Virusinfektionen, Leberschädigung und im höheren Lebensalter verlangsamt. Rauchen beschleunigt den Theophyllinmetabolismus

Arzneimittel, xanthinhaltige →96: synergistische Wirkung mit Theophyllin,
Azolantimykotika →232: verzögerter Abbau von Theophyllin; TDM, Dosisanpassung,
β-Rezeptorenblocker →27: abgeschwächte β-Blockade, verminderte Bronchodilatation v.a. bei gleichzeitiger Gabe von nichtselektiven β-Blockern,
β_2-Sympathomimetika →93: synergistische Wirkung mit Theophyllin,
Carbamazepin →257: verminderte Konzentration von CBZ bei gleichzeitiger Gabe von Theophyllin; TDM, Dosisanpassung,
Clozapin →305: verstärkte zentrale Stimulation bei gleichzeitiger Gabe von Theophyllin,
Coffein, Verwandte: synergistische Wirkung mit Theophyllin,
Diazepam →245: Verminderung der sedierenden Wirkung von Diazepam durch niedrige Dosen Theophyllin,
Diuretika →34: verstärkte diuretische Wirkung,
Enzyminduktoren →315: Theophyllinmetabolismus beschleunigt; TDM, Dosisanpassung,
Fluvoxamin →283: verminderter Abbau von Theophyllin; TDM, Dosisanpassung,
Gyrasehemmer →217: Hemmung des Theophyllinmetabolismus; TDM, Dosisanpassung; additiver Effekt auf die Krampfschwelle,
H-Antagonisten[146]**:** Hemmung des Theophyllinmetabolismus; TDM, Dosisanpassung,
Halothan: schwere Herzrhythmusstörungen,
Imipenem →206: Theophyllinspiegel erhöht, vermehrt UAW; TDM, Dosisanpassung,
Influenza-Vakzine: Theophyllinspiegel erhöht, vermehrt UAW; TDM, Dosisanpassung,
Isoniazid: Hemmung des Theophyllinmetabolismus; TDM, Dosisanpassung,
Kalziumantagonisten[147] →31: Hemmung des Theophyllinmetabolismus; TDM, Dosisanpassung,
Kontrazeptiva, orale →159: Hemmung des Theophyllinmetabolismus; TDM, Dosisanpassung,
Lansoprazol →182: TDM von Theophyllin empfohlen,
Lithium →291: verminderte Lithiumwirkung,
Makrolide →210: Hemmung des Theophyllinmetabolismus; TDM, Dosisanpassung,
Mexiletin →52: Hemmung des Theophyllinmetabolismus; TDM, Dosisanpassung; evt. Verstärkung proarrhythmogener Wirkungen von Mexiletin,

146 Cimetidin, Ranitidin
147 Verapamil und in geringerem Maße Diltiazem

Propafenon →54: Hemmung des Theophyllinmetabolismus; TDM, Dosisanpassung,
Propranolol →27: Hemmung des Theophyllinmetabolismus; TDM, Dosisanpassung,
Ropinirol: verminderte Wirkung von Ropinirol bei gleichzeitiger Gabe von Theophyllin,
Sucralfat →187: verminderte Absorption von Theophyllin aus Retardformen; TDM, Dosisanpassung,
Sulfinpyrazon →148: Theophyllinspiegel erniedrigt; TDM, Dosisanpassung,
Tacrin: Hemmung des Theophyllinmetabolismus; TDM, Dosisanpassung,
Tetrazykline →214: vermehrt gastrointestinale Beschwerden bei gleichzeitiger Gabe von Theophyllin und Tetrazyklinen,
Tiabendazol: Theophyllinspiegel erhöht; TDM, Dosisanpassung,
Ticlopidin →83: Theophyllinspiegel erhöht; TDM, Dosisanpassung,
Viloxazin: Hemmung des Theophyllinmetabolismus; TDM, Dosisanpassung
Zafirlukast →99: verminderte Serumkonzentrationen von Zafirlukast, erhöhte Theophyllintoxizität; TDM, Dosisanpassung
Zileuton →101: Verdopplung der Theophyllinkonzentrationen möglich; TDM, Dosisanpassung

4.1.6 Leukotrienrezeptorantagonisten

Vertreter:

Montelukast *(Singulair)*
Zafirlukast *(Accolate)*

Wirkung:

Unterdrückung der Wirkung von Leukotrienen an den Atemwegen durch spezifische Blockade von Rezeptoren, dadurch Hemmung der leukotrienbedingten Bronchokonstriktion, Verminderung der Schleimproduktion, Herabsetzung der Gefäßpermeabilität, Unterdrückung der Anreicherung eosinophiler Granulozyten im Gewebe

Kontraindikationen und Anwendungsbeschränkungen:

bekannte Überempfindlichkeit gegen die eingesetzten Wirk- und Hilfsstoffe, im akuten Asthmaanfall, Patienten (insbesondere Kinder), die Medikamente erhalten, die Cytochrom P450 3A4 induzieren[148], Patienten mit Leberfunktionsstörungen,

148 u.a. Phenytoin, Rifampicin, Phenobarbital

Kinder < 6 Jahren , Kinder < 12 Jahren ; Schwangerschaft (strenge Indikationsstellung - ausreichende Erfahrungen beim Menschen liegen nicht vor[149], Kontraindikation - tierexperimentelle Hinweis auf fruchtschädigende Wirkungen[150]), Laktation (strenge Indikationsstellung - Verhalten in der Muttermilch unbekannt[149], Kontraindikation - Übergang in die Milch, wegen Verdachts mutagener Effekte nicht während der Stillzeit29)

Unerwünschte Arzneimittelwirkungen[151]:

Haut: Urtikaria, Angioödem, Exantheme mit/ohne Blasenbildung;
Nervensystem, Psyche, Sinnesorgane: Schwäche/Erschöpfung, Kopfschmerzen, Schwindel, Schlafstörungen, Neuropathie[152]
Gastrointestinaltrakt, Leber, Galle, Pankreas: Übelkeit, Erbrechen, Bauchschmerzen, Dyspepsie, Durchfall, Anstieg der Transaminasen, der Bilirubinkonzentration, Hepatitits;
Herz, Kreislauf, Gefäße[152]: kardiale Störungen, system. eosinophile Vaskulitis;
Atemwege: behinderte Nasenatmung, Husten, Pharyngitis, Tonsillitis, Sinusitis;
Sonstiges: Fieber, influenzaähnliche Symptome

Wechselwirkungen[153]:

Azetylsalizylsäure →85, →111: Anstieg der Serumkonzentrationen von Zafirlukast
Erythromycin →210: verminderte Bioverfügbarkeit von Zafirlukast
Phenobarbital →253: Verminderung der AUC von Montelukast um ca. 40 %
Phenytoin:beschleunigter Metabolismus von Montelukast möglich
Rifampicin: beschleunigter Metabolismus von Montelukast möglich
Terfenadin →107: möglicherweise verminderter Zafirlukasteffekt
Theophyllin →96: Abfall der Serumkonzentrationen von Zafirlukast um 30 %, verstärkte Theophyllintoxizität möglich; TDM, Dosisanpassung
Warfarin →76: Anstieg der Konzentration von S-Warfarin bei gleichzeitiger Gabe von Zafirlukast, Hemmung von Cytochrom P450 2C9

---

149 Montelukast
150 Zafirlukast
151 unerwünschte Wirkungen sind relativ selten, die meisten Daten stammen zur Zeit aus klinischen Prüfungen, Daten zur Langzeitsicherheit sind noch nicht ausreichend vorhanden
152 Kausalzusammenhang nicht aufgeklärt, beobachtet bei Patienten, die Zafirlukast während der Dosisreduktion einer oralen Glukokortikoidtherapie einnahmen
153 Patienten, die Leukotrienrezeptorantagonisten und gleichzeitig Arzneimittel, die über Cytochrom P450 3A4 bzw. 2C9 verstoffwechselt werden, sollten klinisch überwacht werden (Wirksamkeit, Häufigkeit und Schweregrad unerwünschter Wirkungen), obwohl nicht für alle Substanzen entsprechende Interaktionsnachweise vorliegen

4.1.7 5-Lipoxygenasehemmstoffe

- **Vertreter:**
  Zileuton *(Zyflo)*
- **Wirkung:**
  Unterdrückung der Wirkung von Leukotrienen an den Atemwegen durch Hemmung der Leukotriensynthese (Hemmung der 5-Lipoxygenase), dadurch Hemmung der leukotrienbedingten Bronchokonstriktion, Verminderung der Schleimproduktion, Herabsetzung der Gefäßpermeabilität, Unterdrückung der Anreicherung eosinophiler Granulozyten im Gewebe
- **Kontraindikationen und Anwendungsbeschränkungen:**
  bekannte Überempfindlichkeit gegenüber den eingesetzten Wirk- und Hilfsstoffen, Patienten mit aktiven Lebererkrankungen und/oder Transaminasenerhöhungen ^{3} 3faches der oberen Referenzbereichsgrenze, Kinder < 12 Jahren, im akuten Asthmaanfall, Alkoholabhängigkeit, Schwangerschaft (strenge Indikationsstellung - im Tierversuch Hinweise auf fruchtschädigende Wirkungen), Laktation (Verhalten in der Muttermilch unbekannt, wegen potentiell tumorigener Wirkungen im Tierversuch kontraindiziert)
- **Unerwünschte Arzneimittelwirkungen:**
  Haut: Pruritus[154];
  Muskel- und Skelettsystem, Kollagenosen: Myalgie, Arthralgie, Nackenschmerzen;
  Nervensystem, Psyche, Sinnesorgane: Schwäche, Müdigkeit, Kopfschmerzen, Schwindel, Schlafstörungen, Nervosität, Konjunktivitis;
  Gastrointestinaltrakt, Leber, Galle, Pankreas: Übelkeit, Erbrechen, Bauchschmerzen, Dyspepsie, Obstipation, Transaminasenanstieg, Ikterus;
  Herz, Kreislauf, Gefäße: Brustschmerzen, Hypertonie, Lymphadenopathie;
  Urogenitaltrakt: Harnwegsinfektionen, Vaginitis;
  Sonstiges: Fieber.
- **Wechselwirkungen[155]:**
  Propranolol →27: verstärkter Propranololeffekt
  Terfenadin →107: verstärkter Terfenadineffekt

154 meist im Zusammenhang mit veränderten Leberfunktionsparametern

Theophyllin →96: Verdopplung der Theophyllinkonzentrationen, TDM, Dosisanpassung
Warfarin →76: verstärkte Gerinnungshemmung

4.2 Hustenmittel

4.2.1 Expektoranzien/Mukolytika

Vertreter:

N-Acetylcystein (=NACC; *ACC, Acemuc, Acetyst, Azubronchin, Bromuc, Fluimucil, NAC, Siran, Tamuc),*
Ambroxol *(Ambril, Ambrohexal, Ambroloes, Lindoxyl, Muco-Aspecton, Mucobroxol, Mucophlogat, Mucosolvan),*
Bromhexin *(Aparsonin, Bisolvon),*
Dornase-α[156],
Mesna[157]

Wirkung:

Verflüssigung des Bronchialsekretes (sekretolytische Wirkung) und damit Erleichterung der Expektoration (sekretomotorische Wirkung) durch Spaltung der Disulfidbrücken der Mukopolysaccharidfasern (NACC, Mesna), Depolymerisation von extrazellulärer DNA in eitrigem Sekret (NACC, Dornase-α), Verminderung der Viskosität des Sekretes durch verminderte Quervernetzung saurer Mukopolysaccharide (Ambroxol, Bromhexin), Verbesserung des mukoziliären Transportes durch Stimulation der Zilienaktivität (Ambroxol, Bromhexin), Aktivierung des Surfactant-Systems (Bromhexin), NACC und Mesna auch als SH-Gruppendonatoren bei Entgiftungsbehandlungen[158]

---

155 Patienten, die Zileuton und gleichzeitig Medikamente, die über Cytochrom P450 3A4 abgebaut werden, einnehmen, sollten überwacht werden, obwohl in vitro keine Beeinflussung von Cytochrom P450 3A4 gefunden wurde
156 bei Mukoviszidose
157 als Inhalat
158 NACC u.a. als Antidot bei Paracetamol (Acetaminophen)-Intoxikation

Kontraindikationen und Anwendungsbeschränkungen:

Überempfindlichkeit gegenüber den eingesetzten Wirk- und Hilfsstoffen, Säuglinge und Kleinkinder < 1 Jahr[159,160], schwere Nieren- und/oder Leberinsuffizienz[161], gestörte Bronchomotorik mit großen Sekretmengen[161], Asthma ohne Schleimansammlungen[162], Status asthmaticus[162]; extreme Schwäche, die ein Abhusten oder eine Expektoration unmöglich macht[162], **Schwangerschaft** – strenge Indikationsstellung (mangelnde Datenlage), **Stillzeit** – strenge Indikationsstellung (mangelnde Datenlage) – Kontraindikation (Bromhexin – Übergang in die Milch, Schädigungen des Säuglings bislang nicht bekannt)

Unerwünschte Wirkungen:

Haut: Pruritus, Urtikaria, Exanthem, Gesichtsschwellung[161];
Nervensystem, Psyche, Sinnesorgane: Kopfschmerzen[160], Tinnitus[160], Müdigkeit[161], Temperaturanstieg[161] mit Schüttelfrost, Konjunktivitis[163];
Gastrointestinaltrakt, Leber, Galle, Pankreas : Stomatitis[160], Sodbrennen[160], Mundtrockenheit[161], Sialorrhö[161], Gelbfärbung der Zähne[162], Übelkeit, Erbrechen und Durchfall, Obstipation[161];
Herz, Kreislauf, Gefäße: Tachykardie und Blutdruckabfall;
Atemwege: Bronchospasmus[162,164], Dyspnoe[161], Rhinorrhö[161], Reizhusten[162], Pharyngitis[163], Laryngitis[163], Heiserkeit[163], Brustschmerzen[163], Verschlechterung[163] der Lungenfunktion während der Inhalation;
Blut: Anämie, Hämorrhagie und Hämoperikard, Blutungen z.T. im Rahmen von Überempfindlichkeitsreaktionen, Verminderung der Thrombozytenaggregation[165];
Urogenitaltrakt: Dysurie[161];
Immunsystem: Kontaktallergie[161], anaphylaktische Reaktionen[161], siehe auch Haut, Herz-Kreislauf-System, Atemwege, Blut;
Sonstiges: IgG- oder IgM-Antikörper-Bildung[163] ohne Beeinträchtigung der Wirksamkeit

159 nur bei vitaler Indikation und unter stationärer ärztlicher Kontrolle
160 NACC
161 Ambroxol, Bromhexin
162 Mesna
163 Dornase-α
164 überwiegend bei Patienten mit hyperreaktivem Bronchialsystem
165 klinische Relevanz derzeit nicht zu beurteilen

- **Wechselwirkungen**[166]**:**

Aminoglykoside →208: Herabsetzung der antibakteriellen Aktivität durch gleichzeitige Gabe von Mesna,
Amoxicillin →200: verbesserter Übertritt des Antibiotikums in das Lungengewebe bei gleichzeitiger Gabe von Ambroxol,
Antibiotika, oral[167] →200: Wirkung der Antibiotika bei zeitgleicher Einnahme mit NACC vermindert, chemische Interaktion in vitro, vorsichtshalber zeitversetzte Einnahme,
Antitussiva →105: Sekretstau durch eingeschränkten Hustenreflex; nicht kombinieren,
Cefalexin →204: verbesserter Übertritt des Antibiotikums in das Lungengewebe bei gleichzeitiger Gabe von Bromhexin,
Cefuroxim →204: verbesserter Übertritt des Antibiotikums in das Lungengewebe bei gleichzeitiger Gabe von Ambroxol,
Doxycyclin →214: verbesserter Übertritt des Antibiotikums in das Lungengewebe bei gleichzeitiger Gabe von Ambroxol,
Erythromycin →210: verbesserter Übertritt des Antibiotikums in das Lungengewebe bei gleichzeitiger Gabe von Ambroxol bzw. Bromhexin,
Glyceroltrinitrat: Verstärkung des vasodilatatorischen und thrombozytenaggregationshemmenden Effektes von GTN durch NACC,
Oxytetracyclin →214: verbesserter Übertritt von OTC in das Lungengewebe bei gleichzeitiger Gabe von Bromhexin,
Penicilline →200: verminderte antimikrobielle Wirkung der Penicilline wegen chemischer Inkompatibilität mit NACC möglich; nicht gleichzeitig, sondern zeitversetzt geben

166 Ausfall freier Ambroxolbase bei Mischen von Ambroxolinjektionslösung mit Lösungen mit einem $pH < 6{,}3$
167 außer Amoxicillin, Cefuroxim, Doxycyclin, Erythromycin, Thiamphenicol

4.2.2 Antitussiva

- **Vertreter:**

Codein *(Bronchicum Mono Codein (Btm), Codicompren, Codipront mono, Optipect Kodein, Tryasol, Tussoretard)*,
Clobutinol *(Silomat)*,
Dextromethorphan,
Dihydrocodein *(DHC, Paracodin, Remedacen)*,
Dropopizin,
Hydrocodon *(Dicodid)*,
Noscapin *(Capval)*,
Pentoxyverin *(Sedotussin)*

- **Wirkung:**

Dämpfung der reflektorischen Erregbarkeit des Hustenzentrums durch Stimulation von Opioidrezeptoren (Codein, Dextromethorphan, Noscapin), Unterdrückung des Hustenreflexes ohne Beeinträchtigung der Atemregulation durch Hemmung vagaler Afferenzen aus der Lunge (Dropopizin), Herabsetzung der Übererregbarkeit des Hustenzentrums mit dosisabhängiger Dämpfung bzw. Hemmung des Hustenreflexes (Pentoxyverin)

- **Kontraindikationen und Anwendungsbeschränkungen:**

Bewußtseinsstörungen[168], Zustände mit erhöhtem Hirndruck[168], Abhängigkeit von Opioiden[168], Störungen des Atemzentrums und der Atemfunktion, Hypotension bei Hypovolamie[168,169], Niereninsuffizienz[168], Asthma bronchiale[170], chronisch-obstruktive Atemwegserkrankungen[170], Pneumonie[170], eingeschränkte Leberfunktion[170], schwere Herz-Kreislauf-Erkrankungen[171], Säuglinge und Kinder mit erhöhter Krampfbereitschaft[172] (klinische Überwachung), Kinder < 1 Jahr[169,170] (Gefahr der Atemdepression), Kinder < 12 Jahren[170], **Schwangerschaft** – strenge Indikationsstellung im 1. Trimenon, Kontraindikation[168] peripartal oder bei drohender Frühgeburt (Gefahr der Atemdepression bei Neugeborenen; Kontraindikation[173,172] wegen tierexperimenteller Hinweise auf embryotoxische

168 Codein
169 bei höheren Dosen
170 Dextromethorphan
171 Dropopizin
172 Pentoxyverin

Wirkungen oder mangelnder Datenlage), **Stillzeit** – strenge Indikationsstellung[174] (bei Behandlung der Mutter[168,172] Wirkungen beim Säugling möglich; Verhalten in der Milch nicht bekannt[170])

Unerwünschte Wirkungen:

Haut: Pruritus[168], Urtikaria[168], Exantheme[172];
Nervensystem, Psyche, Sinnesorgane: leichte Somnolenz, leichte Kopfschmerzen, vermindertes Reaktionsvermögen[168,170], Euphorie[168,169], Schlafstörungen, Abhängigkeitspotential[168], Entzugssymptome[168], Sehstörungen[168] (verschlechterte visomotorische Koordination, Miosis), konjunktivale Reizzustände[169,173], Tinnitus[168], Schwächezustände[171], Krampfneigung[172];
Gastrointestinaltrakt, Leber, Galle, Pankreas : Mundtrockenheit[168], Übelkeit, Erbrechen, Gastritis[171], Obstipation[168], Erhöhung[168,169] des Tonus der glatten Muskulatur (Darm, Gallenwege), Sodbrennen[171], Hypersalivation[171];
Stoffwechsel, Endokrinium: Gewichtszunahme[168];
Herz, Kreislauf, Gefäße: Blutdruckabfall[168,171], Synkopen[168,169], Tachykardie[171], Palpitationen[171];
Atemwege: Atemdepression, Kurzatmigkeit[168,171], Lungenödeme[168] v.a. bei vorbestehenden Lungenfunktionsstörungen, verminderte Sekretbildung[172], Reizung der Nasenschleimhaut[169,173];
Blut: Leukopenie[172];
Urogenitaltrakt: Erhöhung[168,169] des Tonus der glatten Muskulatur (Blase);
Immunsystem: schwere Allergien, anaphylaktischer Schock[171,172];
Sonstiges: Spannungsgefühl im Brustbereich[172]

Wechselwirkungen:

Alkohol: psychomotorische Leistungsfähigkeit bei gleichzeitiger Gabe von Hustenstillern und Alkohol vermindert,
Antidepressiva, trizyklische →277: Verstärkung der Codein-bedingten Atemdepression,
Antihypertensiva →18: Verstärkung der Codein-bedingten Benommenheit,
Antirheumatika, nichtsteroidale →111: synergistische Verstärkung der analgetischen Wirkung bei gleichzeitiger Gabe von NSAR und Codein[175],

---

173 Noscapin
174 bei Noscapin Kontraindikation (Umstellen auf Flaschennahrung bis 24 h nach der Behandlung)
175 Bestandteil der Stufentherapie chronischer Schmerzen

Arzneimittel, zentraldämpfende →315: gegenseitige Verstärkung der zentralen Dämpfung, Verstärkung der Codein-bedingten Atemdepression,
Cimetidin →178: verzögerte hepatische Elimination von Codein,
MAO-Hemmstoffe →287, →276: Erregungszustände, Fieber, Veränderungen der Atmungs- und Kreislauffunktion bei gleichzeitiger Gabe von MAO-Hemmstoffen und Codein oder Dextromethorphan,
Sekretolytika →102: Hemmung der Expektoration, Kombination vermeiden,
Valproinsäure →267: Beeinflussung des Metabolismus und der PPB von Codein

4.3 Antiallergika

4.3.1 Antihistaminika (H_1-Antagonisten)

- **Vertreter (ausgewählte Beispiele):**

1. Generation:
Clemastin *(Tavegil)*,
Dimenhydrinat *(Vertigo-Vomex, Vomacur, Vomex A)*,
Meclozin *(Bonamine, Postadoxin, Peremesin, Postafen)*,

2. Generation:
Astemizol *(Hismanal)*,
Cetirizin *(Zyrtec)*,
Loratadin *(Lisino)*,
Terfenadin *(Hisfedin, Teldane, Terfemundin, Terfium)*

- **Wirkung:**

kompetitive Hemmung der H_1-Rezeptoren, wegen geringer Spezifität der Substanzen auch in Abhängigkeit von der Substanz antiadrenerge, anticholinerge und antiserotonerge Effekte (antiemetische Wirkung)

- **Kontraindikationen und Anwendungsbeschränkungen:**

Überempfindlichkeit gegenüber den eingesetzten Wirk- und Hilfsstoffen, Blasenentleerungsstörungen mit Restharnbildung, Engwinkelglaukom, Niereninsuffizienz[176], Leberfunktionsstörungen[177,178], stenosierende Magenulzera[179], pyloroduodenale Obstruktion[179], bekannte QT-Zeitverlängerung[178], Kleinkinder (exakt dosieren, zentrale Erregungszustände möglich), Kinder unter 10 Jahren[180], akute Vergiftungen[180], Eklampsie[180], Epilepsie[180], Verdacht auf raumfordernde intrakranielle Prozesse[180], Alkoholmißbrauch[180], zerebro-vaskuläre Insuffizienz[180], akute Porphyrie[180], **Schwangerschaft**[181] – strenge Indikationsstellung (mangelnde Datenlage; erhöhtes Risiko perinataler Komplikationen[182]), **Stillzeit** - Kontraindikation (Übergang der Substanzen in die Milch, bislang keine Schädigung des Säuglings bekannt)

Unerwünschte Wirkungen:

Haut: Exantheme, Photosensibilisierung, Pruritus[178], Rötung[178], Urtikaria[178], Haarausfall[178]. Angiödem[178], Hauttrockenheit[178], Verschlimmerung von Ekzemen[178];
Nervensystem, Psyche, Sinnesorgane: Sedierung[183], vermindertes Reaktionsvermögen, zentralnervöse Beschwerden, Exzitationserscheinungen (Kleinkinder, Überdosierung), Sehstörungen, Glaukomanfall (Engwinkelglaukom), Schwindel[178], Schlafstörungen[178], Alpträume[178], Geschmacksstöungen[178] oder passagere Ageusie[178], depressive Zustände[178], Müdigkeit[178], Parästhesien[178];
Gastrointestinaltrakt, Leber, Galle, Pankreas : Mundtrockenheit, gastrointestinale Störungen, Bauchschmerzen[178], Übelkeit[178], Erbrechen[178], Durchfall[178], Anstieg[184] von SGOT und SGPT, Hepatitis[184];
Wasser- und Stoffwechsel, Endokrinium: Menstruationsstörungen[178], Galaktorrhö[178];
Herz, Kreislauf, Gefäße: Verlängerung der QT-Zeit[178,184];
Atemwege: Auslösung von Asthmaanfällen[178];
Blut: reversible Blutbildveränderungen (Agranulozytose, Leukozytopenie);
Urogenitaltrakt: Miktionsstörungen;
Immunsystem: Anaphylaxie[178], Überempfindlichkeitsreaktionen, s. auch Haut;

---

176 Cetirizin
177 Loratadin
178 Terfenadin
179 Clemastin
180 Dimenhydrinat
181 Dimenhydrinat nicht im letzten Trimenon: vorzeitige Wehenauslösung möglich
182 Meclozin
183 bei der 2. Generation im therapeutischen Dosierungsbereich selten, aber im Zusammenwirken mit anderen dämpfenden Arzneimitteln oder in Abhängigkeit von Beeinträchtigungen durch die Grundkrankheit zu erwarten
184 Astemizol

Sonstiges: falsch-negative Ergebnisse von Epikutantests, wenn Loratadin[185] nicht mindestens 24 h vor Beginn des Tests abgesetzt wird

Wechselwirkungen:

Alkohol: gegenseitige Verstärkung der zentralen Dämpfung,
Aminoglykoside →208: Maskierung der ototoxischen Effekte der Aminoglykoside durch gleichzeitige Gabe von Dimenhydrinat möglich,
Antiarrhythmika →48: synergistische Verlängerung der QT-Zeit durch gleichzeitige Gabe von Antihistaminika der 2. Generation, Risiko ventrikulärer Arrhythmien,
Antidepressiva, trizyklische →277: gegenseitige Verstärkung anticholinerger Wirkungen bei gleichzeitiger Gabe von TCA und Dimenhydrinat,
Antihypertensiva →18: verstärkte Blutdrucksenkung durch gleichzeitige Gabe von Dimenhydrinat,
Arzneimittel, zentraldämpfende →315: gegenseitige Verstärkung der zentralen Dämpfung,
Azolantimykotika →232: Hemmung des Metabolismus der Antihistaminika der 2. Generation, Gefahr lebensbedrohlicher Arrhythmien,
Chinin: Hemmung des Metabolismus von Astemizol, Arrhythmiegefahr,
Disulfiram: Abschwächung der Antabus-Alkohol-Reaktion bei gleichzeitiger Gabe von H_1-Antagonisten,
Etilefrin →45: verstärkte sympathomimetische Wirkung,
Glukokortikoide →129: abgeschwächte Wirkung der Kortikoide bei gleichzeitiger Gabe von Dimenhydrinat,
Grapefruit: Hemmung des Metabolismus von Terfenadin, Arrhythmierisiko,
Heparin →80: abgeschwächte Wirkung von Heparin bei gleichzeitiger Gabe von Dimenhydrinat, Inaktivierung von Heparin durch Salzbildung,
Ketotifen →89: Verstärkung der zentralen Dämpfung,
Makrolide →210: Hemmung des Metabolismus der Antihistaminika der 2. Generation, Gefahr lebensbedrohlicher Arrhythmien,
MAO-Hemmstoffe →287, →276: Verstärkung anticholinerger Wirkungen der Antihistaminika bei gleichzeitiger Gabe von MAO-Hemmstoffen,
Mefloquin →240: zusätzliche Verlängerung der QT_c-Zeit, bei gleichzeitiger Gabe mit Antihistaminika der 2. Generation erhöhtes Arrhythmierisiko,
Mibefradil →31: Hemmung des Metabolismus der Antihistaminika der 2. Generation, Gefahr lebensbedrohlicher Arrhythmien,

185 für andere Antihistaminika nicht ausgeschlossen

Parasympatholytika →91: gegenseitige Verstärkung anticholinerger Wirkungen bei gleichzeitiger Gabe von Parasympatholytika und Dimenhydrinat,
Phenothiazine →293: Abschwächung des Phenothiazin-bedingten extrapyramidalmotorischen Syndroms durch gleichzeitige Gabe von Dimenhydrinat,
Pholedrin →45: verstärkte sympathomimetische Wirkung,
Procarbazin: Verstärkung der zytostatischen Wirkung von Procarbazin durch gleichzeitige Gabe von Dimenhydrinat,
Ritonavir: Hemmung des Metabolismus der Antihistaminika der 2. Generation, Gefahr lebensbedrohlicher Arrhythmien,
Sparfloxacin →217: Risiko schwerer Arrhythmien durch synergistische Verlängerung der QT-Zeit bei gleichzeitiger Gabe von Sparfloxacin und Antihistaminika der 2. Generation
Zafirlukast →99: möglicherweise verminderter Zafirlukasteffekt bei gleichzeitiger Gabe von Terfenadin
Zileuton →101: Anstieg der Serumkonzentrationen von Terfenadin um ca. 35 % bei gleichzeitiger Gabe von Zileuton

4.3.2 Glukokortikoide

s. Antirheumatika/Antiphlogistike - Glukokortikoide →129

4.3.3 Mastzellstabilisatoren

s. Antiasthmatika - Mastzellstabilisatoren →89

5. Schmerz, Entzündung

5.1 Nichtsteroidale Antirheumatika (NSAR), „peripher" angreifende Analgetika

5.1.1 Säurederivate, Pyrazolderivate, Oxicame

- **Vertreter:**

Aceclofenac *(Biofenac)*,
Acemetacin *(Rantudil, Peran)*,
Azetylsalizylsäure *(ASS: AcesalAspirin, Aspisol, Godamed, Micristin)*,
Diclofenac *(Allvoran, Arthrex, Diclophlogont, Duravolten, Benfofen, Diclac, Diclo, Effekton, Rewodina, Sigafenac, Voltaren)*,
Ibuprofen *(Aktren, Anco, Dolgit, Ibuphlogont, Imbun, Urem)*,
Indometacin *(Amuno, Indo-Phlogont)*,
Ketoprofen *(Alrheumun, Gabrilen, Orudis)*,
Meloxicam *(Mobec)*,
Naproxen *(Apranax, Dysmenalgit, Proxen)*,
Oxyphenbutazon,
Phenylbutazon *(Ambene, Butazolidin)*,
Piroxicam *(Brexidol, Fasax, Felden, Flexase)*,
Tenoxicam *(Liman, Tilcotil)*,
Tiaprofensäure

- **Wirkung:**

Unterdrückung der Prostaglandinsynthese durch Hemmung der Zyklooxygenase (irreversibel durch Azetylierung von Serinresten oder kompetitiv), dadurch Verminderung der Sensibilisierung der Nozizeptoren für algetische Mediatoren

- **Kontraindikationen und Anwendungsbeschränkungen:**
  bekannte Überempfindlichkeitsreaktionen gegenüber den eingesetzten Substanzen, Asthma bronchiale, Rhinitis allergica, Nasenpolypen, chronische Infektionen der Atemwege, hämorrhagische Diathesen, G6PDH-Mangel, floride gastroduodenale Ulzera oder Ulkuserkrankung in der Anamnese, vorbestehende Nieren- oder schwere Leberfunktionsstörungen, Herzinsuffizienz NYHA III und IV, schwere Hypertonie, akute hepatische Porphyrien, Kinder und Jugendliche < 14 Jahre (v.a. im Zusammenhang mit Virusinfektionen), ältere Patienten, Lupus erythematodes oder Mischkollagenosen, strenge Kontraindikation im letzten Trimenon der **Schwangerschaft** (Gefahr von Geburtskomplikationen inklusive Blutungen, vorzeitiger Verschluß des Ductus arteriosus Botalli beim Kind), strenge Indikationsstellung im 1. und 2. Schwangerschaftsdrittel (im Tierversuch kein Hinweis auf embryotoxische Risiken, aber für den Menschen meist unzureichende Daten), strenge Indikationsstellung bzw. Kontraindikation in der **Laktation** (Übergang der meisten Substanzen in die Muttermilch, Gefährdungspotential für den Säugling unbekannt)

- **Unerwünschte Wirkungen:**
  Haut: Exantheme, Alopezie[186], Stevens-Johnson-Syndrom, Lyell-Syndrom[187,188], Photosensibilisierung, Pruritus,
  Nervensystem, Psyche, Sinnesorgane: Erbrechen, Erregungszustände, Kopfschmerzen, Müdigkeit, eingeschränktes Reaktionsvermögen, Reizbarkeit, Schwindel, Sehstörungen, Somnolenz –
  ASS-Intoxikation, Tinnitus u.a. Hörstörungen,
  Gastrointestinaltrakt, Leber, Galle, Pankreas: Durchfälle, Erbrechen, arzneimittel-induzierte Hepatitiden, Leberfunktionsstörungen, Magen-Darm-Ulzera, Magenschmerzen, Mikroblutungen, Ösophagitis, Störungen der Pankreasfunktion, Sialadenitis und Stomatitis[187,188], intestinale Strikturen (orale Gabe), Übelkeit,
  Wasser- und Elektrolythaushalt: Ödeme durch Retention von Natrium und Wasser, selten Hyperkaliämie, Störungen des Säure-Basen-Gleichgewichts[189],
  Stoffwechsel, Endokrinium: Hypoglykämie, Strumaentwicklung,
  Herz, Kreislauf, Gefäße: Blutdruckabfall bis zum Schock,

---

186 Diclofenac
187 Phenylbutazon
188 Oxyphenbutazon
189 ASS, v.a. nach hohen Dosen

Atemwege: Bronchospasmen, **Analgetikaasthma**,
Urogenitaltrakt: Einschränkung der Filtrationsleistung besonders bei vorbestehender Nierenschädigung, in Einzelfällen akutes Nierenversagen, interstitielle Nephritis - **„Analgetikaniere"**, Zystitis[190], Hämaturie,
Blut: Blutbildungsstörungen, Thrombozytopenie, Hemmung der Thrombozytenaggregation,
Immunsystem: s. Hautreaktionen, Atemwege, Herz, Kreislauf, Gefäße,
Sonstiges: Verschlechterung infektionsbedingter Entzündungen, aseptische Meningitis[186,191,192], Manifestation oder Verschlechterung eines Lupus erythematodes oder von Mischkollagenosen, Störungen bei der Interpretation von Schilddrüsenfunktionstests[187,188]

Wechselwirkungen:

Azetylsalizylsäure →85, →111: Erniedrigung der Konzentration des Kombinationspartners,
Ajmalin →48: erhöhtes Risiko langanhaltender Cholestasen bei gleichzeitiger Gabe von Salizylaten,
Aldosteronantagonisten →34: Wirkung der Aldosteronantagonisten vermindert bei gleichzeitiger Gabe von ASS,
Alkohol: erhöhtes Risiko gastrointestinaler Blutungen bei gleichzeitiger Gabe von ASS, Oxyphenbutazon, sonst Verstärkung der Beeinträchtigung des Reaktionsvermögens bei NSAR-Anwendung,
Allopurinol →151: verstärkte Wirkung von Salizylsäure,
4-Aminochinoline →240: erhöhtes Risiko einer exfoliativen Dermatitis bei gleichzeitiger Gabe von 4-Aminochinolinen und Phenylbutazon,
Amphotericin B →230: vermehrt Blutbildstörungen bei gleichzeitiger Gabe von Phenylbutazon,
Androgene →164: Verstärkung der Wirkung von Phenylbutazon,
Antazida →188: vermehrte Elimination von Salizylsäure, verminderte Absorption von Naproxen,
Antidiabetika, orale →138: antidiabetische Wirkung vertärkt,
Antihypertensiva →18: verminderte Blutdrucksenkung,

190 Tiaprofensäure
191 Ibuprofen
192 Naproxen

Antikoagulanzien, orale[193] →76: verstärkte Antikoagulanzienwirkung, erhöhtes Risiko gastrointestinaler Blutungen,
AT_1-Antagonisten →21: Hyperkaliämie bei gleichzeitiger Gabe von AT_1-Antagonisten und NSAR,
Barbiturate →253: erhöhte Barbituratkonzentration bei gleichzeitiger Gabe von ASS, erniedrigte Konzentration der NSAR bei gleichzeitiger Gabe von Ibuprofen, Oxyphenbutazon, Phenylbutazon,
Benzbromaron →148: verminderte urikosurische Wirkung,
Chinolone (Gyrasehemmstoffe) →217: Verstärkung der Krampfneigung bei gleichzeitiger Gabe von Diclofenac,
Chloramphenicol →228: vermehrt Blutbildstörungen bei gleichzeitiger Gabe von Phenylbutazon,
Chlorphenamin: verminderte Wirkung von Oxyphenbutazon, Phenylbutazon,
Chlorprothixen →297: verminderte neuroleptische Wirkung bei gleichzeitiger Gabe von Phenylbutazon,
Cimetidin →178: erhöhte Piroxicam-Spiegel,
Cholestyramin →137: verminderte Wirkung von Oxyphenbutazon, Phenylbutazon,
Cotrimoxazol →222: verstärkte Wirkung von Cotrimoxazol bei gleichzeitiger Gabe von NSAR,
COX-2-Hemmstoffe →119: erhöhtes Risiko gastrointestinaler Komplikationen bei gleichzeitiger Anwendung von niedrigen Dosen Azetylsalizylsäure und COX-2-Hemmern;
Cyclosporin A: verstärkte Nephrotoxizität von CyA bei gleichzeitiger Gabe von Diclofenac,
Digoxin →59: erhöhte Digoxin-Konzentrationen; TDM, Dosisanpassung,
Dihydralazin →43: verminderte Blutdrucksenkung bei gleichzeitiger Gabe von Dihydralazin und Indomethazin,
Dipyridamol →74: Verstärkung der antiaggregatorischen Wirkung bei gleichzeitiger Gabe von ASS,
Diuretika →34: verminderte diuretische und antihypertensive Wirkung, bei Schleifendiuretika u.U. vermehrtes Auftreten von Nierenfunktionsstörungen bei älteren Patienten,
Diuretika, kaliumsparende →34: Hyperkaliämie, bei Kombination von Triamteren und Indometacin Nierenversagen möglich,
Glukokortikoide →129: erhöhtes Risiko gastrointestinaler Blutungen,

193 Wahrscheinlichkeit, Häufigkeit und Schweregrad dieser Interaktion von den eingesetzten NSAR abhängig, vorsichtshalber Therapiekontrolle empfohlen

Gyrasehemmer →217: s. Chinolone,
Heparin →80: verstärkte Gerinnungshemmung bei gleichzeitiger Gabe von ASS und Sulfinpyrazon,
Herzglykoside →59: verminderte Glykosidwirkung bei gleichzeitiger Gabe von Oxyphenbutazon, Phenylbutazon, Salizylaten,
Isoxazolylpenicilline →200: Verdrängung der Isoxazolylpenicilline aus der Plasmaeiweißbindung durch ASS,
Kortison →129: verminderte Kortisonwirkung bei gleichzeitiger Gabe von Oxyphenbutazon, Phenylbutazon,
Lithium →291: erhöhte Lithiumspiegel,
Methotrexat →126: verstärkte MTX-Toxizität, bei gleichzeitiger Gabe von ASS auch Verstärkung der erwünschten MTX-Effekte,
Methylphenidat: verstärkte Wirkung von Oxyphenbutazon, Phenylbutazon,
Nizatidin →178: Anstieg der Konzentration von ASS bei gleichzeitiger Gabe von Nizatidin und hohen Dosen ASS,
NSAR →111: gegenseitige Wirkungsbeeinflussung, v.a. hinsichtlich gastrointestinaler Nebenwirkungen,
Opiate/Opioide →121: synergistische analgetische Wirkung,
Penicilline[194] →200: durch gleichzeitige Gabe von NSAR verzögerte Penicillin-Elimination,
Phenytoin →52, →262: erhöhte Phenytoin-Serumkonzentrationen; TDM, Dosisanpassung,
Probenecid →148: verminderte urikosurische Wirkung, verlangsamte Elimination des NSAR,
Prokinetika →191: beschleunigte Absorption von ASS,
Promethazin →293: verminderte Wirkung von Oxyphenbutazon,
Rifampicin: verminderte Wirkung von Oxyphenbutazon, Phenylbutazon,
Steroide, anabole →110: verstärkte Wirkung von Oxyphenbutazon, Phenylbutazon,
Sulfinpyrazon →148: verminderte urikosurische Wirkung, verzögerte Elimination des NSAR,
Sulfonamide →222: verstärkte Sulfonamid-Wirkung,
Sulfonylharnstoffe →138: verstärkte Blutzuckersenkung bei gleichzeitiger Gabe von Salicylaten,
Ticlopidin →83: gegenseitige Verstärkung der antiaggregatorischen Wirkung, Blutungsneigung,

194 Benzyl- und Aminopenicilline

Trapidil →74: Verstärkung der antiaggregatorischen Wirkung bei gleichzeitiger Gabe von ASS,
Trijodthyronin →169: verstärkte Hormonwirkung bei gleichzeitiger Gabe von ASS,
Valproinsäure →267: verstärkte Blutungsneigung und erhöhte Valproinsäure-Konzentrationen im Serum bei gleichzeitiger Gabe von ASS; TDM, Dosisanpassung
Zafirlukast →99: Anstieg der Serumkonzentrationen von Zafirlukast bei gleichzeitiger Gabe von ASS

5.1.2 Anilinderivate, Pyrazolone

Vertreter:

Paracetamol *(Ben-u-ron, Captin, Doloreduct, Enelfa, Pyromed, Treupel mono)*,
Phenazon *(Eu-Med, Migräne-Kranit mono)*,
Phenylbutazon *(Ambene, Butazolidin)*,
Propyphenazon *(Demex, Eufibron, Isoprochin P)*,
Metamizol *(Analgin, Baralgin, Berlosin, Novalgin, Novaminsulfon)*

Wirkung:

z. T. Unterdrückung des Prostaglandinsynthese durch Blockade der Zyklooxygenase, Aktivierung einer endogenen Hemmung im periäquäduktalen Grau (Unterdrückung der Aktivierung des nozizeptiven Systems)

Kontraindikationen und Anwendungsbeschränkungen:

allergische Reaktionen auf die angegebenen Wirkstoffe, vorbestehende Leber- und/oder Nierenfunktionsstörungen[195], Gilbert-Meulengracht-Syndrom[195], akute hepatische Porphyrien oder Glukose-6-Phosphat-Dehydrogenase-Mangel[196], Störungen der Knochenmarkfunktion bzw. Erkrankungen des hämatopoetischen Systems[196], ältere Patienten, Kinder < 7 Jahre (nur Phenazon), Hypotonie oder Patienten, bei denen eine Blutdrucksenkung vermieden werden sollte[197] (parenteral); **Schwangerschaft** – Kontraindikation (kein Hinweis auf embryotoxisches Potential, aber unzureichende Datenlage, perinatale Komplikationen nicht auszuschließen)[198], **Stillzeit** – strenge Indikationsstellung oder Kontrain-

195 Paracetamol
196 Pyrazolone
197 Metamizol
198 im 2. Trimenon Paracetamol und Metamizol unter strenger Indikationsstellung möglich

dikation (Übergang der Substanzen bzw. ihrer Metaboliten in die Milch, Gefährdungspotential für den Säugling unbekannt)

Unerwünschte Wirkungen:

Haut: Hautrötungen; Exantheme, Urtikaria, Lyell-Syndrom[196], angioneurotisches Ödem, Erythema multiforme und Erythema nodosum, Pruritus,
Muskel- und Skelettsystem, Kollagenosen: Myalgien nach abruptem Absetzen hoher Dosen[195],
Nervensystem, Psyche, Sinnesorgane: Analgetika-Kopfschmerz, Nervosität und vegetative Symptome (nach abruptem Absetzen hoher Dosen[195]),
Gastrointestinaltrakt, Leber, Galle, Pankreas: Übelkeit, Völlegefühl,
Atemwege: Analgetikaasthma[199],
Urogenitaltrakt: „Analgetikaniere", Proteinurie, Oliqurie, Anurie[197] (v.a. bei Patienten mit vorbestehenden Nierenerkrankungen oder Volumenmangel),
Blut: allergische Thrombo- oder Leukozytopenie, Agranulozytose[197],
Immunsystem: allergische Sofortreaktionen mit Schocksymptomatik[197] (v.a. nach parenteraler Anwendung), s. Atemwege, Urogenitaltrakt, Blut,
Sonstiges: lokale Reaktionen oder Schmerzen in/an der Injektionsstelle nach parenteraler Gabe von Metamizol

Wechselwirkungen:

Alkohol: verstärkte Hepatotoxizität von Paracetamol in sonst unschädlichen Dosisbereichen,
Anticholinergika →91 →274 →185: verzögerte Absorption und Wirkeintritt von Paracetamol
Antihypertensiva →10: verminderte Blutdrucksenkung bei Kombination mit Pyrazolonen[200],
Antikoagulanzien, orale →76: Interaktion mit Paracetamol noch nicht bewertbar, Verkürzung der Thromboplastinzeit bei Kombination von Phenazon und Warfarin,
AT-Antagonisten →21: Hyperkaliämie bei gleichzeitiger Gabe von NSAR,
Azidothymidin: erhöhtes Neutropenierisiko bei Kombination mit Paracetamol,
Barbiturate →253: verstärkte Hepatotoxizität von Paracetamol in sonst unschädlichen Dosisbereichen, verkürzte Wirkdauer von Phenazon,
β-Rezeptorenblocker →27: z.B. Propranolol, verzögerte Ausscheidung von Phenazon mit Kumulationsgefahr,

199 äußerst geringe Kreuzreaktivität mit Paracetamol
200 klinische Relevanz für Metamizol ungeklärt

Carbamazepin →257: verstärkte Hepatotoxizität von Paracetamol in sonst unschädlichen Dosisbereichen; verkürzte Wirkdauer von Phenazon,
Chloramphenicol →228: verlangsamte Chloramphenicol-Elimination bei gleichzeitiger Gabe von Paracetamol, erhöhtes Toxizitätsrisiko,
Cimetidin →178: verlangsamte Ausscheidung von Phenazon mit Kumulationsgefahr,
Clomethiazol →249: verlangsamte Ausscheidung von Phenazon mit Kumulationsgefahr,
Diuretika[201] →34: verminderte diuretische Wirkung bei Kombination mit Pyrazolonen[200],
Estrogene →154: beschleunigte Elimination von Paracetamol,
Goldpräparate →124: erhöhte Hämatotoxizität bei gleichzeitiger Gabe von Gold und Pyrazolonen,
Lithium →291: erhöhte Lithiumspiegel[200],
Methotrexat →126: verstärkte MTX-Toxizität,
Opiate/Opioide →121: synergistische analgetische Wirkung,
Phenytoin →52, →262: verstärkte Hepatotoxizität von Paracetamol in sonst unschädlichen Dosisbereichen, verkürzte Wirkdauer von Phenazon,
Prokinetika →191: Beschleunigung von Absorption und Wirkeintritt von Paracetamol,
Rifampicin: verstärkte Hepatotoxizität von Paracetamol in sonst unschädlichen Dosisbereichen,
Spironolacton →34: verkürzte Wirkdauer von Phenazon,
Sulfonylharnstoffe →138: verstärkte Blutzuckersenkung,
Triamteren →34: Hyperkaliämie[200]
Zidovudin: =Azidothymidin, s. oben

201 außer Schleifendiuretika

5.1.3 Spezifische COX-2-Hemmstoffe

- **Vertreter[202]:**
  Celecoxib *(Celebrex®)*
  Rofecoxib *(Vioxx®)*
- **Wirkung:**
  Spezifische Cyclooxygenase-2-Hemmstoffe (COX-2-Hemmer) habein analgetische, antipyretische und antiphlogistische Wirkung durch Hemmung der Prostaglandinsynthese (spezifische Hemmung der Cyclooxygenase 2, in therapeutischen Konzentrationen keine Hemmung der Cyclooxygenase 1)
- **Kontraindikationen und Anwendungsbeschränkungen:**
  bekannte Überempfindlichkeit gegenüber den eingesetzten Wirk- und Hilfsstoffen; Patienten mit Sulfonamidallergie[203]; Patienten mit "Aspirin-Asthma" (Asthmaanfälle, Urticaria, allergische Reaktionen auf Azetylsalizylsäure oder andere NSAR); Patienten mit vorbestehenden Leber- und/oder Nierenfunktionsstörungen, bei Dehydratation, Hypertonie, Herzinsuffizienz, Asthma bronchiale, Kinder und Jugendliche < 18 Jahre[204], **Schwangerschaft** - aus dem Tierversuch Hinweise auf teratogene Effekte[205], Kontraindikation im letzten Trimenon - Risiko des vorzeitigen Verschlusses des Ductus arteriosus Botallo; **Stillzeit** - im Tierversuch Übergang der Substanzen in die Milch, Daten für den Menschen nicht bekannt, Stillen und gleichzeitige Einnahme der COX-2-Hemmer sollte vermieden werden
- **Unerwünschte Arzneimittelwirkungen[206]:**
  Haut: Hautausschlag;
  Muskel- und Skelettsystem, Kollagenosen: Rückenschmerzen;
  Nervensystem, Psyche, Sinnesorgane: Schwindel, Kopfschmerzen, Schlaflosigkeit[203], Müdigkeit/Schwäche[207];

---

202 Zulassung innerhalb der EU für das Jahr 2000 erwartet
203 Celecoxib
204 keine Untersuchungen zur Wirksamkeit und Sicherheit in dieser Altersgruppe
205 Einsatz in der Schwangerschaft nur, wenn potentieller Nutzen Risiko deutlich übersteigt
206 Daten aus klinischen Studien
207 Rofecoxib

Gastrointestinaltrakt, Leber, Galle, Pankreas: Bauchschmerzen, Sodbrennen[207], Dyspepsie, Blähungen, Übelkeit, Diarrhoe, Anstieg der Transaminasen;
Wasser - und Elektrolythaushalt: Wasserretention, periphere Ödeme, Hyperchlorämie, Hypophosphatämie;
Herz, Kreislauf, Gefäße: Hypertonie;
Atemwege: Pharyngitis, Rhinitis, Sinusitis, Bronchitis;
Urogenitaltrakt: Harnwegsinfektionen, weitere renale Effekte wie bei den klassischen NSAR möglich, Anstieg der Harnstoffkonzentration;
Blut: Anämie;
Immunsystem: Influenza-artige Beschwerden[207]

Wechselwirkungen:

ACE-Hemmstoffe →18: Verminderung des antihypertensiven Effektes[208]
Azetylsalizylsäure →85, →111: erhöhtes Risiko gastrointestinaler Komplikationen bei gleichzeitiger Anwendung von COX-2-Hemmern und niedrigen Dosen Azetylsalizylsäure
Cimetidin →178: Anstieg der AUC von Rofecoxib bei gleichzeitiger Gabe hoher Dosen Cimetidin
Furosemid →37: Verminderung des diuretischen Effektes durch Hemmung der renalen Prostaglandinsynthese
Fluconazol →232: Verdopplung der Serumkonzentrationen von Celecoxib bei gleichzeitiger Gabe mit Fluconazol
Lithium →291: verminderte Lithiumausschei-dung bei gleichzeitiger Gabe von Celecoxib; TDM von Lithium bei Therapie mit COX-2-Hemmern
MTX →126: gegenseitige Beeinflussung der Pharmakokinetik bei gleichzeitiger Gabe von Rofecoxib und MTX, MTX-TDM unbedingt erforderlich
Rifampicin: deutliche Reduktion der Rofecoxib-Konzentrationen
Warfarin →76: keine Interaktion nachgewiesen, aber erhöhtes Blutungsrisiko bei Warfarinpatienten beachten

208 Interaktion für NSAR beschrieben und auch für COX-2-Hemmer nicht ausgeschlossen

5.2 Analgetika

5.2.1 Opiate und Opioide

- **Vertreter:**
  Alfentanil *(Rapifen)*,
  Buprenorphin *(Temgesic)*,
  Fentanyl *(Fentanyl, Durogesic)*,
  Hydromorphon *(Dilaudid)*,
  Levacetylmethadol *(Orlaam)*,
  Levomethadon *(L-Polamidon)*,
  Morphin *(M-long, Morphin Merck, MSI, MSR, MST, Sevredol)*,
  Oxycodon *(Oxygesic)*,
  Pentazocin *(Fortral)*,
  Pethidin *(Dolantin)*,
  Piritramid *(Dipidolor)*,
  Remifentanil *(Ultiva)*,
  Sufentanil *(Sufenta)*,
  Tramadol *(Amadol, Tramadolor, Tramal, Tramundin)*

- **Wirkung:**
  Unterdrückung der Schmerzleitung und -verarbeitung auf verschiedenen Ebenen des nozizeptiven Systems durch Stimulation der Opiat-Rezeptoren mit unterschiedlicher Subtypspezifität, für Tramadol auch Diskussion der Beeinflussung von α_2-adrenergen und serotonergen Übertragungswegen

- **Kontraindikationen und Anwendungsbeschränkungen:**
  Überempfindlichkeit gegen Opiate, akute Alkohol-, Schlafmittel-, Analgetika- und Psychopharmaka-Intoxikation[209], Substitutionstherapie von Drogenabhängigen[209,210], bradykarde Rhythmusstörungen und schwere Beeinträchtigung der ZNS-Funktion[211], Kinder unter einem Jahr, Abhängigkeit von Opioiden, Bewußtseinsstörungen[210,212], Störungen des Atemzentrums und der

209 Tramadol
210 Pethidin
211 Fentanyl

Atemfunktion, Zustände mit erhöhtem Hirndruck, Hypotension bei Hypovolämie[212], Prostatahypertrophie mit Restharnbildung, Gallenwegserkrankungen[212], obstruktive und entzündliche Darmerkrankungen[212], Phäochromozytom[212], erhöhte zerebrale Krampfbereitschaft, Pankreatitis[212], Myxödem[212], Ureterkoliken[212], Ileus[212], chronisch obstruktive Lungenerkrankungen und/oder eingeschränkte Leber- und Nierenfunktion[211], **Schwangerschaft** – strenge Indikationsstellung (nur in begründeten Ausnahmefällen; nach der Geburt Entzugserscheinungen und Atemdepression beim Neugeborenen) – Kontraindikation[211], **Stillzeit** – strenge Indikationsstellung (Übergang der Substanz in die Milch; bei einmaliger Applikation Unterbrechung des Stillens in der Regel nicht erforderlich.) – Kontraindikation[211]

Unerwünschte Wirkungen[213]:

Haut: Schwitzen, Pruritus, Exanthem, Urtikaria, Hautreaktionen am Applikationsort[211] (Pflaster);
Muskel- u. Skelettsystem, Kollagenosen: Rigidität[210,212], ataktischer Gang[211];
Nervensystem, Psyche, Sinnesorgane: Sedierung, Schwindel, Kopfschmerzen, Atemdepression, Hemmung des Hustenzentrums, zerebrale Krampfanfälle (höhere Dosen, Kinder), Euphorie, gelegentlich Dysphorie, Veränderungen der kognitiven und sensorischen Leistungsfähigkeit, Veränderungen der Aktiviertheit (meist Dämpfung, gelegentlich Steigerung); Abhängigkeit, Toleranzentwicklung, Entzugssyndrom, Miosis[210,212], Asthenie, Nervosität, Parästhesien, Amnesie und paranoide Reaktionen, Koordinations-/Sprachstörungen, Tremor, Amblyopie[211];
Gastrointestinaltrakt, Leber, Galle, Pankreas: Mundtrockenheit, Übelkeit, Erbrechen, Obstipation, Spasmen der Pankreas- und, Gallengänge[210,212], Appetitstörungen[209,211]; Diarrhö, Dyspepsie, Singultus, schmerzhafter Meteorismus[211];
Herz, Kreislauf, Gefäße: orthostatische Regulationsstörungen, hypotensive Kreislaufreaktion, Bradykardie; Vasodilatation, Tachykardie, Rhythmusstörungen[211];
Atemwege: Bronchospasmen, Lungenödem (nichtkardiogen, Intensivpatienten)[210,212]; dosisabhängige Dyspnoe[211];

212 Morphin
213 Häufigkeit und Ausmaß der unerwünschten Wirkungen sind substanzabhängig. Alle Opiate bzw. Opioide wirken dosisabhängig atemdepressorisch und obstipierend, die Stärke und Häufigkeit dieser Wirkungen ist substanzabhängig. Entwicklung einer psychischen Abhängigkeit ist bei einer professionellen chronischen Schmerztherapie (Therapie nach Zeitplan) nicht zu erwarten.

Urogenitaltrakt: Tonuserhöhung der Ureteren und der Harnblase[210,212], Blasenentleerungsstörungen; Oligurie, Harnblasenschmerz[211];
Immunsystem: anaphylaktoide Reaktionen;
Sonstiges: periphere Ödeme[210,211,212], Kältegefühl[211]

Wechselwirkungen:

Alkohol : Wirkungs- und Nebenwirkungsverstärkung, v.a. Atemdepression,
Anticholinergika, zentrale →274: Verstärkung d. zentralnerv. Effekte v. Pethidin,
Antirheumatika, nichtsteroidale →111: synergistische Wirkung mit Opioiden,
Arzneimittel, zentral dämpfende →315: Wirkungs- und Nebenwirkungsverstärkung, v.a. Atemdepression,
Cholinesterasehemmstoffe[214] →194: verstärkte Wirkung der Opiate/Opioide,
Cimetidin →178: verminderter Abbau von Morphin,
Citalopram →283: verstärkte Analgesie möglich,
Droperidol →301: Verstärkung der Atemdepression,
Levodopa →269: verminderte Wirkung von Levodopa,
MAO-Hemmstoffe →287, →276: schwere zentralnervöse sowie Nebenwirkungen auf die Atmungs- und Kreislauffunktion möglich; durch Pethidin Provokation eines Serotoninsyndroms möglich,
Mexiletin →52: verminderte Absorption von Mexiletin bei gleichzeitiger Gabe von Opiaten,
Opioide (Partialagonisten) →121: Wirkung von Morphin, Pethidin, Tramadol, Fentanyl abgeschwächt,
Pancuronium, Vecuronium: Wirkungsverstärkung durch Morphin, Fentanyl,
Selegilin →276: Interaktion mit Pethidin in Art und Ausmaß nicht vorhersehbar,
Zolpidem →251: Verstärkung des euphorisierenden Effektes der Opiate,
Zopiclon →251: Verstärkung des euphorisierenden Effektes der Opiate

214 Physo- und Neostigmin

5.3 Antirheumatika, Antiphlogistika

5.3.1 Basistherapeutika

- **Vertreter:**

Chloroquin *(Resochin, Weimerquin)*,
Hydroxychloroquin *(Quensyl)*
(s. Antibiotika/Chemotherapeutika – Malariamittel)

D-Penicillamin *(Metalcaptase, Trisorcin, Trolovol)*,

Goldpräparate:
Aurothioglucose *(Solganol)*,
Aurothiomalat *(Myochrysine)*,
Auranofin *(Ridaura)*

- **Wirkung:**

sog. Slow-acting Substances, Mechanismen nicht endgültig geklärt, immunsuppressive Effekte ohne nähere Angaben (Chloroquin/Hydroxychloroquin); selektive Hemmung der T-Lymphozytenfunktion (D-Penicillamin); verstärkte Quervernetzung von Kollagenfasern, Stabilisierung der Lysosomenmembran, Unterdrückung von Immunreaktionen und chemotaktischen Vorgängen (Goldverbindungen)

- **Kontraindikationen und Anwendungsbeschränkungen:**

Überempfindlichkeit gegen die eingesetzten Wirk- und Hilfsstoffe, Blutbildungsstörungen, Leberschäden, Niereninsuffizienz; Kombination mit hepatotoxischen Stoffen, MAO-Hemmstoffen, Porphyrie, Epilepsie, Glukose-6-Phosphat-Dehydrogenase-Mangel (hämolytische Anämie, Favismus), Penicillinallergie[215], systemischer Lupus erythematodes bzw. Nachweis vom antinukleären Antikörpern in höheren Titerstufen[215,216]; Polyallergien, Schwermetallallergie, aktive Lungentuberkulose[216]; **Schwangerschaft** – Kontraindikation (Teratogenität – Cutis laxa[215], Teratogenität im Tierversuch[216]), **Stillzeit** – Kontraindikation (Übertritt der Substanzen in die Milch, Schädigungen des Säuglings[215])

215 D-Penicillamin
216 Goldverbindungen

- **Unerwünschte Wirkungen:**

Haut: Hautausschläge, Juckreiz, Exazerbation einer Porphyria cutanea tarda mit Porphyrinurie, Dermato-Lathyrismus[215]; Chrysiasis, exfoliative Dermatitis, Flush, Aurose[216];
Muskel- und Skelettsystem, Kollagenosen: Verstärkung oder Auslösung eines myasthenischen Syndroms[215], Pemphigus-like syndrome und Polymyositis[215]; Lupus-erythematosus-like syndrome[215,216];
Nervensystem, Psyche, Sinnesorgane: Neuropathien und Geschmacksstörungen[215]; Neuritis[216], Enzephalitis[216], Konjunktivitis[216], Hornhautulzerationen[216], Ablagerungen in der Hornhaut[216] und Optikusatrophie[216];
Gastrointestinaltrakt, Leber, Galle, Pankreas: Inappetenz, Magenschmerzen, Übelkeit, Erbrechen, Diarrhö mit Gewichtsverlust, Leberschäden bzw. Verstärkung eines vorbestehenden Leberschadens; bukkale, linguale Ulzerationen, Cholestase, Auslösung einer Colitis ulcerosa, gastrointestinale Blutungen[alle 215]; Stomatitis, Anstieg der Lipase[216];
Stoffwechsel, Endokrinium: Vergrößerung der Brustdrüse bei Mann und Frau[215];
Herz, Kreislauf, Gefäße: Blutdruckabfall[216], Tachyarrhythmie[216];
Atemwege: Lungeninfiltrate[215], allergische Alveolitis oder Bronchitis/ Bronchiolitis[215,216]; Lungenfibrose[216];
Blut: Thrombozytopenie[216], Agranulozytose[216], Panzytopenie[216]; hämolytische Anämie[216];
Urogenitaltrakt: Immunkomplexnephritis[215,216];
Immunsystem: allergische und toxische Schädigungen verschiedener Organsysteme; Arzneimittelfieber und Anstiege antinukleärer Antikörper[215]

- **Wechselwirkungen:**

Ampicillin →200: Absorption von Ampicillin vermindert,
Antazida →188: verminderte enterale Absorption von D-Penicillamin,
Azathioprin →126: Penicillamin-Verträglichkeit verschlechtert,
Basistherapeutika →124: Nebenwirkungsrate bei Kombination untereinander erhöht,
D-Penicillamin →124: Goldausscheidung beschleunigt,
Eisen: verminderte enterale Absorption von D-Penicillamin, verminderte Wirkung von Gold,
Pyrazolone →116: verstärkte Toxizität, z. B. Knochenmarkdepression, bei Kombination mit Goldpräparaten,

Pyritinol: Penicillamin-Verträglichkeit verschlechtert,
Stoffe, photosensibilisierende: Gefahr einer Photosensibilisierung bei gleichzeitiger Gabe von Goldverbindungen verstärkt,
Zytostatika: verstärkte Toxizität von Gold, z.B. Knochenmarkdepression

5.3.2 Immunsuppressiva

- **Vertreter:**

Methotrexat *(Lantarel, Metex, MTX)* **(MTX),**
Azathioprin *(Imurek, Zytrim)*

- **Wirkung:**

Verhinderung der Proliferation immunkompetenter Zellen durch Unterbindung der Synthese von Tetrahydrofolsäure mit nachfolgender Beeinträchtigung der Synthese von Purin und Thymidin (MTX) bzw. nach Umsetzung zu 6-**Mercaptopurin** Hemmung verschiedener Enzyme im Purinstoffwechsel (Azathioprin)
Kontraindikationen und Anwendungsbeschränkungen:
Überempfindlichkeit gegen die eingesetzten Wirk- und Hilfsstoffe, sowie gegen 6-Mercaptopurin[217], Lesch-Nyhan-Syndrom[217], akute Infektionen, gleichzeitige oder kürzlich abgeschlossene zytostatische oder myelosuppressive Therapie[217], Patienten mit TPMT-Mangel[218], schwere Knochenmarkdepression[219], gastrointestinale Ulzera[219], Zustand nach hochdosierter Strahlentherapie[219], jugendliche oder alte Patienten[219], Leberfunktionsstörungen, Niereninsuffizienz, **Schwangerschaft**[220] – Kontraindikation (teratogene, embryo-, fetotoxische Wirkungen, für Azathioprin aus dem Tierversuch, keine Erfahrungen beim Menschen), **Stillzeit** – Kontraindikation (Übergang in die Milch ohne bekannte Beeinträchtigungen des Säuglings[217], Verhalten in der Milch nicht bekannt[219])

217 Azathioprin
218 rasch einsetzende Myelosuppression
219 MTX
220 Bei Indikation zur Behandlung mit Immunsuppressiva ist auf eine sichere Konzeptionsverhütung zu achten. Männer, die mit Immunsuppressiva behandelt werden, sollten bis 6 Monate nach Therapieende kein Kind zeugen.

Unerwünschte Wirkungen[221]:

Haut: Exantheme, toxische Hautreaktionen (z.B. Erytheme, Juckreiz, Photosensibilität, sehr selten Lyell-Syndrom)[219], schwere herpetiforme Hauteruptionen[219], Dermatitis[219], Haarausfall;
Muskel- und Skelettsystem, Kollagenosen: Myalgien[217], Arthralgien[217], Osteoporose[219], Muskelschwäche[219];
Nervensystem, Psyche, Sinnesorgane: Meningismus, Schwindel[217], vermindertes Reaktionsvermögen[217], Kopfschmerzen[219], Benommenheit[219], Erbrechen[219], Pleozytose[219], Krampfanfälle[219], Parästhesien[219], Konjunktivitis[219], Sehstörungen[219], Aphasie[219];
Gastrointestinaltrakt, Leber, Galle, Pankreas: Stomatitis[219], Übelkeit, Erbrechen, Diarrhö, Steatorrhö[217], Kolitis[217], Divertikulitis[217], Darmperforation[217], intestinale Blutungen[219], Ulzerationen der Mundschleimhaut und des Magen-Darm-Trakts[219], hämorrhagische Gastroenteritis[219], Anstieg von SGOT, SGPT, AP und Bilirubin, intrahepatische Cholestase[217], Lebervenenverschluß[217], akute Lebernekrose[219], Leberverfettung[219], portale Fibrose[219], Leberzirrhose[219], akute Pankreatitis[217];
Stoffwechsel, Endokrinium: Hyperurikämie[219], Störungen der Spermatogenese und der Ovulation[219];
Herz, Kreislauf, Gefäße: Vorhofflimmern[217], Hypotension[217], Vaskulitis[219];
Atemwege: Lungeninfiltrate (-fibrose), interstitielle Pneumonie[217], Husten[219], Tachypnoe[219], Dyspnoe[219], eosinophile Pneumonie mit Fieber (DD Infektion) [219];
Blut: Leuko-, Thrombozytopenien, Anämie, hämolytische Anämie[217], Hypogammaglobulinämie[219], Myelosuppression;
Urogenitaltrakt: akutes Nierenversagen[217], Nierenschäden[219], Azotämie[219], Hyperurikämie[219], Oligurie[219], Anurie[219], Zystitiden mit Ulzerationen[219], Hämaturie[219];
Immunsystem: Arzneimittelfieber[217], Schüttelfrost[217], allergische Reaktionen;
Sonstiges: schwere bakterielle und/oder Virusinfektionen (auch atypische Erreger, schwere Verläufe von Herpes-zoster-Infektionen)[217], onkogenes Risiko[217,222], Teratogenität[219]

221 bei Verwendung von MTX als Immunsuppressivum in der Rheumatherapie aufgrund der geringeren Dosen evtl. vermindertes Risiko schwerer UAW
222 bei den zur Therapie von Autoimmunerkrankungen verwendeten Dosen ist das Risiko gering

Wechselwirkungen:

ACE-Hemmer →18: verstärkt Störungen der Hämatopoese bei gleichzeitiger Gabe von Immunsuppressiva,
Alkohol: verstärkte Hepatotoxizität von MTX; zusätzliche Beeinträchtigung der durch Azathioprin verminderten Reaktionsfähigkeit,
Allopurinol →151: verstärkte Toxizität von Azathioprin, v.a. Störung der Hämatopoese,
Antirheumatika, nichtsteroidale →111: MTX-Toxizität durch Hemmung der renalen Elimination von MTX und Verdrängung von MTX aus der PPB verstärkt,
Barbiturate →253: MTX-Toxizität verstärkt,
Cefalotin: verminderte renale Elimination von MTX, verstärkte MTX-Toxizität schon in niedrigen Dosen möglich,
Chloramphenicol →228: MTX-Toxizität verstärkt,
Cotrimoxazol →222: verstärkter Antifolateffekt von Cotrimoxazol bei gleichzeitiger Gabe von Azathioprin,
Doxorubicin: Verdrängung von MTX aus der PPB,
Furosemid →37: In-vitro-Hemmung der Glutathion-S-Transferase, die Azathioprin zu Mercaptopurin verstoffwechselt, keine Information über eine eventuelle klinische Relevanz des Befundes für die immunsuppressive Therapie mit Azathioprin,
Lebendvakzine: manifeste Infektionen mit den Impfkeimen bei gleichzeitiger Gabe von Immunsuppressiva möglich,
Metamizol →116: MTX-Toxizität verstärkt,
Mittel und Maßnahmen, die das Knochenmark beeinträchtigen: MTX-Toxizität verstärkt,
Muskelrelaxanzien, depolarisierende: verstärkte Muskelrelaxation bei gleichzeitiger Gabe von Azathioprin,
Muskelrelaxanzien, stabilisierende: verminderte Muskelrelaxation bei gleichzeitiger Gabe von Azathioprin,
p-Aminobenzoesäure: MTX-Toxizität verstärkt,
p-Aminohippursäure: MTX-Toxizität verstärkt,
Penicilline →200: verminderte renale Elimination von MTX, verstärkte MTX-Toxizität schon in niedrigen Dosen möglich,
Phenytoin →52, →262: MTX-Toxizität verstärkt,
Probenecid →148: verminderte renale Elimination von MTX, Intoxikationsgefahr,
Pyrimethamin: verstärkt Störungen der Hämatopoese bei gleichzeitiger Gabe von Immunsuppressiva,

Retinoide: erhöhtes Risiko einer lebensbedrohlichen Hepatitis bei gleichzeitiger Gabe von Retinoiden und MTX,
Rofecoxib: gegenseitige Beeinflussung der Pharmakokinetik bei gleichzeitiger Gabe von Rofecoxib und MTX, MTX-TDM unbedingt erforderlich
Sulfonamide →222: MTX-Toxizität verstärkt, v.a. Störung der Hämatopoese, Infektanfälligkeit, Hepatotoxizität,
Tetrahydrofolsäure: verminderte Wirksamkeit von MTX,
Tetrazykline →214: MTX-Toxizität verstärkt,
Tot- oder Toxoidvakzine: ausbleibende oder verminderte Immunantwort auf die Impfung bei gleichzeitiger immunsuppressiver Therapie

5.3.3 Glukokortikoide

- **Vertreter:**

systemisch:
Betamethason[223] *(Celestamine N, Celestan, Diprosone),*
Clopredn0l[224] *(Syntestan),*
Cortisonacetat[224] *(Cortison CIBA),*
Deflazacort[224] *(Calcort),*
Dexamethason[223] *(Dexa-Allvoran, Fortecortin, Lipotalon),*
Fludrocortison[223] *(Astonin H),*
Fluocortolon[223] *(Ultralan),*
Hydrocortison[224] **(– Cortisol:** *Hydrocortison)*
Methylprednisolon[224] *(Medrate, Metypred, Urbason),*
Prednisolon[224] *(Decaprednil, Decortin H, Solu-Decortin),*
Prednison[224] *(Decortin, Rectodelt),*
Prednyliden[224] *(Decortilen),*
Triamcinolon[223] *(Delphicort, Volon, Volon A);*

lokal[225] **(Auswahl):**
Amcinonid *(Amciderm),*
Difluocortolon *(Nerisona),*

223 fluorierte Corticoide
224 nichtfluorierte Corticoide
225 dermatologische Indikation

Fluocinolon *(Jellin)*,
Halcinonid *(Halog)*;

inhalativ:
Beclometason *(Aero Bec, Beclomet, Bronchocort, Sanasthmax, Sanasthmyl, Viarox, Beclomet Nasal, Beclorhinol, Beconase, Rhinivict)*,
Budesonid *(Budefat, Pulmicort, Respicort, Budenofalk, Entocort Kapseln, Entocort rektal, Pulmicort Topinasal)*,
Flunisolid *(Syntaris, Inhacort)*,
Fluticason *(Flutide Nasal, Atemur, Flutide)*
Dexamethason *(Auxiloson)*

Wirkung[226]:

Hemmung der frühen (Ödem, Kapillardilatation, Fibrinablagerung, Leukozytenmigration u.a.) und späten (Kapillarproliferation, Fibroblastenproliferation, Kollagenablagerung) Entzündungsreaktion, d.h. Schutz der zellulären Integrität, Stabilisierung von Lysosomenmembranen, Unterdrückung der Synthese von Prostaglandinen, Leukotrienen und Thromboxanen, des TNF-α und IL-1, Hemmung der Proliferation von lymphatischem Gewebe, Supprimierung der T-Lymphozyten-vermittelten Zytotoxizität und der Wirkung des MIF auf die Makrophagen

Kontraindikationen und Anwendungsbeschränkungen:

Überempfindlichkeit gegenüber der eingesetzten Substanz, Herpes simplex, Herpes zoster (virämische Phase), Varizellen, Masern, ca. 8 Wochen vor bis 2 Wochen nach Schutzimpfungen, Amöbeninfektion u.a. Parasitosen, HBs-Ag-positive chronisch aktive Hepatitis, Mykosen, Poliomyelitis mit Ausnahme der bulbärenzephalitischen Form, Lymphadenitis nach BCG-Impfung, Tuberkulose in der Anamnese (Reaktivierung!), Magen-Darm-Ulzera, schwere Osteoporose, psychiatrische Anamnese, Kinder < 6 Jahren und Kinder (6 – 12 Jahre) nur bei vitaler Indikation[227], Eng- und Weitwinkelglaukom, Anwendung bei schweren Infekten nur in Kombination mit kausaler Therapie, verminderte Albuminkonzentration (Dosisanpassung); spezifische Hautprozesse (Lues, Tbc)[228], Vakzinationsreaktionen[227], bakterielle Hautinfektionen[227], periorale Dermatitis[227], Rosazea[227]; Lungentuberkulose[229], Mykosen und bakterielle Infektionen der Atemwege[228], **Schwangerschaft** –

226 Mechanismus der antiphlogistischen und immunsuppressiven Wirkung
227 parenterale Depotpräparate und Kristallsuspensionen
228 lokale Anwendung von Corticoiden mit dermatologischer Indikation
229 inhalative Anwendung

strenge Indikationsstellung (v.a. fetotoxische Effekte, NNR-Atrophie des Neugeborenen), **Stillzeit** – strenge Indikationsstellung (Übergang der Substanzen in die Milch, bei hohen Dosen oder Langzeittherapie abstillen)

Unerwünschte Wirkungen[230]:

Haut: Striae rubrae, Petechien, Ekchymosen, Steroidakne, verzögerte Wundheilung, allergische Hautreaktionen[227], Hautatrophien[227], Teleangiektasien[227], periorale Dermatitis[227], Hypertrichosis[227];
Muskel- und Skelettsystem, Kollagenosen: Myasthenie, Osteoporose, aseptische Knochennekrosen (Femur- und Humeruskopf);
Nervensystem, Psyche, Sinnesorgane: Depressionen, Gereiztheit, Euphorie, Appetitsteigerung, Antriebssteigerung, Manifestation einer latenten Epilepsie, Glaukom, Katarakt, Heiserkeit[229];
Gastrointestinaltrakt, Leber, Galle, Pankreas: oropharyngealer Candidabefall[229], Magenbeschwerden, Ulcus ventriculi, Pankreatitis;
Wasser- und Elektrolythaushalt: Natriumretention mit Ödembildung, vermehrte Kaliumausscheidung,
Stoffwechsel, Endokrinium: Vollmondgesicht, Stammfettsucht, verminderte Glukosetoleranz, Diabetes mellitus, Inaktivität bzw. Atrophie der NNR, Wachstumsverzögerung bei Kindern, Störungen der Sexualhormonsekretion (Amenorrhö, Hirsutismus, Impotenz);
Herz, Kreislauf, Gefäße: Hypertonie, Erhöhung des Thromboserisikos, Vaskulitis (Entzugssyndrom nach Langzeittherapie),
Atemwege: paradoxe Bronchospasmen, Hustenreiz[229];
Blut: Leukozytose, Lymphopenie, Eosinopenie, Polyglobulie;
Immunsystem: anaphylaktoide Reaktionen bis zum Schock (i.v. Gabe), Immunsuppression (verstärkte Infektionsneigung)

Wechselwirkungen:

4-Aminochinoline[231] →240**:** erhöhtes Risiko des Auftretens von Myopathien, Kardiomyopathien,

230 Unerwünschte Wirkungen treten v.a. bei der systemischen Anwendung (Langzeittherapie oberhalb einer Substitutionstherapie) auf. Bei lokaler Behandlung (Haut) ist mit systemischen unerwünschten Wirkungen nur bei großflächiger Anwendung und bei Anwendung auf nicht intakter Haut zu rechnen. Die modernen inhalativen Corticoide werden nicht nennenswert absorbiert und haben somit in der Regel keine systemischen unerwünschten Wirkungen.

231 Chloroquin, Hydroxychloroquin, Mefloquin

ACE-Hemmstoffe →18: erhöhtes Risiko des Auftretens von Blutbildveränderungen,
Antidiabetika, orale →138: verminderte antidiabetische Wirkung,
Antikoagulanzien, orale →76: verminderte Gerinnungshemmung,
Antirheumatika, nichtsteroidale →111: gastrointestinale Blutungs- und Ulkusgefahr erhöht,
Arzneimittel, anticholinerge →315: zusätzliche Steigerung des Augeninnendrucks nicht ausgeschlossen,
Azolantimykotika →232: Hemmung der hepatischen Elimination der Corticoide,
Cyclosporin A: verstärkte Wirkung von Prednisolon,
β_2-Sympathomimetika →93: Verbesserung der β_2-adrenergen Ansprechbarkeit der Bronchien bei gleichzeitiger Gabe inhalativer Corticoide,
Diuretika[232] →34: gegenseitige Verstärkung der Kaliumausscheidung in Abhängigkeit von der jeweiligen Mineralocorticoidwirkung,
Enzyminduktoren →315: Corticoidwirkung vermindert,
Herzglykoside →59: Glykosidwirkung durch Kaliummangel verstärkt,
Insulin →146: verminderte antidiabetische Wirkung,
Kontrazeptiva, orale →159: verminderte Corticoidwirkung durch Beeinflussung des Metabolismus,
Laxanzien →197: gegenseitige Verstärkung der Kaliumverluste,
Lebendvakzine: manifeste Infektionen mit den Impfkeimen möglich,
Phenytoin →52, →262: verminderte Phenytoinkonzentrationen bei gleichzeitiger Anwendung von Dexamethason möglich,
Praziquantel: verminderte Praziquantelkonzentration im Blut bei gleichzeitiger Gabe von Dexamethason,
Protirelin: TSH-Anstieg vermindert,
Salizylate →111: gastrointestinale Blutungsgefahr erhöht,
Somatropin: Somatropinwirkung vermindert,
Sparfloxacin →217: erhöhtes Risiko von Torsades de pointes durch corticoidbedingten Kaliummangel,
Tot- bzw. Toxoidvakzine: mangelnde Reaktion auf die Impfung möglich

232 außer kaliumsparende Verbindungen oder Aldosteronantagonisten

6. Stoffwechsel

6.1 Antilipämika

6.1.1 Fibrinsäurederivate

- **Vertreter:**

Bezafibrat *(Azufibrat, Bezacur, Cedur, Lipox)*,
Clofibrat *(Clofibrat Stada, Regelan N)*,
Etofibrat *(Lipo-Merz)*,
Etofyllin-clofibrat *(Duolip)*,
Fenofibrat *(durafenat, Lipanthyl, Normalip)*,
Gemfibrozil *(Gevilon)*

- **Wirkung:**

Reduzierung der VLDL, des Gesamt- und LDL-Cholesterols (verstärkte Utilisation von VLDL in der Peripherie, Umwandlung von VLDL in LDL, erhöhte Aktivität der Lipoproteinlipase), unter der Behandlung Anstieg der HDL, Beeinflussung der HMG-CoA-Reduktase[233,234] (untergeordnete Bedeutung für die Senkung des Gesamtcholesterols durch Fibrate)

- **Kontraindikationen und Anwendungsbeschränkungen:**

Überempfindlichkeit gegenüber Fibraten, photoallergische oder phototoxische Reaktionen auf Fibrate in der Anamnese, primäre biliäre Zirrhose, schwere Leberfunktionsstörungen, gleichzeitige Therapie mit HMG-CoA-Reduktasehemmern →135, Perhexilinhydrogenmaleat, MAO-Hemmern, Gallenblasenerkrankungen mit und ohne Gallensteinleiden, Niereninsuffizienz (Dosisanpassung[235]), Hypalbuminämie, Anwendung bei Kindern (unbekannte Langzeittoxizität), **Schwangerschaft** - Kontraindikation (mangelnde Datenlage für die Embryonalperiode, fetotoxische

233 Bezafibrat
234 Fenofibrat
235 nur leichte bis mittelschwere Funktionseinschränkungen, sonst kontraindiziert

Effekte gesichert), **Stillzeit** - Kontraindikation (Verhalten der Substanzen in der Milch ungeklärt)

- **Unerwünschte Wirkungen:**

Haut: allergische Hautreaktionen, Pruritus, Urtikaria, Haarausfall;
Muskel- und Skelettsystem, Kollagenosen: Myalgien, Muskelkrämpfe (z.T. mit erheblichem CPK-Anstieg), Rhabdomyolyse (v.a. bei Niereninsuffizienz), Arthralgie;
Nervensystem, Psyche, Sinnesorgane: Schwächegefühl, Benommenheit, Schwindel, Kopfschmerzen, Sehstörungen (verschwommenes Sehen)[236], Photophobie, Hyperthermie;
Gastrointestinaltrakt, Leber, Galle, Pankreas: Völlegefühl, Appetitabnahme, Übelkeit, Brechreiz und Erbrechen, Oberbauchschmerzen, Dyspepsie, Diarrhö und Flatulenz; Obstipation, Anstieg von SGOT, SGPT, CPK, Bilirubin und LDH, Abfall oder Anstieg von γ-GT und AP, Hepatomegalie, Hepatitis, cholestatischer Ikterus, Cholelithiasis, akute Appendizitis[236];
Stoffwechsel, Endokrinium: Hyperprolaktinämie[233], Libidoverlust;
Herz, Kreislauf, Gefäße: ventrikuläre Rhythmusstörungen, Vorhofflimmern[236,237];
Atemwege: eosinophile Pneumonie;
Blut: leichte Abnahme des Hämoglobins, Leukopenie, Eosinophilie;
Urogenitaltrakt: leichter Anstieg des Serumkreatinins (Langzeittherapie), Potenzstörungen;
Immunsystem: s. Haut;
Sonstiges: Gewichtszunahme

- **Wechselwirkungen:**

Anionenaustauscherharze →137**:** verminderte Absorption von Gemfibrozil bei zeitgleicher Einnahme mit Austauscherharzen,
Antidiabetika, orale →138**:** antidiabetische Wirkung verstärkt, Hypoglykämierisiko!,
Antikoagulanzien, orale →76**:** verstärkte Gerinnungshemmung,
HMG-CoA-Reduktasehemmer →135**:** Gefahr der Rhabdomyolyse,
Immunsuppressiva →126**:** Verschlechterung der Nierenfunktion bei Transplantationspatienten bei gleichzeitiger Gabe von Immunsuppressiva und Fibraten möglich,
Insulin →146**:** antidiabetische Wirkung verstärkt, Hypoglykämierisiko!,

236 Gemfibrozil
237 Helsinki Heart Study

Kalziumantagonisten →31: bei gleichzeitiger Anwendung mit Etofibrat gegebenenfalls Auslösung von Angina- pectoris-Beschwerden, Steal-Phänomen durch Freisetzung von Nikotinsäure aus dem Fibrat,
Nitrate →71: bei gleichzeitiger Anwendung mit Etofibrat gegebenenfalls Auslösung von Angina- pectoris-Beschwerden, Steal-Phänomen durch Freisetzung von Nikotinsäure aus dem Fibrat,
Schilddrüsenhormone →169: Anstieg der Hormonkonzentrationen

6.1.2 HMG-CoA-Reduktasehemmer

Vertreter:

Atorvastatin *(Sortis)*,
Cerivastatin *(Lipobay)*,
Fluvastatin *(Cranoc, Locol)*,
Lovastatin *(Mevinacor)*,
Pravastatin *(Liprevil, Pravasin, Mevalotin)*,
Simvastatin *(Denan, Zocor)*

Wirkung:

kompetitive Hemmung der HMG-CoA-Reduktase (geschwindigkeitsbestimmender Schritt der Cholesterolsynthese), nachfolgend dosisabh. Senkung des Gesamt- und LDL-Cholesterols, der Triglyzeride im Serum und der Apolipoproteine AI, B und E

Kontraindikationen und Anwendungsbeschränkungen:

Überempfindlichkeit gegenüber den eingesetzten Wirkstoffen, aktive Lebererkrankungen, chronischer Alkoholkonsum, Cholestase, persistierende Erhöhung der Serum-Transaminasen unklarer Genese, Myopathie, **Schwangerschaft** – Kontraindikation (denkbare Hemmung der Cholesterolsynthese und daraus resultierender Synthesevorgänge für essentielle Faktoren der Fetalentwicklung), **Stillzeit** – Kontraindikation (Verhalten der Substanzen in der Milch ungeklärt)

Unerwünschte Wirkungen:

Haut: Hautausschlag, Lupus-ähnliches Syndrom, Photosensitivität, Alopezie, angioneurotisches Ödem[238];

238 Simvastatin

Muskel- und Skelettsystem, Kollagenosen: Myalgie, Muskelkrämpfe, Myopathie (mit CPK-Anstieg), Rhabdomyolyse, Arthritis, Arthralgie, Dermatomyositis[239];
Nervensystem, Psyche, Sinnesorgane: Kopfschmerzen, Müdigkeit, Schlafstörungen, depressive Verstimmungen, periphere Neuropathie, Linsentrübung[240];
Gastrointestinaltrakt, Leber, Galle, Pankreas: Sodbrennen, Blähungen, Bauchschmerzen, Übelkeit, Dyspepsie, Verstopfung, Durchfall, Anstieg von SGOT und SGPT, Pankreatitis[238];
Herz, Kreislauf, Gefäße: allergische Vaskulitis;
Blut: Thrombozytopenie, Leukozytopenie, hämolytische Anämie;
Urogenitaltrakt: erektile Dysfunktion;
Immunsystem: positiver Test auf ANA, Erhöhung der BSG; s. Haut, Muskel- und Skelettsystem, Kollagenosen, Herz, Kreislauf und Gefäße, Blut

Wechselwirkungen:

Anionenaustauscherharze →137: bei zeitgleicher Einnahme mit HMG-CoA-Reduktasehemmern verminderte Wirksamkeit der Enzymhemmer, bei zeitversetzter Einnahme[241] gegenseitige Verstärkung der antilipämischen Wirkung,
Antazida →188: bei zeitgleicher Einnahme verminderte Serumspiegel von Pravastatin[242],
Antikoagulanzien, orale →76: Prothrombinzeit verlängert,
Azolantimykotika →232: erhöhtes Risiko einer Myopathie durch HMG-CoA-Reduktasehemmer, verminderte hepatische Elimination der Antilipämika,
Cimetidin →178: erhöhte Fluvastatinspiegel[242],
Cyclosporin A: erhöhtes Risiko für eine Rhabdomyolyse mit/ohne akutes Nierenversagen bei gleichzeitiger Gabe von CyA und HMG-CoA-Reduktasehemmern, v.a. Patienten nach Nierentransplantation,
Digoxin →59: Erhöhung des Digoxinspiegels; TDM, Dosisanpassung,
Fibrate →133: erhöhtes Risiko einer Myopathie,
Immunsuppressiva →126: erhöhtes Risiko einer Myopathie; s. CyA,
Makrolide →210: erhöhtes Risiko einer Myopathie durch HMG-CoA-Reduktasehemmer, verminderte hepatische Elimination der Antilipämika,
Nikotinsäure: erhöhtes Risiko einer Myopathie,

239 Pravastatin
240 im Tierversuch nachgewiesen, klinische Bedeutung für den Menschen unklar
241 Einnahme des Enzymhemmers mindestens 4 Stunden nach den Austauscherharzen
242 klinisch nicht relevant

Omeprazol →182: erhöhte Fluvastatinspiegel[242],
Propranolol →27: verminderte Pravastatinspiegel[242],
Ranitidin →178: erhöhte Fluvastatinspiegel[242],
Rifampicin: Senkung der Fluvastatinspiegel um bis zu 50%

6.1.3 Anionenaustauscherharze

- **Vertreter:**

Colestyramin *(Lipocol, Quantalan)*,
Colestipol *(Cholestabyl, Colestid)*

- **Wirkung:**

Unterbrechung des enterohepatischen Kreislaufs der Gallensäuren, Abfall des Gesamtcholesterols im Serum (Aktivierung der LDL-Rezeptoren und Steigerung der zellulären Cholesterolaufnahme zur Neosynthese von Gallensäuren)

- **Kontraindikationen und Anwendungsbeschränkungen:**

Gallengangsverschluß, Obstipation, Kinder < 6 Jahre

- **Unerwünschte Wirkungen:**

Gastrointestinaltrakt, Leber, Galle, Pankreas: Obstipation, gelegentlich Übelkeit, Völlegefühl, Brechreiz, Diarrhö; selten Erbrechen, Verstärkung einer Steatorrhö, Anstieg von SGOT, SGPT und AP (initial);
Stoffwechsel, Endokrinium: hyperchlorämische Azidose[243]

- **Wechselwirkungen[244]:**

Acarbose →144: verminderte Wirksamkeit der Acarbose bei gleichzeitiger Gabe von Cholestyramin
Antikoagulanzien, orale →76: Unterbrechung des enterohepatischen Kreislaufs der Antikoagulanzien, verminderte Gerinnungshemmung mit Thrombosegefahr,
Deoxycholsäuren: verminderte litholytische Wirkung durch beschleunigte Elimination,

243 Langzeittherapie, v.a. Kinder und bei Niereninsuffizienz
244 bei zeitgleicher Einnahme von anderen oral applizierten Arzneimitteln und Anionenaustauscherharzen ist mit einer Beeinflussung der Absorption der Arzneistoffe zu rechnen. Vorsichtshalber sollte zwischen der Einnahme von Austauscherharzen und anderen Arzneimitteln ein mehrstündiges Intervall liegen

Furosemid →37: verminderte Absorption bei gleichzeitiger Gabe von Colestipol,
Gemfibrozil →133 : verminderte Absorption bei gleichzeitiger Gabe von Colestipol,
Herzglykoside →59: Unterbrechung des enterohepatischen Kreislaufs der Herzglykoside, verminderte Digitalisierung; TDM, Dosisanpassung,
HMG-CoA-Reduktasehemmer →135: bei zeitgleicher Einnahme mit Austauscherharzen verminderte Wirksamkeit der Enzymhemmer, bei zeitversetzter Einnahme[245] gegenseitige Verstärkung der antilipämischen Wirkung,
Propranolol →27: verminderte Absorption des β-Blockers bei gleichzeitiger Gabe von Colestipol,
Phenylbutazon und -analoga →111: verminderte Absorption von Phenylbutazon,
Schilddrüsenhormone →169: verminderte Absorption und gestörter enterohepatischer Kreislauf bei gleichzeitiger Gabe von Austauscherharzen,
Tetrazykline →214: verminderte Absorption bei gleichzeitiger Gabe von Colestipol,
Thiaziddiuretika →40: verminderte Absorption der Diuretika,
Vitamine, fettlösliche: u. U. verminderte Absorption der Vitamine infolge verminderter Fettresorption bei Anwendung von Austauscherharzen

6.2 Antidiabetika

6.2.1 Sulfonylharnstoffe

- **Vertreter:**

Glibenclamid *(Azuglucon, Duraglucon, Euglucon N, Glibenhexal, Glukovital)*,
Glibornurid *(Gluborid, Glutril)*,
Gliclazid *(Diamicron)*,
Glimepirid *(Amaryl)*,
Glipizid *(Glibenese)*,
Gliquidon *(Glurenorm)*,
Glisoxepid *(Pro-Diaban)*,
Tolbutamid *(Artosin, Rastinon, Orabet)*

245 Einnahme des Enzymhemmers mindestens 4 Stunden nach den Austauscherharzen

- **Wirkung:**

Förderung der Freisetzung von Insulin aus den Inselzellen (Verminderung der zellulären K^+-Permeabilität, nachfolgend Depolarisierung der Zellmembran mit Ca^{2+}-Einstrom und Exozytose von Insulin)

- **Kontraindikationen und Anwendungsbeschränkungen:**

Typ-I-Diabetes mellitus, komplettes Sekundärversagen der Sulfonylharnstofftherapie, insbesondere bei azidotischer Stoffwechseldekompensation, Präkoma oder Coma diabeticum, Pankreasresektion, Nieren- und/oder Leberinsuffizienz, Überempfindlichkeit gegen Sulfonylharnstoffe, Sulfonamidderivate und Probenecid (Kreuzallergie), geplante Schwangerschaft, größere operative Eingriffe, Unfälle und Infekte, bei denen mit einem Postaggressionssyndrom zu rechnen ist, **Schwangerschaft** – Kontraindikation (embryo- und fetotoxische Effekte zu erwarten, hypoglykämische Zustände des Neugeborenen), **Stillzeit** – Kontraindikation (Verhalten in der Milch nicht bekannt)

- **Unerwünschte Wirkungen:**

Haut: Photosensibilität, Überempfindlichkeitsreaktionen, Quincke-Ödem;
Nervensystem, Psyche, Sinnesorgane: Sehstörungen (passager)[246];
Gastrointestinaltrakt, Leber, Galle, Pankreas: Übelkeit, Magendruck, Völlegefühl, Erbrechen, Bauchschmerzen, Durchfall, Cholestase, Anstieg von SGOT und SGPT, Hepatitis, cholestatischer Ikterus;
Wasser- und Elektrolythaushalt: Natrium- und Wasserretention[246];
Stoffwechsel, Endokrinium: Hypoglykämie bis zum Koma[247], Entgleisung einer akuten Porphyrie[246];
Herz, Kreislauf, Gefäße: Vaskulitis;
Atemwege: allergische Rhinitis;
Blut: Thrombozytopenie, Erythrozytopenie, Panzytopenie, Leukozytopenie, Granulozytopenie bis hin zur Agranulozytose, hämolytische Anämie;
Urogenitaltrakt: schwach diuretische Wirkung, nephrotisches Syndrom[246];
Immunsystem: s. Haut, Herz, Kreislauf, Gefäße, Atemwege, Blut

---

246 Tolbutamid
247 v.a. bei falscher Indikation, zu hoher Dosierung, Störungen der Leber- und/oder Nierenfunktion sowie Einflüssen, die die Stoffwechsellage beeinflussen (z.B. unregelmäßige Mahlzeiten, Alkoholkonsum, verstärkte körperliche Belastung, Begleiterkrankungen, Begleitmedikationen – s. Wechselwirkungen)

Wechselwirkungen:

Acarbose →144: verstärkte Blutzuckersenkung[254],
ACE-Hemmer →18: verstärkte Blutzuckersenkung, Verbesserung der Glukosetoleranz durch ACE-Hemmer,
Adrenalin, andere Sympathomimetika →64: verminderte Blutzuckersenkung,
Ajmalin →48: erhöhtes Risiko langanhaltender Cholestasen bei gleichzeitiger Gabe von Sulfonylharnstoffen und Ajmalin,
Alkohol: verstärkte Blutzuckersenkung oder vermindert,
Anabolika →167: verstärkte Blutzuckersenkung,
Antidepressiva, tri- und tetrazyklische →277: verstärkte Blutzuckersenkung,
Antidiabetika, orale →138: gegenseitige Verstärkung der antidiab. Wirkung,
Antikoagulanzien, orale →76: verstärkte Blutzuckersenkung; Gerinnungshemmung verstärkt oder vermindert,
Azolantimykotika →232: verstärkte Blutzuckersenkung[249],
Antirheumatika, nichtsteroidale →111: verstärkte Blutzuckersenkung,
β-Rezeptorenblocker →27 **(v.a. nichtselektive):** verstärkte Blutzuckersenkung[248],
β_2-Sympathomimetika →93: verminderte Blutzuckersenkung,
Chinidin →48: verstärkte Blutzuckersenkung,
Chinolone (Gyrasehemmer) →217: verstärkte Blutzuckersenkung,
Chloramphenicol →228: verstärkte Blutzuckersenkung[249],
Clonidin →24: verstärkte Blutzuckersenkung[248],
Cyclophosphamid, -derivate: verstärkte Blutzuckersenkung[249], erhöhtes Risiko von Blutbildschädigungen,
Diazoxid: verminderte Blutzuckersenkung[255],
Disopyramid →48: verstärkte Blutzuckersenkung,
Diuretika[250] →34: verminderte Blutzuckersenkung[255],
Enzyminduktoren →315: Wirkungsabschwächung von Sulfonylharnstoffen[251] durch Enzyminduktion,
Fenfluramin: verstärkte Blutzuckersenkung,
Fenyramidol: verstärkte Blutzuckersenkung,
Fibratderivate →133: verstärkte Blutzuckersenkung,
Fluoxetin →283: verstärkte Blutzuckersenkung,

248 zusätzlich: Maskierung der Symptome einer Hypoglykämie
249 Hemmung der hepatischen Elimination von Sulfonylharnstoffen
250 außer kaliumsparende Wirkstoffe und Aldosteronantagonisten
251 Beschleunigung der hepatischen Elimination von Sulfonylharnstoffen

Glukagon: verminderte Blutzuckersenkung,
Glukokortikoide →129: verminderte Blutzuckersenkung,
Guanethidin: verstärkte Blutzuckersenkung[248],
Gyrasehemmer →217: s. Chinolone,
H-Rezeptorenblocker →178: verstärkte Blutzuckersenkung oder vermindert,
Insulin →146: gegenseitige Verstärkung der antidiabetischen Wirkung,
Isoniazid: verminderte Blutzuckersenkung,
MAO-Hemmer →287, →276: verstärkte Blutzuckersenkung[248],
Ketotifen →89: Einzelfälle von Thrombozytopenien, bis zur Klärung der Kausalität Kombination meiden,
Mefloquin →240: Interaktion nicht ausgeschlossen, vor Abreise Therapiekontrolle,
Nicotinsäurederivate: verminderte Blutzuckersenkung,
Oxazepam →245: in Art und Ausmaß nicht vorhersehbare Interaktion möglich,
p-Aminosalicylsäure: verstärkte Blutzuckersenkung,
Pentamidin: Blutzuckersenkung verstärkt oder vermindert,
Pentoxifyllin[252] →96: verstärkte Blutzuckersenkung,
Perhexilin: verstärkte Blutzuckersenkung,
Phenothiazine →293: verminderte Blutzuckersenkung,
Protonenpumpeninhibitoren →182: verminderter Abbau von Tolbutamid und Verwandten, Hypoglykämiegefahr,
Pyrazinamid: verstärkte Blutzuckersenkung,
Pyrazolone →116: verstärkte Blutzuckersenkung[249,253],
Reserpin: verstärkte Blutzuckersenkung[248],
Salizylate →111: verstärkte Blutzuckersenkung[254],
Schilddrüsenhormone →169: verminderte Blutzuckersenkung[255],
Sertralin →283: verminderter Abbau von Tolbutamid, Hypoglykämiegefahr,
Sexualhormone[256]: verminderte Blutzuckersenkung,
SSRI →283: in Art und Ausmaß nicht vorhersehbare Interaktionen durch Eingriff der SSRI in den Glukose- und/oder Insulinstoffwechsel, Therapiekontrolle v.a. zu Beginn und nach Abschluß der SSRI-Therapie,
Sulfonamide →222: verstärkte Blutzuckersenkung[249],
Tetrazykline →214: verstärkte Blutzuckersenkung,
Tritoqualin: verstärkte Blutzuckersenkung

252 hochdosierte parenterale Anwendung
253 Hemmung der renalen Elimination
254 Synergismus
255 Antagonismus
256 Estrogene, Gestagene

6.2.2 Biguanide

- **Vertreter:**

  Metformin *(Diabetase, Glucophage, Mescorit, Siofor, Mediabet)*

- **Wirkung:**

  Hemmung der enteralen Glukoseresorption (Unterdrückung der ATP-Synthese in den Darmepithelzellen), Störung der Glukoneogenese (Verhinderung des Aufnahme der Brenztraubensäure in die Mitochondrien, so daß sie für den Zitratzyklus bzw. die Glukoneogenese nicht zur Verfügung stehen), verstärkte Wirkung von Insulin in der Muskulatur

- **Kontraindikationen und Anwendungsbeschränkungen:**

  Typ-I-Diabetes, komplettes Sekundärversagen einer Sulfonylharnstofftherapie, Nieren-, Leberinsuffizienz, schwere kardiovaskuläre Funktionseinschränkungen, respiratorische Insuffizienz, katabole Zustände (z. B. Tumorleiden), schwere Infekte, diabetisches Präkoma und Koma, vor und nach Operationen mit Allgemeinanästhesie, Alkoholismus, Reduktionskost, azidotische Stoffwechseldekompensation, intravenöse Verabreichung von Röntgenkontrastmitteln, **Schwangerschaft** – Kontraindikation (fetotoxische Effekte, Stoffwechselentgleisung und Mißbildungen des Kindes möglich), **Stillzeit** – Kontraindikation (Verhalten der Substanz in der Milch unbekannt)

- **Unerwünschte Wirkungen:**

  Haut: allergische Hautreaktionen;
  Muskel- und Skelettsystem, Kollagenosen: Muskelkrämpfe, ausgeprägte Adynamie[257];
  Nervensystem, Psyche, Sinnesorgane: Kopfschmerzen, Agitiertheit, Müdigkeit, Bewußtseinstrübung und Koma[257];
  Gastrointestinaltrakt, Leber, Galle, Pankreas: Inappetenz, Übelkeit, Erbrechen, Geschmacksveränderungen (bitter, metallisch), Hemmung der Resorption von Vitamin B_{12} und Folsäure;
  Stoffwechsel, Endokrinium: schwere Laktazidose mit Koma[258];
  Atemwege: Hyperventilation[257];

257 im Zusammenhang mit der Laktazidose, bei Auftreten solcher Symptome Metformin absetzen und Krankenhauseinweisung des Patienten
258 v.a. bei Nichtbeachtung der Kontraindikationen

Blut: Leukozyto-, Thrombozytopenie, Megaloblastenanämie (s. Gastrointestinaltrakt);
Immunsystem: s. Haut, Blut - weißes Blutbild

Wechselwirkungen:

Acarbose →144: gegenseitige Verstärkung der antidiabetischen Wirkung,
ACE-Hemmer →18: verstärkte Blutzuckersenkung, verbesserte Glukosetoleranz durch ACE-Hemmer,
Alkohol: erhöhtes Risiko von Laktazidosen und unvorhersehbare Veränderung der antidiabetischen Wirkung von Metformin,
Antikoagulanzien, orale →76: verminderte Gerinnungshemmung, Thrombosegefahr,
Antirheumatika, nichtsteroidale →111: verstärkte Blutzuckersenkung und erhöhtes Laktazidoserisiko,
Antisympathotonika: verstärkte Blutzuckersenkung[259],
β-Rezeptorenblocker →27 **(v.a. nichtselektive):** verstärkte Blutzuckersenkung[259],
β_2-Sympathomimetika →93: verminderte Blutzuckersenkung,
Cimetidin →178: erhöhtes Risiko von Laktazidosen durch verminderte renale Elimination von Metformin,
Cyclophosphamid und -derivate: verstärkte Blutzuckersenkung,
Diazoxid: verminderte Blutzuckersenkung,
Fibrate →133: verstärkte Blutzuckersenkung,
Glukokortikoide →129: verminderte Blutzuckersenkung,
Glukagon: verminderte Blutzuckersenkung,
Guar: verminderte Absorption von Metformin möglich,
Insulin →146: gegenseitige Verstärkung der antidiabetischen Wirkung,
MAO-Hemmer →287, →276: verstärkte Blutzuckersenkung[259],
Nikotinate: verminderte Blutzuckersenkung,
Oxazepam →245: in Art und Ausmaß nicht vorhersehbare Interaktion möglich,
Phenothiazine →293: verminderte Blutzuckersenkung,
Röntgenkontrastmittel, jodhaltige[260]: erhöhtes Risiko von Laktazidosen durch verminderte renale Elimination von Metformin, Risiko eines akuten Nierenversagens,
Saluretika →40: verminderte Blutzuckersenkung,

259 zusätzlich: Maskierung der Symptome einer Hypoglykämie
260 intravenöse Gabe

Schilddrüsenhormone →169: verminderte Blutzuckersenkung,
Schleifendiuretika →37: verminderte Blutzuckersenkung,
Sexualhormone[256] →154: verminderte Blutzuckersenkung,
SSRI →283: in Art und Ausmaß nicht vorhersehbare Interaktionen durch Eingriff der SSRI in den Glukose- und/oder Insulinstoffwechsel, Therapiekontrolle v.a. zu Beginn und nach Abschluß der SSRI-Therapie,
Sulfonylharnstoff →138: gegenseitige Verstärkung der antidiabetischen Wirkung,
Sympathomimetika →64: verminderte Blutzuckersenkung,
Tetrazykline →214: verstärkte Blutzuckersenkung

6.2.3 Acarbose

- **Vertreter:**

Acarbose *(Glucobay)*

- **Wirkung:**

dosisabhängige Verzögerung der postprandialen Glukoseabsorption durch Hemmung der intestinalen α-Glukosidasen, dadurch verminderter Blutglukoseanstieg nach den Mahlzeiten und insgesamt Glättung des Glukosetagesprofils

- **Kontraindikationen und Anwendungsbeschränkungen:**

Überempfindlichkeit gegenüber Acarbose, Kinder und Jugendliche < 18 Jahren, chronische Darmerkrankungen mit deutlichen Verdauungs- und Resorptionsstörungen, Zustände, die sich durch vermehrte Gasbildung im Darm verschlechtern können (z. B. Roemheldscher Symptomenkomplex, größere Hernien, Verengungen und Geschwüre des Darms), schwere Niereninsuffizienz (Kreatinin-Clearance < 25 ml/min), **Schwangerschaft** – Kontraindikation (mangelnde Datenlage), **Stillzeit** – Kontraindikation (Verhalten der Substanz in der Milch unbekannt)

- **Unerwünschte Wirkungen:**

Haut: Erythem, Exantheme, Urtikaria;
Gastrointestinaltrakt, Leber, Galle, Pankreas: Blähungen, Darmgeräusche, Durchfall, Bauchschmerzen, Verstopfung[261], reversibler asymptomatischer Leberenzymanstieg[262], Hepatitis mit/ohne Ikterus;

261 Verstärkung bei Nichteinhaltung der vorgeschriebenen Diät

Immunsystem: s. Haut

Wechselwirkungen:

Adsorbenzien: verminderte Wirkung von Acarbose,
Cholestyramin →137: verminderte Wirkung von Acarbose,
Insulin →146: gegenseitige Verstärkung der antidiabetischen Wirkung[263], Hypoglykämiegefahr!,
Metformin →142: gegenseitige Verstärkung der antidiabetischen Wirkung[263], Hypoglykämiegefahr!,
Saccharose: unter Acarbose langsamere Spaltung in Glukose und Fruktose, zur Coupierung von Hypoglykämien ungeeignet,
SSRI →283: in Art und Ausmaß nicht vorhersehbare Interaktionen durch Eingriff der SSRI in den Glukose- und/oder Insulinstoffwechsel, Therapiekontrolle v.a. zu Beginn und nach Abschluß der SSRI-Therapie,
Sulfonylharnstoffe →138: gegenseitige Verstärkung der antidiabetischen Wirkung[263], Hypoglykämiegefahr!,
Verdauungsenzyme: verminderte Wirkung von Acarbose

262 bei hohen Dosierungen
263 bei Absinken der Glukosekonzentrationen in den hypoglykämischen Bereich Dosisanpassung von Insulin, Metformin und/oder Sulfonylharnstoffen

6.2.4 Insulin

- **Vertreter[264]:**

	Wirkungseintritt	Wirkungsoptimum	Abklingen des Effekts
	(Zeitraum post injectionem)		
Normalinsulin	30 min	2 - 3 h	5 - 8 h
	Actrapid HM, H-Insulin Hoechst, H-Tronin, Huminsulin Normal, Insulin S, Velasulin		
Intermediärinsulin	1 h	4 - 8 h	12 - 18 h
	Basal-H-Insulin, Insulin Insulatard, Insulin Protaphan HM, Huminsulin Basal		
Langzeitinsulin (Ultratardinsulin)	2 - 3 h	7 - 24 h	28 - 34 h
	Huminsulin Ultralong, Ultralente MC, Ultratard HM		
Intermediärinsulin/ Langzeitinsulin	*Actraphane HM, Depot-H-Insulin Hoechst, Huminsulin Profil, Insulin Mixtard, Komb-H-Insulin Hoechst*		

- **Wirkung:**
  exogener Ersatz des fehlenden körpereigenen Insulins

- **Kontraindikationen und Anwendungsbeschränkungen:**
  Überempfindlichkeit gegenüber einer Insulinart (v.a. tierische Insuline, Kreuzreaktivität beachten), hypoglykämische Zustände, Insulinom

264 Human-, Schweineinsuline, Insulinanaloga

Unerwünschte Wirkungen:

Haut: Lipohypertrophie[265], Lipoatrophie, Pruritus, Exantheme;
Nervensystem, Psyche, Sinnesorgane: zerebrale Funktionsausfälle[266], transitorische Akkommodationsstörungen (z. B. Hypermetropie);
Stoffwechsel, Endokrinium: transitorische Ödeme, Hypoglykämie;
Herz, Kreislauf, Gefäße: Angina-pectoris-artige Beschwerden[266];
Immunsystem: Anaphylaxie; s. Haut

Wechselwirkungen:

ACE-Hemmer →18: verstärkte Blutzuckersenkung, verbesserte Glukosetoleranz durch ACE-Hemmer, Hypoglykämiegefahr!,
Azetylsalizylsäure[267] →111, →85: verstärkte Blutzuckersenkung,
Alkohol: verstärkte Blutzuckersenkung, Hypoglykämiegefahr!,
α_2-Rezeptorenblocker →22: verstärkte Blutzuckersenkung, Hypoglykämiegefahr!,
Amphetamine: verstärkte Blutzuckersenkung, Hypoglykämiegefahr!,
Anabolika →167: verstärkte Blutzuckersenkung, Hypoglykämiegefahr!,
Androgene →164: verstärkte Blutzuckersenkung, Hypoglykämiegefahr!,
Antiandrogene →165: veränderte Glukosetoleranz,
Antidepressiva, trizyklische →277: verstärkte Blutzuckersenkung,
Antidiabetika, orale →138: gegenseitige Verstärkung der antidiabetischen Wirkung, Hypoglykämiegefahr!,
Antisympathotonika: verstärkte Blutzuckersenkung[268], Hypoglykämiegefahr!,
Azetazolamid: verminderte Blutzuckersenkung,
β-Rezeptorenblocker →27 **(v.a. nichtselektive):** Hypoglykämie verstärkt und verlängert[268],
β_2-Sympathomimetika →93: verminderte Blutzuckersenkung,
Cyclophosphamid und -derivate: verstärkte Blutzuckersenkung, Hypoglykämiegefahr!,
Diazoxid: verminderte Blutzuckersenkung,
Disopyramid →48: verstärkte Blutzuckersenkung, Hypoglykamiegefahr!,
Diuretika[269] →34: verminderte Blutzuckersenkung,
Fenfluramin: verstärkte Blutzuckersenkung,
Fibrate →133: verstärkte Blutzuckersenkung,

265 am Injektionsort
266 im Zusammenhang mit einer Hypoglykämie
267 v.a. höhere Dosen von Salizylaten
268 zusätzlich: Maskierung der Symptome einer Hypoglykämie
269 hohe Diuretikadosen

Fluoxetin →283: verstärkte Blutzuckersenkung, Hypoglykämiegefahr!,
Glukagon: verminderte Blutzuckersenkung,
Glukokortikoide →129: verminderte Blutzuckersenkung,
Heparin →80: verminderte Blutzuckersenkung,
INH: verminderte Blutzuckersenkung,
Kontrazeptiva, orale →159: verminderte Blutzuckersenkung,
Lithium →291: verminderte Blutzuckersenkung,
MAO-Hemmer →287, →276: verstärkte Blutzuckersenkung, Hypoglykämiegefahr!,
Mebendazol →243: verminderter Insulinbedarf bei gleichzeitiger Gabe von Mebendazol möglich,
Nikotinsäure und -derivate: verminderte Blutzuckersenkung,
Pentoxifyllin[270] →96: verstärkte Blutzuckersenkung,
Phenothiazine →293: verminderte Blutzuckersenkung,
Phenytoin →52, →262: verminderte Blutzuckersenkung,
Pyrazinamid: verstärkte Blutzuckersenkung,
Rifampicin: verminderte Blutzuckersenkung,
Schilddrüsenhormone →169: verminderte Blutzuckersenkung,
SSRI →283: in Art und Ausmaß nicht vorhersehbare Interaktionen durch Eingriff der SSRI in den Glukose- und/oder Insulinstoffwechsel, Therapiekontrolle v.a. zu Beginn und nach Abschluß der SSRI-Therapie,
Sympathomimetika →64: verminderte Blutzuckersenkung,
Tetrazykline →214: verstärkte Blutzuckersenkung, Hypoglykämiegefahr!,
Tritoqualin: verstärkte Blutzuckersenkung, Hypoglykämiegefahr!

6.3 Gichtmittel

6.3.1 Urikosurika

- **Vertreter:**

Benzbromaron *(Narcaricin)*,
Probenecid *(Probenecid)*,
Sulfinpyrazon[271]

270 hohe parenterale Dosen

Wirkung:

Steigerung der Harnsäureausscheidung durch Hemmung der tubulären Reabsorption der Harnsäure

Kontraindikationen und Anwendungsbeschränkungen:

Überempfindlichkeit gegen Bromid[272], Nierensteindiathese, Niereninsuffizienz[273], sekundäre Hyperurikämie als Folge hämatologischer Erkrankungen oder Niereninsuffizienz, vorbestehende hämatologische Erkrankungen[274], floride oder anamnestisch bekannte Ulkuskrankheit[274], akuter Gichtanfall[274], Kinder < 2 Jahre bzw. < 20 kg KG[274], **Schwangerschaft** – strenge Indikationsstellung (mangelnde Datenlage), **Stillzeit** – strenge Indikationsstellung (Übergang in die Milch[272], bisher keine Schädigungen des Säuglings bekannt, Verhalten in der Milch unbekannt[274])

Unerwünschte Wirkungen:

Haut: Urtikaria, Pruritus, Exantheme, Erythema exsudativum multiforme und Lyell-Syndrom[274];
Nervensystem, Psyche, Sinnesorgane: Kopfschmerzen, Benommenheit[274], Konjunktivitis[272];
Gastrointestinaltrakt, Leber, Galle, Pankreas: Übelkeit, Brechreiz, Völlegefühl, Diarrhö[272], Leberzellschädigung und Ikterus;
Stoffwechsel, Endokrinium: Gichtanfall[275];
Blut: hämolytische Anämie bei G6PDH-Mangel[274];
Urogenitaltrakt: Kristallurie[275], Hämaturie, vermehrter Harndrang, temporäre Impotenz[272], nephrotisches Syndrom[274];
Immunsystem: Hautreaktionen, Fieber[274]

Wechselwirkungen:

Alkohol: verminderte urikosurische Wirkung von Probenecid,
Allopurinol →151: verminderte urikostatische Wirkung von Allopurinol bei gleichzeitiger Gabe von Benzbromaron, verminderte Ausscheidung von Allopurinol bei gleichzeitiger Gabe von Probenecid,

---

271 Aus dem Phenylbutazon entwickelt, ohne antiphlogistische Eigenschaften, aber Thrombozytenaggregationshemmung
272 Benzbromaron
273 Urikosurika wirkungslos, Gefahr einer Gichtnephropathie
274 Probenecid
275 u. U. zu Behandlungsbeginn

4-Aminochinoline →240: erhöhtes Allergierisiko bei gleichzeitiger Gabe von Probenecid,
Antirheumatika, nichtsteroidale →111: verminderte renale Elimination der NSAR, Verstärkung von Wirkung und unerwünschten Wirkungen bei gleichzeitiger Gabe von Probenecid,
Azidothymidin (=Zidovudin): verstärkte Wirkung von AZT bei gleichzeitiger Gabe von Probenecid[276],
Carbapeneme →206: verzögerte Elimination der Carbapeneme bei gleichzeitiger Gabe von Urikosurika,
Cephalosporine →204: verminderte renale Elimination der Cephalosporine, Verstärkung von Wirkung und unerwünschten Wirkungen bei gleichzeitiger Gabe von Probenecid,
Ciprofloxacin →217: verzögerte Elimination von Ciprofloxacin bei gleichzeitiger Gabe von Probenecid,
Cotrimoxazol →222: verzögerte Elimination bei gleichzeitiger Gabe von Probenecid,
Diuretika →34: Wirkung von Probenecid abgeschwächt oder aufgehoben,
Guanosinantimetabolite →237: verzögerte Elimination bei gleichzeitiger Gabe von Probenecid,
Methotrexat →126: verminderte renale Elimination von MTX, Verstärkung von Wirkung und unerwünschten Wirkungen bei gleichzeitiger Gabe von Probenecid,
Oxipurinol: verminderte Ausscheidung von Oxipurinol bei gleichzeitiger Gabe von Probenecid,
p-Aminosalizylsäure: verminderte renale Elimination von PAS, Verstärkung von Wirkung und unerwünschten Wirkungen bei gleichzeitiger Gabe von Probenecid,
Penicilline →200: verminderte renale Elimination der Penicilline, Verstärkung von Wirkung und unerwünschten Wirkungen bei gleichzeitiger Gabe von Probenecid,
Pyrazinamid: Wirkung von Probenecid abgeschwächt oder aufgehoben,
Rifampicin: verminderte renale Elimination von Rifampicin, Verstärkung von Wirkung und UAW bei gleichzeitiger Gabe von Probenecid,
Salizylate →111: urikosurische Wirkung von Benzbromaron abgeschwächt, harntreibende Wirkung von Probenecid abgeschwächt,
Sulfinpyrazon →148: urikosurische Wirkung von Benzbromaron abgeschwächt,
Sulfonamide →222: verminderte renale Elimination der Sulfonamide, Verstärkung von Wirkung und unerwünschten Wirkungen bei gleichzeitiger Gabe von Probenecid,

276 verminderte Glukuronidierung von Azidothymidin

Theophyllin →96**:** Abfall der Konzentration von Theophyllin bei gleichzeitiger Gabe von Sulfinpyrazin; TDM, Dosisanpassung,
Zidovudin: =Azidothymidin, s. oben

6.3.2 Urikostatika

Vertreter:

Allopurinol *(Cellidrin, Foligan, Remid, Uripurinol, Urosin, Urtias, Zyloric)*

Wirkung:

verminderte Synthese von Harnsäure durch Hemmung der XOD auf zwei Ebenen der Harnsäuresynthese (Oxipurinol als aktiver Metabolit von Allopurinol mit eigenständiger Wirkung), verstärkte Ausscheidung von Xanthin und Hypoxanthin, die besser wasserlöslich sind als Harnsäure

Kontraindikationen und Anwendungsbeschränkungen:

Niereninsuffizienz (Dosisanpassung), Kinder und Jugendliche (Tagesdosis von 10 mg/kg KG nicht überschreiten), vorbestehende Blutbildungsstörungen, **Schwangerschaft** – strenge Indikationsstellung (mangelnde Datenlage, embryotoxische Effekte denkbar), **Stillzeit** – strenge Indikationsstellung (Übergang von Allopurinol in die Milch, Schädigungen des Säuglings unbekannt)

Unerwünschte Wirkungen:

Haut: Erytheme, Urtikaria, Pruritus, Erythema exsudativum multiforme und Lyell-Syndrom, Haarausfall;
Muskel- und Skelettsystem, Kollagenosen: Myalgien, Arthralgien;
Nervensystem, Psyche, Sinnesorgane: Schwindel, Benommenheit und Kopfschmerzen, Krampfanfälle, periphere Neuritis, Parästhesien, Sehstörungen, Geschmacksstörungen;
Gastrointestinaltrakt, Leber, Galle, Pankreas: Übelkeit, Durchfall, Steatorrhö, granulomatöse Hepatitis, Anstieg von SGOT, SGPT und AP, akute Cholangitis;
Stoffwechsel, Endokrinium: Gichtanfall[277];
Herz, Kreislauf, Gefäße: Vaskulitis mit Hautveränderungen und Nierenbeteiligung[278], Lymphadenopathie;

277 zu Therapiebeginn

Blut: Leukozytopenie, Leukozytose, Granulozytopenie, Granulozytose, Eosinophilie, Agranulozytose, aplastische Anämie;
Urogenitaltrakt: allergische interstitielle Nephritis mit lymphozytärer Infiltration, Xanthinsteine;
Immunsystem: Fieber, Hautreaktionen, Schüttelfrost; s. Muskel- und Skelettsystem, Kollagenosen, Herz, Kreislauf, Gefäße, Urogenitaltrakt

Wechselwirkungen:

ACE-Hemmer →18: erhöhtes Risiko von Leukopenien bei gleichzeitiger Gabe von Allopurinol und ACE-Hemmern,
Aminopenicilline →200: gehäuft Exantheme bei gleichzeitiger Gabe von Allopurinol und Aminopenicillinen,
Antikoagulanzien, orale →76: Gerinnungshemmung verstärkt,
Azathioprin →126: Azathioprinspiegel erhöht[279],
Benzbromaron →148: verminderte Wirkung von Allopurinol durch beschleunigte Elimination von Oxipurinol,
Chlorpropamid: verstärkte Blutzuckersenkung,
Etakrynsäure →37: verminderte Wirkung von Allopurinol,
Mercaptopurin →126: Mercaptopurinspiegel erhöht[279],
Probenecid →148: verminderte Wirkung von Allopurinol durch beschleunigte Elimination von Oxipurinol, Elimination von Probenecid vermindert,
Salizylsäure →111: Wirkung von Salizylsäure verstärkt,
Sulfinpyrazon →148: verminderte Wirkung von Allopurinol durch beschleunigte Elimination von Oxipurinol,
Theophyllin →96: verminderter Abbau von Theophyllin bei gleichzeitiger Gabe von Allopurinol; TDM, Dosisanpassung,
Thiaziddiuretika →40: verminderte Wirkung von Allopurinol,
Vidarabin: verlängerte Halbwertszeit von Vidarabin bei gleichzeitiger Gabe von Allopurinol,
Zytostatika: Blutbildveränderungen gehäuft

278 fast ausschließlich bei nicht angepaßter Dosis (Patienten mit Niereninsuffizienz)
279 Dosisreduzierung dieser Purinderivate um 50–75% der üblichen Dosis erforderlich

6.3.3 Colchicin

- **Vertreter:**

Colchicin *(Colchicum-Dispert, Colchysat)*

- **Wirkung:**

Hemmer der Metaphase der Zellteilung (Spindelgift), Bindung an Tubulin, dadurch verminderte Bildung von Mikrotubuli und damit Abnahme der Beweglichkeit der Leukozyten (Durchbrechung des Circulus vitiosus im **Gichtanfall**, bestehend aus Zerstörung von Leukozyten nach Uratphagozytose, Absinken des pH-Werts und damit zusätzlicher Ausfällung der schlecht wasserlöslichen Harnsäure); keine analgetische und/oder antiphlogistische Wirkung im eigentlichen Sinne

- **Kontraindikationen und Anwendungsbeschränkungen:**

eingeschränkte Nierenfunktion (Dosisanpassung), Blutbildveränderungen (z. B. Anämie), Magen-Darm-Erkrankungen, eingeschränkte Herz-Kreislauf-Funktion, schlechter Allgemeinzustand (Polymorbidität), Lebererkrankungen, Kinder und Jugendliche, **Schwangerschaft** – Kontraindikation (fetotoxische Effekte), **Stillzeit** – Kontraindikation (Übergang des Alkaloids in die Milch, Schädigungen des Säuglings in Abhängigkeit von Art, Dauer und Dosierung der Behandlung möglich)

- **Unerwünschte Wirkungen:**

Haut: Hautveränderungen, Alopezie;
Muskel- und Skelettsystem, Kollagenosen: Myopathie;
Nervensystem, Psyche, Sinnesorgane: Delirien[280];
Gastrointestinaltrakt: Schluckbeschwerden[280], Durchfall, Übelkeit, Erbrechen,;
Herz, Kreislauf, Gefäße: Tachykardie[280];
Atemwege: Dyspnoe mit Zyanose[280], Atemlähmung[280];
Blut: Leukozytose[280], Leukopenie, Agranulozytose, aplastische Anämie;
Urogenitaltrakt: Hämaturie und Oligurie[280]

- **Wechselwirkungen:**

Cyclosporin A: verstärkte Organtoxizität bei gleichzeitiger Gabe von Colchicin, Leber und Niere - Myopathien

280 Colchicinintoxikation!!

7. Hormone

7.1 Sexualhormone und ihre Hemmstoffe

7.1.1 Estrogene

- **Vertreter:**

Estradiol *(Estraderm TTS, Estrifam, Progynova)*,
Ethinylestradiol *(Progynon, Turisteron)*,
Epimestrol,
Estriol *(OeKolp, Ovestin)*, **-valerat**,
Mestranol *(Ovosiston)*

- **Wirkung:**

wie die endogenen Estrogene sowohl hinsichtlich der genitalen als auch der extragenitalen Wirkungen

- **Kontraindikationen und Anwendungsbeschränkungen:**

Genitalblutungen ungeklärter Genese, estrogenabhängige maligne Tumoren oder Verdacht darauf, Monotherapie bei nicht hysterektomierten Frauen und bei Endometriose[281] (Kombination mit Gestagen erforderlich), bestehendes thrombembolisches Krankheitsbild, thrombembolische Erkrankungen in der Anamnese oder dazu prädisponierende Faktoren[282], schwere Leberschädigung (z.B. akute oder chronische progrediente Lebererkrankungen, vorausgegangene oder bestehende Lebertumoren, Porphyrie[282]), Störungen der Gallensekretion, Erkrankungen der Gallenblase und/oder Cholestase[282], Schwangerschaftsikterus oder -pruritus in der Anamnese[282], schwer einstellbare Hypertonie[282], schwer therapierbare Triglyzeridämie[282], Otosklerose mit Verschlechterung in einer vorausgegangenen Schwangerschaft[282], Migraine accompagnée[282,283] Fettstoffwechselstörungen[282],

281 Estradiol, Estriol, konjugierte Estrogene
282 Ethinylestradiol
283 Migräne, die von Empfindungs-, Wahrnehmungs- und/oder Bewegungsstörungen begleitet wird

Uterus myomatosus[282], Endometriose[282], geplante Operationen mit erhöhtem Thrombembolierisiko[282], längerfristige Ruhigstellung[282], Morbus Raynaud[282], periphere Durchblutungsstörungen[282], Niereninsuffizienz[282], schwerer Diabetes mellitus[282], Ödeme[282], **Schwangerschaft** – Kontraindikation[282] (Implantationshemmung, fetotoxische Effekte bei höheren Dosen nicht auszuschließen; kein erhöhtes Risiko embryo-fetaler Entwicklungsstörungen[281]), **Stillzeit** – strenge Indikationsstellung (Übergang v.a. von Estriol und Ethinylestradiol in die Milch, Verminderung der Milchsekretion[282])

Unerwünschte Wirkungen:

Haut: Chloasma, Urtikaria, Erythema nodosum, Erythema multiforme, Pruritus, Pigmentveränderungen;
Muskel- und Skelettsystem, Kollagenosen: Beinkrämpfe;
Nervensystem, Psyche, Sinnesorgane: Schwindel[282], Kopfschmerzen, Migräne[282], depressive Zustände[282], Kontaktlinsenunverträglichkeit[282], akute Sehstörungen[282] (Augenflimmern, Skotome), Hörsturz[282];
Gastrointestinaltrakt, Leber, Galle, Pankreas: Magenbeschwerden[281], Übelkeit[281,282], Erbrechen[282], cholestatischer Ikterus[282], Verstärkung einer Porphyrie[282], Pankreatitis[281];
Wasser- und Elektrolythaushalt: Ödeme („schwere Beine"), vermehrte Wassereinlagerung (Gewichtszunahme);
Stoffwechsel, Endokrinium: Erhöhung der Triglyzeride, Brustspannungen, Veränderungen der Libido[282], Zwischenblutungen[284], Förderung einer Mastopathie[281,285];
Herz, Kreislauf, Gefäße: Blutdruckanstieg, Erhöhung des Risikos thrombembolischer und ischämischer Erkrankungen[282];
Urogenitaltrakt: zervikale Hypersekretion[281], Fluor[281], Hitzegefühl oder Pruritus in der Vagina[281,286], Schmierblutungen[281],Hyperplasie des Endometriums[282], erhöhtes Risiko eines Endometriumkarzinoms[282,287], Vergrößerung von Uterusmyomen, Kandidakolpitis;
Sonstiges: unter Gabe von Estrogenen verstärkte Synthese u.a. von thyroxinbindendem Protein – Beeinflussung der Schilddrüsendiagnostik

284 bei Dosen bis 50 µg Ethinylestradiol
285 bei Langzeitanwendung (> 10 Jahre) von konjugierten Estrogenen ist ein erhöhtes Mammakarzinomrisiko möglich
286 vaginale Applikation
287 langfristige Anwendung von Estrogenen ohne ausreichende Gestagenwirkung

- **Wechselwirkungen:**

Ajmalin →48: erhöhtes Risiko langanhaltender Cholestasen,
Aktivkohle: verminderte Absorption oral applizierter Estrogene,
Antibiotika →200: Abschwächung der Estrogenwirkung,
Antidepressiva, tri- und tetrazyklische →277: vermehrt unerwünschte Wirkungen der Antidepressiva durch Hemmung des Metabolismus,
Antidiabetika, orale →138: verminderte antidiabetische Wirkung[288],
Antikoagulanzien, orale →76: verminderte Gerinnungshemmung, Thrombosegefahr,
Askorbinsäure[289]: erhöhter Estrogenspiegel,
Benzodiazepine, konjugativ metabolisierte[290] →245: verminderte Wirkung der Benzodiazepine durch Beschleunigung der Phase II-Reaktionen,
Benzodiazepine, oxidativ metabolisierte[290] →245: verlängerte Wirkung der Benzodiazepine durch Hemmung des oxidativen Abbaus,
Cotrimoxazol →222: beschleunigte Elimination von Estrogenen,
Enzyminduktoren →315: Abschwächung der Estrogenwirkung, alle Estrogene,
Glukokortikoide →129: verminderte Kortikoidwirkung,
Griseofulvin →236: verminderte Wirkung der Estrogene,
Hemin: verminderte Wirkung von Hemin, beschleunigter Abbau,
Insulin →146: verminderte antidiabetische Wirkung[288],
Metoprolol →27: verlängerte und/oder verstärkte β-Blockade,
Paracetamol →116: verminderte Wirkung von Paracetamol, beschleunigte Elimination,
Ropinirol: erhöhte Ropinirolspiegel[291],
Steroide, ethinylierte: Metabolisierung von Ethinylestradiol verringert,
Tamoxifen →161: gegenseitige Wirkungsminderung

288 veränderte Glukosetoleranz unter Wirkung der Estrogene
289 Megadosen
290 Einteilung: s. Benzodiazepine
291 bei Substitutionsdosen von Estrogenen

7.1.2 Gestagene

- **Vertreter:**

Chlormadinonacetat *(Gestafortin)*,
Dydrogesteron *(Duphaston)*,
Hydroxy- progesteron-caproat *(Progesteron Depot, Proluton Depot)*,
Lynestrenol *(Exlutona, Orgametril)*,
Medrogeston *(Prothil)*,
Medroxy- progesteron- acetat *(Clinofem, Clinovir, Farlutal)*,
Megestrolacetat *(Megestat)*,
Norethisteronacetat *(Gestakadin, Primolut-Nor, Sovel)*

- **Wirkung:**

wie die endogenen Gestagene sowohl hinsichtlich der genitalen als auch der extragenitalen Wirkungen

- **Kontraindikationen und Anwendungsbeschränkungen:**

schwere Lebererkrankungen, cholestatischer Ikterus, vorausgegangene oder bestehende Lebertumoren, Abortus imminens, Blasenmole, vaginale Blutungen unklarer Genese; Schwangerschaftsikterus oder -pruritus[292], Herpes gestationis in der Anamnese[293], Thrombophlebitis[293], thrombembolische Erkrankungen[293], zerebrale Apoplexie (auch in der Anamnese) [293], endogene Depressionen[293], Leberfunktionsstörungen[293], Herzinsuffizienz[293], Niereninsuffizienz[293], Hypercholesterinämie[293], Vorhandensein nur einer Tube[293], Raucherinnen > 30 Jahre[294], strenge Indikationsstellung bei Extrauteringravidität in der Anamnese[294], **Schwangerschaft** – Kontraindikation (Risiko unerwünschter hormonspezifischer Wirkungen, Virilisierung weiblicher Feten möglich[294]), **Stillzeit** – strenge Indikationsstellung (Übergang der Substanz in die Milch, Schädigungen des Säuglings bislang nicht bekannt)

- **Unerwünschte Wirkungen:**

Haut[293]: Hirsutismus, Akne, allergische Hautreaktionen;

---

292 Gestagene zur Therapie
293 Gestagene zur Kontrazeption
294 v.a. bei höheren Gestagendosen, bei Anwendung der „Minipille" eher unwahrscheinlich

Nervensystem, Psyche, Sinnesorgane: Müdigkeit, Kopfschmerzen[295], sensorische Ausfälle, Nervosität, depressive Verstimmungen[293], akute Sehstörungen, Hörstörungen;
Gastrointestinaltrakt, Leber, Galle, Pankreas: Übelkeit, Erbrechen, Durchfall, Verstopfung, Leberfunktionsstörungen, Störungen der Gallesekretion, cholestatischer Ikterus, Cholestase, anikterische Hepatitis oder generalisierter Pruritus[294];
Wasser- und Elektrolythaushalt: Ödeme, Flüssigkeitsretention (Gewichtszunahme);
Stoffwechsel, Endokrinium: Beeinträchtigung der Glukosetoleranz, Anstieg des Cholesterols und LDL[293], Abfall[293] der Triglyzeride, des VLDL, HDL und Apolipoproteins A[296], prämenstruelle Spannungen[293], Galaktorrhö[293], Mastopathie[293], Virilisierungserscheinungen[293], Zyklusunregelmäßigkeiten[294];
Herz, Kreislauf, Gefäße: Blutdruckanstieg, Phlebitiden, Thrombembolien, tiefe Beinvenenthrombosen[293];
Blut: Anstieg der Gerinnungsfaktoren[293];
Urogenitaltrakt: Dysmenorrhö, Schmier- und Zwischenblutungen, erhöhtes Risiko einer ektopischen Schwangerschaft[294], Amenorrhö[294], Hypermenorrhö[294];
Immunsystem: s. Haut

Wechselwirkungen:

Ajmalin →48: erhöhtes Risiko langanhaltender Cholestasen,
Antibiotika →200: verminderte Wirkung der Gestagene, bedingt durch Schädigung der Darmflora,
Antidiabetika, orale →138: veränderter Antidiabetikabedarf durch veränderte Glukosetoleranz,
Benzodiazepine, konjugativ metabolisierte[290] →245: verminderte Wirkung der Benzodiazepine durch Beschleunigung der Phase-II-Reaktionen,
Benzodiazepine, oxidativ metabolisierte[290] →245: verlängerte Wirkung der Benzodiazepine durch Hemmung des oxidativen Abbaus,
Enzyminduktoren →315: beschleunigter Abbau der Gestagene,
Griseofulvin →236: beschleunigter Abbau der Gestagene,
Insulin →146: veränderter Insulinbedarf durch veränderte Glukosetoleranz

295 erstmals migräneartig oder häufiger ungewohnt stark
296 in höheren Dosen

7.1.3 Kontrazeptiva, hormonale

Vertreter:

Ethinylestradiol + Levonorgestrel *(Neogynon 21, Neo-Steridil, Femigoa, Femranette, Gravistat 125, Microgynon, Minisiston, MonoStep, Stediril-d, Miranova, Leios, Perikursal 21, Sequilar 21/28, Triette, Trigoa, Trinordiol, Triquilar, Trisiston, Tetragynon)*,
Ethinylestradiol + Lynestrol *(Pregnon, Yermonil, Ovoresta, Lyndiol, Ovanon)*,
Ethinylestradiol + Norethisteron *(Non Ovlon, Orlest 21, Eve 20, Conceplan M, Neorlest 21, Ovysmen, Sequostat, Synphasec, TriNovum)*,
Ethinylestradiol + Norgestimat *(Cilest)*,
Ethinylestradiol + Norgestrel *(Stediril)*,
Ethinylestradiol + CPA *(Diane 35)*,
Mestranol + Norethisteron *(Ortho-Novum 1/50)*,
Mestranol + Chlormadinonacetat *(Ovosiston)*,
(Einphasen-, Mehrphasen-, Mehrstufenpräparate)

Wirkung:

Ovulationshemmung, Veränderung des Zervixschleims, verminderte Proliferation des Endometriums

Kontraindikationen und Anwendungsbeschränkungen:

s. Estrogene →154, Gestagene →157; sorgfältige Nutzen-Risiko-Abwägung bei erhöhtem thrombembolischen Risiko, Diabetikerinnen, Patientinnen mit multipler Sklerose, Asthma bronchiale, Epilepsie, Chorea minor, latenter Tetanie, Raucherinnen > 30 Jahre, Frauen > 40 Jahre; **Schwangerschaft** – Kontraindikation (keine Erhöhung des Mißbildungsrisikos, Beendigung der Gabe bei Eintritt einer Schwangerschaft), **Stillzeit** – strenge Indikationsstellung (nur Anwendung von Gestagenen allein möglich – „Minipille")

Unerwünschte Wirkungen[297]:

Haut: Urtikaria, Erythema nodosum/multiforme, Pruritus, Chloasma, Akne
Muskel- und Skelettsystem, Kollagenosen: Beinkrämpfe;

297 Auftreten, Häufigkeit und Intensität von unerwünschten Wirkungen von der Dosierung, der individuellen Estrogen-Gestagen-Kombination des angewandten Präparates und den individuellen Risikokonstellationen der Patientin abhängig

Nervensystem, Psyche, Sinnesorgane: Schwindel, Kopfschmerzen[298], Zunahme epileptischer Anfälle, depressive Zustände[299], sensorische Ausfälle, Kontaktlinsenunverträglichkeit, akute Sehstörungen, Hörstörungen;
Gastrointestinaltrakt, Leber, Galle, Pankreas: Erbrechen, Übelkeit, Lebertumoren, cholestatischer Ikterus sowie Verstärkung einer Porphyrie, anikterische Hepatitis und generalisierender Pruritus;
Wasser- und Elektrolythaushalt: Natrium- und Wasserretention (Gewichtszunahme, Ödeme);
Stoffwechsel, Endokrinium: Brustspannungen, Brustdrüsensekretion und -vergrößerungen[300], Veränderungen der Libido[300], Hirsutismus, Stimmveränderungen[301];
Herz, Kreislauf, Gefäße: stärkerer Blutdruckanstieg, erhöhtes Risiko thrombembolischer Erkrankungen[302];
Urogenitaltrakt: Zwischenblutungen, Ausbleiben der Abbruchblutung, Kandidakolpitis

Wechselwirkungen:

Ajmalin →48: erhöhtes Risiko langanhaltender Cholestasten,
Antidepressiva, trizyklische →277: veränderte Wirkung der Antidepressiva,
Antiestrogene →161: verminderte kontrazeptive Sicherheit,
Chlorprothixen →297: verstärkte neuroleptische Wirkung von Chlorprothixen,
Glukokortikoide →129: verminderte Kortikoidwirkung,
Theophyllin →96: verminderter Abbau von Theophyllin; TDM, Dosisanpassung
s. Estrogene →154 und Gestagene →157; v.a bei niedrigdosierten Präparaten ist bei gleichzeitiger Gabe von Kontrazeptiva und Enzyminduktoren bzw. Antibiotika mit einer verminderten kontrazeptiven Sicherheit zu rechnen, be Notwendigkeit solcher Kombinationen sind zusätzliche antikonzeptive Maßnahmen zu empfehlen.

---

298 in höheren Dosen
299 insbesondere bei adipösen Patientinnen
300 bislang ungeklärt, ob die langjährige Einnahme von oralen Kontrazeptiva zu einer Veränderung des individuellen Mammakarzinomrisikos führt
301 Vorsicht bei Patientinnen mit Sprechberufen und Sängerinnen (v.a. Präparate mit 19-Nor Testosteronderivaten als Gestagen)
302 v.a. bei Vorliegen zusätzlicher Risikofaktoren (u.a. Rauchen, Fettstoffwechselstörungen, erhebliches Übergewicht, Varikosis, thrombembolische Erkrankungen in der Anamnese oder vorbestehenden Gerinnungsstörungen)

7.1.4 Antiestrogene

Vertreter:

Aminogluthetimid *(Orimeten, Rodazol)*,
Anastrozol *(Arimidex)*,
Formestan *(Lentaron Depot)*,
Letrozol *(Femara)*,
Tamoxifen *(Kessar, Nolvadex, Zemide)*,
Toremifen *(Fareston)*

Wirkung:

Hemmung der genitalen und extragenitalen Estrogenwirkungen durch kompetitive Hemmung der Estrogenbindung am Rezeptor[303] oder durch Unterdrückung der Synthese von Estrogenen durch Hemmung der Aromatase[304,305]

Kontraindikationen und Anwendungsbeschränkungen:

Überempfindlichkeit gegen die eingesetzten Wirkstoffe, schwere Leukopenie[303], Thrombopenie[303], schwere Hyperkalzämie[303], endokrinologisch prämenopausale Frauen[304]; Diabetikerinnen[304,306], induzierbare Porphyrien[305], Kinder und Jugendliche < 18 Jahre[304,305], **Schwangerschaft** – Kontraindikation (im Tierversuch Hinweise auf embryo- und fetotoxische Effekte[303], mangelnde Datenlage[304], unerwünschte hormonspezifische Wirkungen auf den Fetus[305]), **Stillzeit** – Kontraindikation (Unterdrückung der Milchsekretion[303], Verhalten in der Milch unbekannt[304,305])

Unerwünschte Wirkungen[307]:

Haut: Exantheme, Haarausfall[303,304], Stevens-Johnson-Syndrom[303,305], Erythema multiforme[303], bullöser Pemphigus[303], Pruritus[304], Schmerz[304], Irritation[304], Brennen[304], Schwellungen[304], Granulome[304], Entzündungen oder Hämatome an der Injektionsstelle[304], sterile Abszesse[304], Hypertrichosis facialis[304], Dermatitis[305];

303 Tamoxifen, Toremifen
304 Formestan, Anastrozol, Letrozol
305 Aminogluthetimid
306 aus Sicherheitsgründen engmaschige Überwachung der Blutglukose
307 hinsichtlich unerwünschter Arzneimittelwirkungen ist bei den Extrogenrezeptorantagonisten nur mit graduellen Unterschieden zu rechnen.

Muskel- und Skelettsystem, Kollagenosen: Knochenschmerzen und Schmerzen im Bereich des erkrankten Gewebes[303], Muskelkrämpfe[304], Arthralgie[304];
Nervensystem, Psyche, Sinnesorgane: Sehstörungen, Störungen des Geschmackssinnes[303,305], Müdigkeit[303,305], Benommenheit[303,305], Teilnahmslosigkeit[304,305], Schwindel[304,305], Kopfschmerzen[304,305], emotionale Labilität[304], Verwirrtheit[305], innere Unruhe[305], depressive Verstimmung[305], Adynamie[305], Durchschlafstörungen[305], Ataxie[305,308];
Gastrointestinaltrakt, Leber, Galle, Pankreas: Übelkeit, Erbrechen, Anorexie, Obstipation[304,305], Leberfunktionsstörungen[303,309], Diarrhö[305], Anstieg der γ-GT[305], Hepatitis[305];
Wasser- und Elektrolythaushalt: Flüssigkeitsretention[303], Hyperkalzämie[303,310], Hyponatriämie[305];
Stoffwechsel, Endokrinium: Hitzewallungen[303,304], Hypoglykämie[305], Hypothyreose[305], unzureichende ADH-Sekretion[305];
Herz, Kreislauf, Gefäße: Thrombembolien[303], Ohnmacht (vasovagale Synkopen)[304], Tachykardie[304], Unterschenkelödeme[304], Thrombophlebitis[304], Hypotonie[305];
Atemwege: allergische Alveolitis[303], Halsschmerzen[304];
Blut: Leukozytopenie[303,305], Thrombozytopenie[303,305,311], Anämie[305], Agranulozytose[305], Panzytopenie[305];
Urogenitaltrakt: Blutungen oder Spottings[303,304], Pruritus vulvae[303], Zyklusveränderungen bis hin zur Amenorrhö[303], Ovarialzysten[303], Endometriumhyperplasie[303], -polypen[303], -karzinom[303], Beckenkrämpfe[304], Kolpitis[304], Nierenfunktionsstörungen[305];
Immunsystem: s. Haut[303], anaphylaktoide Reaktionen[304]

Wechselwirkungen:

Ajmalin →48**:** erhöhtes Risiko langanhaltender Cholestasen,
Alkohol: verstärkte Wirkung von Aminogluthetimid,
Antidiabetika, orale →138**:** beschleunigter Abbau der Antidiabetika bei gleichzeitiger Gabe von Aminogluthetimid,
Antikoagulanzien, orale →76**:** Verlängerung der Prothrombinzeit bei gleichzeitiger Gabe von Tamoxifen, beschleunigter Abbau der Antikoagulanzien

308 bei höheren Dosierungen
309 in Einzelfällen schwer, z.B. Cholestase, Hepatitis, Ikterus, Agranulozytose mit Leberzellnekrose
310 Patientinnen mit Knochenmetastasen
311 ohne Hämorrhagien (Tamoxifen)

bei gleichzeitiger Gabe von Aminogluthetimid, verminderter Abbau[312] mit erhöhter Blutungsneigung, Therapiekontrolle!,
Chlorprothixen →297: verminderte neuroleptische Wirkung bei gleichzeitiger Gabe von Aminogluthetimid,
Diazepam →245: verminderter Abbau[312]
Digitoxin →59: beschleunigter Abbau des Glykosids bei gleichzeitiger Gabe von Aminogluthetimid,
Diuretika →34: Auftreten von Hyponatriämien bei gleichzeitiger Gabe von Aminogluthetimid,
Estrogene →154: gegenseitige Wirkungsverminderung bei gleichzeitiger Gabe von Tamoxifen,
Glukokortikoide →129: beschleunigter Abbau der Kortikoide bei gleichzeitiger Gabe von Aminogluthetimid,
Hexobarbital →253: verminderter Abbau[312]
Kontrazeptiva, orale →159: verminderte kontrazeptive Sicherheit bei gleichzeitiger Gabe von Tamoxifen und/oder Aminogluthetimid,
Medroxyprogesteronacetat →157: beschleunigter Abbau des Gestagens bei gleichzeitiger Gabe von Aminogluthetimid;
Phenytoin →52, →262: verstärkte Gesichtsbehaarung bei gleichzeitiger Gabe von Phenytoin und Formestan[313],
Theophyllin →96: beschleunigter Abbau von Theophyllin bei gleichzeitiger Gabe von Aminogluthetimid, TDM, Dosisanpassung,
Thrombozytenaggregationshemmer →83: Blutungsgefahr während einer möglichen thrombozytopenischen Phase bei gleichzeitiger Gabe von Tamoxifen erhöht

312 Hemmung von CYP2A6 und CYP2C19 durch Letrozol, Interaktionen auch mit anderen so metabolisierten Stoffen möglich
313 Einzelfallbeschreibung

7.1.5 Androgene

- **Vertreter:**

  Testosteron *(Andriol, Testosteron-Depot, Testoviron-Depot)*,
  Mesterolon *(Proviron, Vistimon)*,
  Testolacton *(Fludestrin)*

- **Wirkung:**

  wie die endogenen Androgene sowohl hinsichtlich der genitalen als auch der extragenitalen Wirkungen

- **Kontraindikationen und Anwendungsbeschränkungen:**

  Prostatakarzinom, Mammakarzinom des Mannes, Hyperkalzämie bei malignen Tumoren, vorausgegangene oder bestehende Lebertumoren, Kinder, **Schwangerschaft** – Kontraindikation (Risiko unerwünschter hormonspezifischer Wirkungen auf die Frucht, Virilisierung weiblicher Feten), **Stillzeit** – Kontraindikation (Verhalten in der Milch unbekannt – Testolacton)

- **Unerwünschte Wirkungen:**

  Haut: Akne, Alopezie, makulopapulöses Erythem, Nagelwachstumsstörungen[314], Psoriasis[315];
  Muskel- und Skelettsystem, Kollagenosen: Schmerzen in Extremitäten;
  Nervensystem, Psyche, Sinnesorgane: Parästhesie, Ängstlichkeit, Depression, Gewohnheitsbildung, Kopfschmerz, Schlafapnoe, Abhängigkeit mit psychomotorischer Verlangsamung;
  Gastrointestinaltrakt, Leber, Galle, Pankreas: Glossitis[314], Zungenbrennen[316], Stomatitis[316], Nausea, Erbrechen, Anorexie, Hepatitis, Hepatome, Ikterus, Cholestase[317];
  Wasser- und Elektrolythaushalt: Wassereinlagerung (Ödeme), Gewichtszunahme, Hyperkalzämie[318];

314 Testolacton
315 v.a. bei Kombination von Testosteron und Estradiol
316 Unverträglichkeitsreaktion bei bukkaler oder sublingualer Anwendung von Testosteronpropionat
317 bei oraler Gabe
318 bei Auftreten erneute Nutzen-Risiko-Abwägung bzw. Therapieabbruch

Stoffwechsel, Endokrinium: Virilisierung[319] bei weiblichen Patienten, Menstruationsstörungen, Laktationshemmung, einschließlich irreversible Stimmveränderungen, Spermatogenesehemmung, vorzeitige Pubertätszeichen bei Knaben, beschleunigte Knochenreifung, Gynäkomastie[320];
Herz, Kreislauf, Gefäße: Blutdruckanstieg;
Blut: Hämatokrit- und Hämoglobin-Anstieg, Erniedrigung der Gerinnungsfaktoren II, V, VII, X[321];
Urogenitaltrakt: Priapismus, verstärkte Ausscheidung von Kreatinin[314], veränderte Libido, Klitorishypertrophie;
Immunsystem: allergische Reaktionen

Wechselwirkungen:

Ajmalin →48: erhöhtes Risiko langanhaltender Cholestasen,
Antikoagulanzien, orale →76: verstärkte Gerinnungshemmung,
Enzyminduktoren →315: beschleunigter Abbau der Androgene,
Insulin →146 : verstärkte Blutzuckersenkung, Hypoglykämiegefahr!,
Phenylbutazon und -derivate →111: verstärkte Wirkung des Antirheumatikums

7.1.6 Antiandrogene

Vertreter:

Cyproteronacetat (CPA) *(Androcur)*,
Flutamid[322] *(Fugerel, Testac, Testotard)*

Wirkung:

Unterdrückung der Androgenwirkungen durch kompetitive Verdrängung der Androgene vom Rezeptor, CPA gleichzeitig mit starker Gestagenwirkung (auch Hemmung der Gonadotropinsekretion)

319 Dosis > 300 mg Testosteron/Monat
320 bei Indikation Hypogonadismus
321 Testosteronpropionat
322 nur zur Behandlung von Männern

- **Kontraindikationen und Anwendungsbeschränkungen:**
Leberkrankheiten (einschließlich Dubin-Johnson- und Rotor-Syndrom[323]), vorausgegangene oder bestehende Lebertumoren[324], kardiovaskuläre Erkrankungen[325], idiopathischer Schwangerschaftsikterus oder schwerer Schwangerschaftspruritus bzw. Herpes gestationis in der Anamnese[323], konsumierende Krankheiten (außer Prostatakarzinom)[323], schwere chronische Depressionen[323], vorausgegangene oder bestehende thrombembolische Prozesse[323], Sichelzellenanämie[323], schwerer Diabetes mellitus mit Gefäßveränderungen[323], Jugendliche vor Abschluß der Pubertät und Kinder, **Schwangerschaft** – Kontraindikation (Risiko hormonbedingter Fruchtschädigungen, mangelnde Datenlage[325]), **Stillzeit** – Kontraindikation (Substanz geht in die Milch über[323], Schädigungen des Säuglings nicht bekannt[323], Verhalten in der Milch unbekannt[325])

- **Unerwünschte Wirkungen:**
Haut: Herpes zoster[325], Pruritus[325], Photosensibilisierung[326,327], Haarausfall[325];
Muskel- und Skelettsystem, Kollagenosen: lupusähnliches Syndrom[325], neuromuskuläre Symptome[327];
Nervensystem, Psyche, Sinnesorgane: Müdigkeit, Antriebsminderung, Unruhezustände, depressive Verstimmungen, Schwindel[325], Schwäche[325], Unwohlsein[325], Kopfschmerzen[325], Schlaflosigkeit[325], verschwommenes Sehen[325], Hitzewallungen[327], hepatisch bedingte Enzephalopathie[325];
Gastrointestinaltrakt, Leber, Galle, Pankreas: Durst[325], Magenverstimmung[325], Anorexie[325], ulkusähnliche Schmerzen[325], Sodbrennen[325], Obstipation[325], Diarrhoe[325], Übelkeit und Erbrechen[325], gesteigerter Appetit[325], passager abnorme Leberfunktion[325], cholestatischer Ikterus[325], Leberzellnekrose[325,328], Hepatitis[325], schwerwiegende Störungen der Leberfunktion[329];
Wasser- und Elektrolythaushalt: Ödeme, Veränderungen des Körpergewichts;
Stoffwechsel, Endokrinium: veränderte Glucosetoleranz[323], Spermatogenesehemmung, Gynäkomastie, Mastalgie[325], Spannungsgefühl in den Brüsten[330], Ovulationshemmung[331], verminderte Libido[325], Impotenz[327];

---

323 CPA
324 bei Indikation Prostatakarzinom nur, wenn die Lebertumoren nicht metastasenbedingt sin
325 Flutamid
326 Erytheme, Ulzerationen, Blasenbildung, epidermale Nekrolyse
327 Flutamid in Kombination mit LH-Rh-Antagonisten
328 bei Hinweisen auf schwerere Leberfunktionsstörungen ohne bioptischen Nachweis von Lebermetastasen Flutamidtherapie abbrechen
329 hochdosierte Anwendung von CPA
330 gelegentlich bei der Anwendung bei Frauen

Herz, Kreislauf, Gefäße: kardiovaskuläre Störungen[325], Hypertonie[327], Lymphödem[325];
Atemwege: Kurzatmigkeit[323];
Blut: hämolytische oder megalozytäre Anämie[325], Leukopenie[327], Thrombopenie[327], Methämoglobinämie[325];
Urogenitaltrakt: erhöhte Konzentrationen von Harnstoff und Kreatinin[325];
Sonstiges: Mammatumoren[325], bernsteinfarbene oder grünlich-gelbe Urinverfärbung[325]

Wechselwirkungen:

Ajmalin →48: erhöhtes Risiko langanhaltender Cholestasen,
Alkohol: verminderte Triebdämpfung durch CPA wegen der enthemmenden Alkoholwirkung,
Antidiabetika, orale →138: Therapieüberwachung wegen Veränderung der Glukosetoleranz durch CPA,
Antikoagulanzien, orale →76: Verlängerung der Prothrombinzeit bei gleichzeitiger Gabe von Warfarin und Flutamid,
Enzyminduktoren →315: beschleunigter Abbau von CPA nicht auszuschließen,
Insulin →146: Therapieüberwachung wegen Veränderung der Glukosetoleranz durch CPA

7.1.7 Anabolika

Vertreter:

Nandrolon *(Deca-Durabolin)*,
Clostebol *(Megagrisevit)*,
Metenolon

Wirkung:

Positivierung der Stickstoffbilanz, androgene Restwirkungen[332]

331 CPA in Kombinationstherapie
332 Ausmaß substanzabhängig

Kontraindikationen und Anwendungsbeschränkungen:

Prostatakarzinom, Mammakarzinom des Mannes[333], Prostataadenom[334], hepatische Porphyrie[334], Hyperkalzämie bei Knochenmetastasen[333], Kinder, **Schwangerschaft** – Kontraindikation (Risiko hormonbedingter Fruchtschädigungen, Virilisierung weiblicher Feten), **Stillzeit** – strenge Indikationsstellung (Verhalten in der Milch nicht bekannt, bei zwingender Indikation vorsichtshalber abstillen)

Unerwünschte Wirkungen[335]:

Haut: Acne vulgaris, Hirsutismus, androgenetische Alopezie;
Gastrointestinaltrakt, Leber, Galle, Pankreas: Cholestase[336], Leberadenome, Anstieg[334] von SGOT, SGPT, AP, Bilirubin;
Wasser- und Elektrolythaushalt: Wasserretention (Ödeme);
Stoffwechsel, Endokrinium: Virilisierung bei weiblichen Patienten (einschließlich irreversibler Stimmveränderungen), Amenorrhö, Spermatogenesehemmung, vorzeitige Pubertätszeichen bei Knaben, beschleunigte Knochenreifung, Libidoverstärkung bei Frauen, Klitorishypertrophie;
Immunsystem: anaphylaktische Reaktionen[333]

Wechselwirkungen:

Antidiabetika, orale →138**:** Beeinflussung der Glukosetoleranz durch Anabolika, evtl. Dosisanpassung von Antidiabetika nötig,
Antikoagulanzien, orale →76**:** Antikoagulanzienwirkung verstärkt,
Insulin →146**:** Beeinflussung der Glukosetoleranz durch Anabolika, evtl. Dosisanpassung von Antidiabetika nötig,
Phenylbutazon und Analoga →111**:** verstärkte Wirkung des Antirheumatikums

---

333 Clostebol
334 Metenolon
335 abhängig von der Dauer der Anwendung, der Dosierung, der androgenen Restwirkung des Präparates und bei Frauen zusätzlich von der individuellen Reaktion auf androgene Stimuli
336 bei oraler Gabe

7.2 Schilddrüsenhormone und Thyreostatika

7.2.1 Schilddrüsenhormone

- **Vertreter:**

Levothyroxin (T_4) *(Berlthyrox, Eferox, Euthyrox, L-Thyroxin, Thevier),*
Liothyronin (T_3) *(Tybon, Thyrotardin-inject, Trijodthyronin)*

- **Wirkung:**

wie die endogenen Hormone

- **Kontraindikationen und Anwendungsbeschränkungen:**

Überempfindlichkeit gegen die Inhaltsstoffe, Hyperthyreose[337], ältere Patienten[338], koronare Herzkrankheit[338], Herzinsuffizienz[338], tachykarde Herzrhythmusstörungen[338], Zustand nach Myokarditis, akutem Myokardinfarkt, unbehandelte Nebennierenrindeninsuffizienz, **Schwangerschaft** – Kontraindikation (Anwendung von Schilddrüsenhormonen als Begleittherapie bei Behandlung einer Hyperthyreose durch Thyreostatika – Risiko einer Hypothyreose beim Fetus wegen notwendiger höherer Thyreostatikadosis)

- **Unerwünschte Wirkungen[339]:**

Haut: Hyperhidrosis;
Nervensystem, Psyche, Sinnesorgane: Fingertremor, innere Unruhe, Hitzegefühl, Wärmeintoleranz, Fieber, lebhaft gesteigerte Reflexe;
Gastrointestinaltrakt, Leber, Galle, Pankreas: Heißhunger, Diarrhö, Gewichtsabnahme;
Herz, Kreislauf, Gefäße: Tachykardie, Palpitationen, Blutdruckabfall, pektanginöse Beschwerden

337 Ausnahme bei Levothyroxin: Zusatzmedikation bei Behandlung einer Hyperthyreose mit thyreostatisch wirksamen Medikamenten
338 vorsichtig dosieren
339 bei Überdosierung oder Intoxikation

Wechselwirkungen:

Anionenaustauscherharze →137: verminderte Absorption und gestörter enterohepatischer Kreislauf der Schilddrüsenhormone[340],
Antidiabetika →138: Hyperglykämiegefahr durch bessere Verfügbarkeit von Glukose,
Antikoagulanzien, orale →76: Verlängerung der Prothrombinzeit, Blutungsgefahr,
Dopamin →67: verstärkte sympathomimetische Wirkung,
Enzyminduktoren →315: beschleunigter Abbau der Schilddrüsenhormone[341],
Fibrate →133: erhöhte Plasmaspiegel des Schilddrüsenhormons,
Furosemid[342] →37: erhöhte Plasmaspiegel des Schilddrüsenhormons,
Herzglykoside →59: verminderte Wirkung der Glykoside, Dosisanpassung[343] und Therapiekontrolle,
Maprotilin →277: erhöhtes Risiko kardialer UAW,
Phenytoin →52, →262: erhöhte Plasmaspiegel des Schilddrüsenhormons,
Pholedrin →45: Verstärkung der sympathomimetischen Wirkungen von Pholedrin,
Piracetam: verstärkte zentralerregende Wirkung möglich,
Salizylate →111: erhöhte Plasmaspiegel des Schilddrüsenhormons,
Sucralfat →187: verminderte Absorption von Levothyroxin,
Thioamide →171: verminderte thyreostatische Wirkung bei gleichzeitiger Gabe von Thyroxin

340 zeitversetzte Einnahme
341 oft ohne klinische Konsequenzen, da mit dem beschleunigten Abbau vermehrt T_3 und T_4 aus der Eiweißbin-dung freigesetzt werden, so daß die Konzentrationen der freien Hormone stabilisiert werden
342 hohe Dosis
343 Mit Schilddrüsenhormonen stabilisierte, euthyreote Patienten benötigen zur Digitalisierung normale therapeutische Dosen, unbehandelte hypothyreote Patienten benötigen niedrigere und unbehandelte hyperthyreote Patienten höhere Dosen des Herzglykosids. Wird eine Schilddrüsenunter- oder -überfunktion normalisiert, muß die Herzglykosid-Dosis entsprechend angepaßt werden.

7.2.2 Thyreostatika

- **Vertreter:**

Thioamide:
Carbimazol *(Carbimazol Henning, Neo-Thyreostat),*
Propylthiouracil *(Propycil, Thyreostat II),*
Thiamazol *(Favistan, Methizol, Thiamazol Henning, Thyrozol),*

Natriumperchlorat *(Irenat)*

- **Wirkung:**

Hemmung der Synthese[344] von Schilddrüsenhormonen oder der Aufnahme[345] von Jodid in die Schilddrüse

- **Kontraindikationen und Anwendungsbeschränkungen:**

vorausgegangene Überempfindlichkeitsreaktionen[344], Leberschäden durch das anzuwendende Thyreostatikum in der Anamnese[344], vorbestehende oder anamnestisch bekannte Blutbildveränderungen[344,345], Erhöhung[344] der Transaminasen oder cholestaseanzeigenden Enzyme, größere Strumen mit Einengung der Trachea[344], retrosternale Struma[345], Plummerung zur Operationsvorbereitung[345], **Schwangerschaft** – strenge Indikationsstellung[344] (wegen der Gefahr von Hypothyreose und Struma beim Neugeborenen möglichst niedrig dosieren (Monotherapie!). Insbesondere während der 10.–14. Woche, wenn die fetale Hormonproduktion beginnt, ist eine sorgfältige Überwachung erforderlich) bzw. Kontraindikation[345] (mangelnde Datenlage), **Stillzeit** – strenge Indikationsstellung[344] (Thyreostatika werden in die Muttermilch ausgeschieden, Einzelfälle von Hypothyreosen bei Säuglingen, Kinder sorgfältig überwachen) bzw. Kontraindikation[345] (Verhalten in der Milch unbekannt)

344 Thioamide
345 Natriumperchlorat

Unerwünschte Wirkungen[346]:

Haut: Haarausfall, Pruritus, Exanthem, Reizungen im Rachenbereich[345], Akne[345], Dermatitis[345], Urtikaria[345], Erythema nodosum[345, 347] mit Fieberschüben, antinukleären und antierythrozytären Antikörpern und Eosinophilie;
Muskel- und Skelettsystem, Kollagenosen: Arthritiden[344], Periarteriitis nodosa[348], Lupus erythematodes[344], fieberhafte Gelenkschmerzen[345], leichte Muskelkrämpfe[345], Brennen in den Füßen[345];
Nervensystem, Psyche, Sinnesorgane: Schwindel[344], Neuritiden[344], Polyneuropathien[344], Geruchs- und Geschmacksstörungen[344], Schwere im Kopf[345];
Gastrointestinaltrakt, Leber, Galle, Pankreas: Schwellungen der Speicheldrüsen[344], Mundtrockenheit[345], Übelkeit, Erbrechen, Durchfall[345], Durchbruch eines Duodenalulkus[345,347], Hepatitis[344], transiente Cholestase[344], Ikterus[345], Leberschädigung mit akutem Leberversagen[345,347];
Wasser- und Elektrolythaushalt: periphere Ödeme[344];
Stoffwechsel, Endokrinium: Hypoglykämie[349], Strumavergrößerung[344];
Herz, Kreislauf, Gefäße: Vaskulitis[344], Lymphadenopathie;
Atemwege: interstitielle Pneunomie[348];
Blut: Neutropenie, Thrombozytopenie, Agranulozytose, hämolytische Anämie[348], Purpura[345], Eosinophilie[345], aplastische Anämie[345, 347];
Urogenitaltrakt: Albuminurie[345], nephrotisches Syndrom[345];
Immunsystem: Arzneimittelfieber, s. auch Haut, Muskel- und Skelettsystem, Kollagenosen, Blutbildveränderungen, Atemwege;
Sonstiges: falsch-positiver Coombs-Test[348]

Wechselwirkungen:

Antikoagulanzien, orale →76: Wirkung von Thioamiden vermindert; veränderte gerinnungshemmende Wirkung, Therapiekontrolle und ggf. Dosisanpassung[350],
Herzglykoside →59: verstärkte Glykosidwirkung,
Jod[351]: thyreostatische Wirkung vermindert,

346 dosisabhängiges Risiko von UAW der Thioamide
347 tatsächliche Häufigkeit unbekannt, lediglich Beschreibung von Einzelfällen, kausale Verknüpfung nicht bewiesen
348 Propylthiouracil
349 Insulin-Autoimmunsyndrom unter Thioamiden
350 verminderter Abbau von Gerinnungsfaktoren – Thrombosegefahr oder Verdrängung von Cumarinen aus der PPB – Blutungsgefahr möglich
351 auch jodhaltige Medikamente und Kontrastmittel

Natriumperchlorat →171: gegenseitige Wirkungsverstärkung von Perchlorat und Thioamiden,
Propranolol →27: Propranolol-Wirkung bei gleichzeitiger Gabe von Thioamiden verstärkt,
Radiojod: Hemmung der Aufnahme von Radiojod durch Perchlorat,
^{99m}-Pertechnetat: Hemmung der Aufnahme von ^{99m}Tc-Pertechnetat durch Perchlorat,
Thioamide →171: gegenseitige Wirkungsverstärkung von Thioamiden und Perchlorat,
Thiamazol →171: bei gleichzeitiger Gabe von Thiamazol und Perchlorat positiver Perchlorat-Discharge-Test durch veränderte Jodorganifikation,
Thyroxin →169: Wirkung von Thioamiden vermindert

7.3 Kalziumstoffwechselmittel

7.3.1 Nebenschilddrüsenhormone

- **Vertreter:**

Calcitonin (human, vom Lachs) *(Calsynar, Casalm, Cibacalcin, Karil, Osteostabil, Karil)*

- **Wirkung:**

Verminderung der Knochenresorption durch Hemmung der Wirkung von Osteoblasten und Osteoklasten, durch Wirkung an den Nierentubuli in pharmakologischer Dosierung vermehrte renale Ausscheidung von Kalzium, Phosphat, Natrium, Kalium, Magnesium, Chlorid

- **Kontraindikationen und Anwendungsbeschränkungen:**

Hypokalzämie, **Schwangerschaft** – keine Erfahrungen (mangelnde Datenlage beim Menschen, im Tierversuch kein Hinweis auf embryo- oder fetotoxische Effekte), **Stillzeit** – Kontraindikation (Verhalten in der Milch unbekannt, Hemmung der Milchbildung nicht auszuschließen)

- **Unerwünschte Wirkungen:**
  Haut: Flush, Exantheme, Urtikaria, Pruritus;
  Nervensystem, Psyche, Sinnesorgane: Schwächegefühl, Kopfschmerzen, Schwindel, Parästhesien mit schmerzenden Handflächen und Fußsohlen, metallischer Geschmack;
  Gastrointestinaltrakt, Leber, Galle, Pankreas: Übelkeit, Erbrechen, Durchfall;
  Wasser- und Elektrolythaushalt: tetanische Symptome, passagere und klinisch nicht relevante Hypokalzämie;
  Herz, Kreislauf, Gefäße: Hypotonie, Hypertonie, Tachykardie;
  Atemwege: Laryngospasmus, Dyspnoe;
  Urogenitaltrakt: Pollakisurie, Polyurie;
  Immunsystem: allergische Reaktionen inklusive anaphylaktischer Reaktionen, Fieber, Schüttelfrost, Kälteschauer; s. auch Haut und Atemwege; v.a. bei Lachs-Calcitonin Bildung von Antikörpern mit nachfolgender Wirkungsminderung;
  Sonstiges: lokale Reaktionen an der Injektionsstelle

- **Wechselwirkungen:**
  Pamidronsäure →176**:** bei Behandlung lebensbedrohlicher Hyperkalzämien synergistische Wirkungen von Calcitonin und Pamidronsäure beobachtet.
  Ansonsten sind bislang keine relevanten Arzneimittelinteraktionen bekannt

7.3.2 Kalziumstoffwechselregulatoren

- **Vertreter:**
  Colecalciferol (Vitamin D_3) *(Ospur D3, Vigantol, Vigantoletten),*
  Ergocalciferol (Vitamin D_2),
  Dihydrotachysterol[352] *(A.T. 10, Tachystin)*

- **Wirkung:**
  verstärkte enterale Kalziumresorption und renale -reabsorption, Mobilisierung von Kalzium aus den Knochen, synergistische Wirkung mit Parathormon

352 schwache Vitamin-D-Wirkung, aber dem Vitamin D_3 vergleichbare hyperkalzämische Wirkung

Kontraindikationen und Anwendungsbeschränkungen:

Hyperkalzämie, Nierensteine in der Anamnese, Sarkoidose (Morbus Boeck), Immobilisation[353], Patienten mit Saluretika-Therapie[353], Pseudohypoparathyreoidismus[353], Vitamin-D-Überdosierung[354], Hyperventilationstetanie[354], **Schwangerschaft** - Kontraindikation (bei hoher Dosierung diaplazentarer Übertritt von Vitamin-D-Metaboliten, teratogenes Risiko, physische und psychische Entwicklungsverzögerung, Aortenstenosen), **Laktation** - Übergang von Vitamin D und seinen Metaboliten in die Milch, translaktale Überdosierung beim Säugling unbekannt

Unerwünschte Wirkungen:

Nervensystem, Psyche, Sinnesorgane[355]: psychische Symptome, Kopfschmerzen, Bewußtseinsstörungen;
Gastrointestinaltrakt, Leber, Galle, Pankreas: Mundtrockenheit, Metallgeschmack, Übelkeit[355], Erbrechen[355], Appetitlosigkeit[356], Gewichtsverlust[356], verstärktes Durstgefühl[356], Gewichtsverlust[356];
Wasser- und Elektrolythaushalt: Serumkalziumerhöhung;
Herz, Kreislauf, Gefäße: Herzrhythmusstörungen[355];
Urogenitaltrakt[356]: Polyurie, Nierensteinbildung, Nierenverkalkung;
Sonstiges: extraossäre Verkalkungen[356]

Wechselwirkungen:

Dihydrotachysterol →174**:** gleichzeitige Anwendung mit Vitamin D wegen des identischen Wirkprinzips vermeiden),
Kalzium: erhöhtes Hyperkalzämierisiko),
Saluretika →40**:** erhöhtes Hyperkalzämierisiko bei gleichzeitiger Gabe von Vitamin D und Saluretika),
Vitamin D: gleichzeitige Anwendung mit Dihydrotachysterol wegen des identischen Wirkprinzips vermeiden

353 sorgfältige Nutzen-Risiko-Abschätzung und klinische Überwachung der Patienten
354 Dihydrotachysterol
355 meist als akute Folge der Serumkalziumerhöhung
356 als chronische Folge der Serumkalziumerhöhung

7.3.3 Bisphosphonate

- **Vertreter:**
  Alendronsäure *(Fosamax)*
  Clodronsäure *(Bonefos, Ostac)*,
  Etindronsäure *(Didronel, Diphos, Etidronat)*,
  Ibandronsäure *(Bondronat)*
  Pamidronsäure *(Aredia)*
  Tiludronsäure *(Skelid)*

- **Wirkung:**
  Hemmung von Knochenabbaus und Osteoklastenfunktion

- **Kontraindikationen und Anwendungsbeschränkungen:**
  Überempfindlichkeit gegenüber den eingesetzten Wirkstoffen, Niereninsuffizienz[357], klinisch manifeste Osteomalazie, schwere akute Entzündungen des Gastrointestinaltrakts, Kinder (keine klinischen Erfahrungen), **Schwangerschaft**[358] – Kontraindikation (mangelnde Datenlage, im Tierversuch bei hohen Dosierungen embryotoxische Wirkungen nicht auszuschließen), **Stillzeit** – Kontraindikation (Verhalten in der Milch unbekannt)

- **Unerwünschte Wirkungen[359]:**
  Haut: follikuläre, makulöse oder makulopapulöse Exantheme, Haarausfall[360], Urtikaria[360], Erythema exsudativum multiforme[360], Quincke-Ödem[360], Pruritus[361];
  Muskel- und Skelettsystem, Kollagenosen: Arthropathie, einschließlich Pseudogicht und Polymyalgia rheumatica, Muskel- und Wadenkrämpfe;
  Nervensystem, Psyche, Sinnesorgane: Kopfschmerzen, Amnesie[360], Verwirrtheitszustände, Depressionen[360], Halluzinationen[360], Parästhesien[360], periphere Neuropathie[360], Schwindel[361], Schlaflosigkeit[361], motorische Unruhe[361],

---

357 Ausnahme: kurzfristige Anwendung bei rein funktioneller Einschränkung der renalen Clearance durch Hyperkalzämie

358 bei notwendiger Anwendung im gebärfähigen Alter vor Therapiebeginn Schwangerschaftsausschluß und danach auf sichere Kontrazeption achten

359 bei einer Reihe von unerwünschten Wirkungen Kausalzusammenhang nicht geklärt, möglicherweise eher durch die Grunderkrankung als durch das angewendete Bisphosphonat verursacht

360 Etindronsäure

Somnolenz[361], Lethargie[361], Krampfanfälle[361], Konjunktivitis[361], Uveitis[361], Skleritis[361], Episkleritis[361], Xanthopsie[361];
Gastrointestinaltrakt, Leber, Galle, Pankreas: Glossitis[360], Übelkeit, Erbrechen, Gastritis, Flatulenz, Diarrhö, Obstipation[361], Perforation von Magenulzera[361], Anstieg von SGOT, SGPT, AP und LDH;
Wasser- und Elektrolythaushalt: Hypokalzämie, Hypophosphatämie;
Stoffwechsel, Endokrinium: Zunahme des Serumparathormons;
Herz, Kreislauf, Gefäße: Hypotonie[361], Hypertonie[361], Linksherzinsuffizienz[361], Stauungsinsuffizienz[361], Phlebitis[361], Thrombophlebitis[361];
Atemwege: Asthmaanfälle[362];
Blut: Lympho-[361], Leuko-[361], Thrombozytopenie[361], Anämie[361], Leukämie[363];
Urogenitaltrakt: passagere Proteinurie[364], Hämaturie[361], erhöhte Konzentrationen[361] von Kreatinin und Harnstoff, Verschlechterung der Nierenfunktion, akutes Nierenversagen[364];
Immunsystem: allergische Reaktionen; s. auch Haut;
Sonstiges: grippeähnliches Syndrom für einige Stunden oder Tage, Anstieg der Körpertemperatur, lokale Reaktionen[361] an der Injektionsstelle, Reaktivierung[361] von Herpes zoster und Herpes simplex

Wechselwirkungen:

Aminoglykoside →208: verstärkte Senkung des Kalziumspiegels bei gleichzeitiger Gabe von Aminoglykosiden und Clodronsäure[365]),
Antazida →188: verminderte Absorption der Bisphosphonate),
Calcitonin →173: bei gleichzeitiger Gabe von Calcitonin und Pamidronsäure bei bedrohlichen Hyperkalzämien synergistischer Effekt möglich),
Eisen: verminderte Absorption der Bisphosphonate),
Kalzium: verminderte Absorption der Bisphosphonate),
Magnesium: verminderte Absorption der Bisphosphonate),
Milch und -produkte: verminderte Absorption der Bisphosphonate),
Sucralfat →187: verminderte Absorption der Bisphosphonate

361 Pamidronsäure
362 v.a. bei Patienten mit analgetikasensitivem Asthma
363 Einzelfallbeschreibung
364 nach intravenöser Applikation
365 Die Anwendung der Aminoglykoside kann auch zeitversetzt mehrere Wochen zurückliegen. Es sind schwere Hypokalzämien beschrieben.

8. Magen, Darm

8.1 Ulkustherapeutika

8.1.1 H_2-Rezeptorantagonisten

- **Vertreter:**

Cimetidin *(Altramet, Cimehexal, H 2-Blocker ratiopharm, Tagamet)*,
Famotidin *(Ganor, Pepdul)*,
Nizatidin *(Gastrax, Nizax)*,
Ranitidin *(Azuranit, Ulcocur, Ranitic, Sostril, Zantic)*,
Roxatidin *(Roxit)*

- **Wirkung:**

Hemmung der gastralen Säuresekretion durch Blockade der H_2-Rezeptoren (kompetitiv)

- **Kontraindikationen und Anwendungsbeschränkungen:**

Überempfindlichkeit gegenüber H_2-Rezeptorenblockern, Magenkarzinom, „nervöser Magen", Kinder und Jugendliche im Wachstumsalter, Patienten > 75 Jahre[366], eingeschränkte Nierenfunktion (Dosisanpassung!), eingeschränkte Leberfunktion, akute Porphyrie[367] (auch in der Anamnese), **Schwangerschaft** – strenge Indikationsstellung, **Stillzeit** – Kontraindikation (unerwünschte Wirkungen beim Säugling nicht auszuschließen)

- **Unerwünschte Wirkungen[368]:**

Haut: Hautausschlag, Pruritus, Urtikaria, Hypertrichose, Haarausfall, angioneurotisches Ödem;

366 Nizatidin
367 Ranitidin
368 Unerwünschte Wirkungen sind eher selten und treten v.a. nach hochdosierter i.v. Gabe, bei Langzeitanwendung oder nur vorübergehend bei Behandlungsbeginn auf.

Muskel- und Skelettsystem, Kollagenosen: Myalgien, Arthralgien, Myoklonien, kutanes Lupus-erythematodes-artiges Syndrom;
Nervensystem, Psyche, Sinnesorgane: Kopfschmerzen, Schwindel, Fieber, Parästhesien, Halluzinationen, Depressionen, beeinträchtigtes Reaktionsvermögen, Verwirrtheit, Schlafstörungen, Sehstörungen mit Doppelbildern, Polyneuropathien, epileptiforme Krampfanfälle[369];
Gastrointestinaltrakt, Leber, Galle, Pankreas: Mundtrockenheit[369], Übelkeit, Erbrechen, Leibschmerzen, Diarrhö, Obstipation, Leberfunktionsstörungen, Leberzellschäden, intrahepatische Cholestase, Pankreatitis, bakterielle Besiedlung des Magens;
Wasser- und Elektrolythaushalt: Ödeme,
Stoffwechsel, Endokrinium: Gynäkomastie, Impotenz, Prolaktinanstieg, Libidoverlust, Anstieg der Konzentration von Harnsäure[366], veränderte Konzentration von Dihydrotestosteron[366];
Herz, Kreislauf, Gefäße: Herzstillstand, Arrhythmien, Blutdruckabfall[370] (zu schnelle i.v. Gabe);
Atemwege: Schnupfen und Pharyngitis[366], Bronchospasmen, nosokomiale Pneumonie (Intensivpatienten, infolge gramnegativer Besiedlung des Magens – aufsteigende Infektion der Atemwege);
Blut: Leuko-, Thrombozytopenie, aplastische, immunhämolytische Anämie;
Urogenitaltrakt: interstitielle Nephritis, passagerer Anstieg der Serumkonzentration von Kreatinin;
Immunsystem: anaphylaktische Reaktionen, Fieber; s. Haut, Gastrointestinaltrakt, Leber, Galle, Pankreas, Atemwege, Blut, Urogenitaltrakt;
Sonstiges: falsch-positiver Urobilinogennachweis bei Verwendung von Multistix-Systemen[366]

■ Wechselwirkungen[371],[372]:

Azetylsalizylsäure →111, →85: Anstieg der Serumkonzentrationen von ASS bei Gabe von hohen Dosen des Analgetikums und gleichzeitiger Gabe von Nizatidin,

369 Famotidin
370 Cimetidin
371 bei Verwendung der Injektionslösungen das Mischen mit alkalischen Lösungen oder anderen Arzneimitteln (z.B. Amphotericin B, Aminophyllin, Polymyxin B, Penicilline, Cephalosporine, Dipyridamol) wegen chemischer Inkompatibilität vermeiden
372 Pharmakokinetische Interaktionen, i.S. einer Enzymhemmung, werden v.a. bei Anwendung von Cimetidin, in wesentlich geringerem Umfang unter Ranitidin beobachtet. Eine Substitution durch Famotidin, Nizatidin oder Roxatidin umgeht in der Regel, wenn nicht anders angegeben, die genannten pharmakokinetischen Interaktionen.

Alkohol: Wirkungsverstärkung von Alkohol, gleichzeitige Gabe von Cimetidin, Ranitidin,
4-Aminochinoline →240: verminderter Abbau der 4-Aminochinoline bei gleichzeitiger Gabe von Cimetidin,
Aminopyrin (Phenazon) →116: Wirkungsverstärkung und/oder -verlängerung, gleichzeitige Gabe von Cimetidin,
Antazida, Al-Mg-haltige →188: verminderte Absorption von H_2-Blockern[373], außer Roxatidin,
Antiarrhythmika, Klasse Ic →54: verminderter Abbau der Antiarrhythmika bei gleichzeitiger Gabe von Cimetidin,
Antidepressiva, tri- und tetrazyklische →277: vermehrt unerwünschte Wirkungen bei gleichzeitiger Gabe von Cimetidin,
Azolantimykotika →232: verminderte Absorption der Azole, gleichzeitige Gabe von Cimetidin,
Benzodiazepine →245: dämpfende Wirkung der Benzodiazepine bei gleichzeitiger Gabe von Cimetidin verstärkt,
β-Rezeptorenblocker →27: verstärkte oder verlängerte β-Blockade, gleichzeitige Gabe von Cimetidin und lipophilen β-Blockern,
Bisacodyl →198: Magenreizung durch Bisacodyl wegen vorzeitiger Freisetzung aus dem Dragee bei gleichzeitiger Gabe von H_2-Blockern,
Carbamazepin →257: verminderter Abbau von CBZ bei gleichzeitiger Gabe von Cimetidin, TDM, Dosisanpassung,
Cefpodoxim →204: verminderte Absorption von Cefpodoxim bei gleichzeitiger Gabe von Famotidin
Chinidin →48: vermehrt UAW von Ranitidin, verminderte hepatische Elimination von Chinidin bei gleichzeitiger Gabe von Cimetidin, Arrhythmierisiko!,
Cisaprid →191: Anstieg der Konzentration von Cisaprid, Abfall der Konzentration von H_2-Blockern,
Citalopram →283: verminderter Abbau von Citalopram bei gleichzeitiger Gabe von Cimetidin,
Clomethiazol →249: verstärkte sedierende Wirkung von Clomethiazol bei gleichzeitiger Gabe von Cimetidin,
Clozapin →305: verstärkte Wirkung von Clozapin bei gleichzeitiger Gabe von Cimetidin,
Codein →105: verminderter Abbau von Codein bei gleichzeitiger Gabe von Cimetidin,

373 zeitversetzte Gabe

Didanosin: verminderte Absorption von H_2-Blockern durch Interaktion mit dem im Virustatikum enthaltenen Puffersystem,
Fluvastatin →135: Anstieg der Konzentration von Fluvastatin bei gleichzeitiger Gabe von Cimetidin, Ranitidin, klinisch nicht relevant,
Kalziumantagonisten →31: verminderter Abbau der CaA bei gleichzeitiger Gabe von Cimetidin,
Lidocain →52: Wirkungsverstärkung und/oder -verlängerung, gleichzeitige Gabe von Cimetidin,
Losartan →21: verminderter Abbau von Losartan bei gleichzeitiger Gabe von Cimetidin,
Mebendazol →277: verminderter Abbau von Mebendazol bei gleichzeitiger Gabe von Cimetidin,
Metformin →142: erhöhtes Risiko einer Laktazidose unter Metformin bei gleichzeitiger Gabe von Cimetidin,
Moclobemid →287: erhöhte Bioverfügbarkeit des MAO-Hemmers bei gleichzeitiger Gabe von Cimetidin,
Morphin und -derivate →121: verminderte hepatische Elimination der Analgetika bei gleichzeitiger Gabe von Cimetidin, Dosisanpassung und Überwachung von Atmung und Kreislauf,
Nitroimidazole →226: verminderter Abbau der Nitroimidazole bei gleichzeitiger Gabe von Cimetidin,
Paroxetin →283: verminderter Abbau von Paroxetin bei gleichzeitiger Gabe von Cimetidin,
Phenazon →116: s. Aminopyrin,
Phenytoin →52, →262: verminderter Abbau von DPH bei gleichzeitiger Gabe von Cimetidin, TDM, Dosisanpassung,
Piroxicam →111: verminderter Abbau von Piroxicam bei gleichzeitiger Gabe von Cimetidin,
Procainamid →48: verzögerte renale Elimination von Procainamid, gleichzeitige Gabe von Cimetidin, Ranitidin,
Rofecoxib: Anstieg der AUC von Rofecoxib nach gleichzeitiger Gabe von hohen Dosierungen Cimetidin;
Ropinirol: verminderter Metabolismus von Ropinirol bei gleichzeitiger Gabe von Cimetidin,
Sertralin →283: verminderter Abbau von Sertralin bei gleichzeitiger Gabe von Cimetidin,
Sucralfat →187: verminderte Absorption von Ranitidin bei gleichzeitiger Gabe,

Sulfonylharnstoffe →138: Konzentrationen der Sulfonylharnstoffe nicht vorhersehbar verändert,
Tacrin: verminderter First-pass-Effekt von Tacrin bei gleichzeitiger Gabe von Cimetidin,
Tacrolimus: verstärkte Wirkung von Tacrolimus bei gleichzeitiger Gabe von Cimetidin,
Theophyllin →96: verstärkte Wirkung von Theophyllin, Nebenwirkungsrisiko! bei gleichzeitiger Gabe von Cimetidin; TDM, Dosisanpassung, auch bei Gabe von Ranitidin zu empfehlen,
Ticlopidin →83: verminderter Abbau von Ticlopidin bei gleichzeitiger Gabe von Cimetidin,
Triamteren →34: renale Elimination von Triamteren bei gleichzeitiger Gabe von Ranitidin vermindert,
Urapidil →22: verminderter Abbau von Urapidil bei gleichzeitiger Gabe von Cimetidin,
Warfarin →76: Gerinnungshemmung verstärkt, gleichzeitige Gabe von Cimetidin,
Zolmitriptan →310: verminderter Abbau von Zolmitriptan bei gleichzeitiger Gabe von Cimetidin

8.1.2 Protonenpumpeninhibitoren (PPI)

Vertreter:

Lansoprazol *(Agopton, Lanzor)*,
Omeprazol *(Antra, Gastroloc, Omep)*,
Pantoprazol *(Pantozol, Rifun)*,
Rabeprazol *(Pariet)*

Wirkung:

Hemmung der gastralen Säureproduktion durch irreversible Hemmung der H^+-K^+-ATPase

Kontraindikationen und Anwendungsbeschränkungen:

Überempfindlichkeit gegenüber PPI, Ösophagus- oder Magenkarzinome, mittelschwere bis schwere Leber- und/oder Nierenfunktionsstörungen (Dosisanpassung), Kinder, „nervöser Magen", **Schwangerschaft** – strenge Indikationsstellung (mangelnde Datenlage, im Tierversuch kein Hinweis auf teratogene Effekte), **Stillzeit** – strenge Indikationsstellung (Übertritt der Substanzen in die Milch, Schädigungen des Säuglings bislang nicht bekannt)

Unerwünschte Wirkungen[374]:

Haut: Urtikaria, Pruritus, Exanthem, Haarausfall, Erythema exsudativum multiforme, Photosensibilität, vermehrte Schweißneigung; angioneurotisches Ödem;
Muskel- und Skelettsystem, Kollagenosen: Myalgien, Arthralgien, Myasthenie;
Nervensystem, Psyche, Sinnesorgane: Müdigkeit, Schlafstörungen, Schwindel, Kopfschmerzen, Verwirrtheitszustände und Halluzinationen (vorwiegend ältere und/oder schwerkranke Patienten), eingeschränktes Reaktionsvermögen[375], depressive oder aggressive Reaktionen; Schleiersehen, Visuseinschränkungen bis zur Erblindung (Einzelfälle, nach i.v. Gabe), Geschmacksstörungen, Hörstörungen bis zum Hörverlust; (hepatische) Enzephalopathie;
Gastrointestinaltrakt, Leber, Galle, Pankreas: Stomatitis, Durchfall[376], Verstopfung, Meteorismus, Übelkeit, Erbrechen, Pankreatitiden, Drüsenkörperzysten (reversibel), passagerer Anstieg von SGOT, SGPT, Hepatitis (ikterisch oder anikterisch), Leberversagen;
Wasser- und Elektrolythaushalt: periphere Ödeme;
Stoffwechsel, Endokrinium: Gynäkomastie, Erektionsstörungen, Hypergastrinämie;
Herz, Kreislauf, Gefäße: allergische Vaskulitis;
Atemwege: Bronchospasmen;
Blut: Thrombo-, Leuko- bzw. Panzytopenie, Agranulozytose;
Urogenitaltrakt: interstitielle Nephritis;
Immunsystem: anaphylaktische Reaktionen, Fieber;
Sonstiges: Kandidosen der Mundhöhle und des Ösophagus

374 Insgesamt sind die PPI gut verträglich. V.a. unter Omeprazol oder bei hochdosierter Anwendung muß mit unerwünschten Wirkungen gerechnet werden. Bei älteren Patienten und/oder kritisch Kranken sollte eine augenärztliche und eine audiometrische Untersuchung vor Therapiebeginn stattfinden.

375 Omeprazol

376 Bei starken oder länger anhaltenden Diarrhön ist an eine ulzeröse Kolitis infolge veränderter Darmflora zu denken. Die Therapie mit dem PPI sollte umgehend beendet werden.

- **Wechselwirkungen**[377]**:**

Antidiabetika, orale[378] →138: Kontrolle der Glukosekonzentrationen bei gleichzeitiger Anwendung von oralen Antidiabetika und PPI empfohlen,
Antikoagulanzien, orale →76: verstärkte Gerinnungshemmung,
Azolantimykotika →232: verminderte Absorption bei gleichzeitiger Gabe von PPI,
Bisacodyl →198: Magenreizung durch Bisacodyl wegen vorzeitiger Freisetzung aus dem Dragee bei gleichzeitiger Gabe von PPI,
Clarithromycin →210: Plasmakonzentrationen sowohl des Antibiotikums als auch von Omeprazol erhöht,
Diazepam[379] →245: verzögerte hepatische Elimination von Diazepam bei gleichzeitiger Gabe von Omeprazol oder evtl. auch Lansoprazol,
Fluvastatin →135: Anstieg der Konzentration von Fluvastatin, klinisch nicht relevant,
Hexobarbital →249: verzögerte hepatische Elimination von Hexobarbital bei gleichzeitiger Gabe von Omeprazol,
Makrolide →210: verstärkte Absorption bei gleichzeitiger Gabe von PPI,
Phenytoin →52, →262: verzögerte hepatische Elimination von Phenytoin bei gleichzeitiger Gabe von Omeprazol,
Sucralfat →187: Absorption von Lansoprazol bei zeitgleicher Einnahme vermindert,
Theophyllin →96: TDM von Theophyllin bei gleichzeitiger Gabe von Lansoprazol empfohlen,
Warfarin →76: verzögerte hepatische Elimination von Warfarin bei gleichzeitiger Gabe von Omeprazol oder Lansoprazol

---

377 Omeprazol darf in der Kombination mit Clarithromycin nicht gleichzeitig mit Terfenadin, Astemizol, Cisaprid oder Carbamazepin eingenommen werden.
378 V.a. Verbindungen vom Tolbutamid-Typ
379 Neben den genannten Substanzen kann die Ausscheidung aller Stoffe, die über CYP2C19 (Mephenytoin-Polymorphismus) metabolisiert werden, durch die gleichzeitige Gabe von Omeprazol verzögert werden. Derartige Interaktionen können aber auch für Lansoprazol nicht völlig ausgeschlossen werden. Pantoprazol scheint oxidative Prozesse nicht zu beeinflussen.

8.1.3 Anticholinergika

- **Vertreter:**

Pirenzepin *(Gastrozepin, Ulcoprotect)*
[s. Anticholinergika →91 →274]

- **Wirkung:**

verminderte Säure- und Pepsinogensekretion durch kompetitive Hemmung der muskarinergen Rezeptoren

- **Kontraindikationen und Anwendungsbeschränkungen:**

Überempfindlichkeit gegenüber Pirenzepin, Engwinkelglaukom, vorbestehende Blasenentleerungsstörungen, **Schwangerschaft** – Kontraindikation im 1. Trimenon (mangelnde Datenlage), **Stillzeit** – Kontraindiziert (Übergang in die Milch eher unwahrscheinlich)

- **Unerwünschte Wirkungen[380]:**

Haut: allergische Hautreaktionen;
Nervensystem, Psyche, Sinnesorgane: Kopfschmerzen, eingeschränktes Reaktionsvermögen, Akkommodationsstörungen;
Gastrointestinaltrakt, Leber, Galle, Pankreas: Mundtrockenheit, Appetitanregung, Durchfälle, Obstipation;
Herz, Kreislauf, Gefäße: Anstieg der Herzfrequenz (nach i.v. Gabe);
Atemwege: nosokomiale Pneumonien (Intensivpatienten, aufsteigende bakterielle Besiedlung aus dem Magen-Darm-Trakt);
Immunsystem: anaphylaktische Reaktionen; s. Haut

- **Wechselwirkungen:**

Alkohol: zusätzliche Beeinträchtigung des Reaktionsvermögens,
Amantadin, Memantin →269**:** gegenseitige Verstärkung anticholinerger Effekte,
Antidepressiva, tri- und tetrazyklische →277**:** gegenseitige Verstärkung anticholinerger Effekte,
Azolantimykotika →232**:** verminderte Absorption der Antimykotika wegen des erhöhten Magen-pH,
Chinidin →48**:** gegenseitige Verstärkung anticholinerger Effekte,

380 Weitere unerwünschte Wirkungen, die auf dem anticholinergen Wirkmechanismus beruhen, sind nicht ausgeschlossen. s. Atropin

Disopyramid →48: gegenseitige Verstärkung anticholinerger Effekte,
H_2-Rezeptorenblocker →178: synergistische Verstärkung der Säuresekretionshemmung,
Ipratropiumbromid →91: Verstärkung der Wirkungen und UAW durch Pirenzepin,
Oxitropiumbromid →91: Verstärkung der Wirkungen und UAW durch Pirenzepin,
Phenothiazine →293: antipsychotischer Effekt der Phenothiazine vermindert, gegenseitige Verstärkung anticholinerger Wirkungen,
Prokinetika →191: motilitätssteigernde Wirkung der Prokinetika aufgehoben, antiemetischer Effekt von Metoclopramid und Bromoprid nicht beeinträchtigt

8.1.4 Schleimhautprotektiva I

- **Vertreter:**

Misoprostol *(Cytotec)*

- **Wirkung:**

Prostaglandin-vermittelte Hemmung der Säuresekretion und Aktivierung der Bikarbonat- und Schleimproduktion (Prostaglandinanaloga)

- **Kontraindikationen und Anwendungsbeschränkungen:**

Überempfindlichkeit gegen Prostaglandine, entzündliche Darmerkrankungen, Neigung zur Dehydratiation, Patienten mit zerebraler Gefäßkrankheit oder koronarer Herzkrankheit, bei denen ein Absinken des Blutdrucks zu Komplikationen führen könnte, Kinder und Jugendliche < 18 Jahre, **Schwangerschaft**[381] – Kontraindikation (mangelnde Datenlage, Risiko perinataler Komplikationen), **Stillzeit** – Kontraindikation (Verhalten in der Milch unbekannt)

- **Unerwünschte Wirkungen:**

Muskel- und Skelettsystem, Kollagenosen: Arthralgien;
Nervensystem, Psyche, Sinnesorgane: Schwindel, Benommenheit, Kopfschmerzen;

381 Bei Frauen im gebärfähigen Alter sollte auf eine sichere Kontrazeption geachtet werden. Tritt während der Behandlung mit Misoprostol eine Schwangerschaft ein, ist die Therapie mit Misoprostol umgehend abzubrechen.

Gastrointestinaltrakt, Leber, Galle, Pankreas: Bauchschmerzen, vorübergehend weicher Stuhlgang bis hin zu Durchfall, Verdauungsstörungen, Übelkeit, Erbrechen, Aufstoßen, Blähungen, Verstopfungen;
Atemwege: Infektionen der oberen Atemwege;
Urogenitaltrakt: Schmerzen oder Spasmen im Bereich der Gebärmutter, Veränderungen der Menstruation, Zwischen-, Postmenopauseblutungen

- **Wechselwirkungen:**

Antazida, allgemein →188: Einschränkung der Bioverfügbarkeit von Misoprostol bei hohen Dosen der Antazida,
Antazida, Mg-haltige →188: Verstärkung Misoprostol-bedingter Durchfälle,
Laxanzien →197: laxierende Wirkung verstärkt

8.1.5 Schleimhautprotektiva II

- **Vertreter:**

Sucralfat *(Duracralfat, Ulcogant)*
(Aluminiumhydroxid und Saccharosesulfat)

- **Wirkung:**

Bildung einer Schutzschicht über dem Ulkus durch Bildung einer festen Verbindung mit Proteinen, Adsorption von Pepsin und bei niedrigen pH-Werten von Gallensäuren

- **Kontraindikationen und Anwendungsbeschränkungen:**

Niereninsuffizienz (erhöhter Aluminiumspiegel)

- **Unerwünschte Wirkungen:**

Haut: Exantheme;
Nervensystem, Psyche, Sinnesorgane: Schwindel;
Gastrointestinaltrakt, Leber, Galle, Pankreas: Übelkeit, Obstipation (aluminiumbedingt), Bezoarbildung (v.a. bei gleichzeitig bestehenden Motilitätsstörungen)

- **Wechselwirkungen[382]:**
Antikoagulanzien, orale →76: Gerinnungsparameter bei gleichzeitiger Gabe von Sucralfat überwachen, verminderte Absorption der Antikoagulanzien nicht auszuschließen,
Azolantimykotika →232: verminderte Absorption der Azole,
Bisphosphonate →176: verminderte Absorption der Bisphosphonate,
Chenodeoxycholsäure: verminderte Absorption der Gallensäure,
Digoxin →59: verminderte Absorption von Digoxin,
Furosemid →37: verminderte Wirkung von Furosemid,
Gyrasehemmstoffe (Chinolone) →217: verminderte Absorption der Chinolone,
H_2-Rezeptorenblocker →178: verminderte Absorption der H_2-Blocker,
Lansoprazol →182: verminderte Absorption bei gleichzeitiger Gabe von Sucralfat[382],
Levothyroxin →169: verminderte Absorption des Hormons,
Mycophenolatmofetil: verminderte Absorption von Mycophenolatmofetil,
Natriumfluorid: verminderte Absorption des Fluorids,
Phenytoin →52, →262: verminderte Absorption von Phenytoin,
Sulpirid →305: verminderte Absorption von Sulpirid,
Tetrazykline →214: verminderte Absorption der Tetrazykline,
Theophyllin →96: verminderte Absorption von Theophyllin aus retardierten Arzneiformen,
Ursodeoxycholsäure: verminderte Absorption der Gallensäure,
Zitronensäure, Zitronensaft: verstärkte Absorption von Aluminium aus Sucralfat

8.1.6 Antazida

- **Vertreter:**
Aluminium-Magnesium-Hydrat (= Magaldrat: *Glysan, Marax, Riopan)***,**
Aluminium-Natrium-Carbonatdihydroxid *(Kompensan)***,**
Aluminiumhydroxid, Magnesiumhydroxid (meist als Kombination: *Maalox, Maaloxan),*
Aluminium-Magnesium-Silikat (= Almasilat: *Gelusil Lac, Gelusil, Megalac, Simagel)*

382 durch zeitversetzte Einnahme vermeidbar

Wirkung:

Neutralisierung der Magensäure

Kontraindikationen und Anwendungsbeschränkungen:

Überempfindlichkeit, Hypophosphatämie, Obstipation[383], Dickdarmstenosen[383], eingeschränkte Nierenfunktion (Kreatininclearance < 30 ml/min), **Schwangerschaft** - Anwendung zeitlich begrenzen[383,384]

Unerwünschte Wirkungen:

Muskel- und Skelettsystem, Kollagenosen: Myasthenie[385];
Nervensystem, Psyche, Sinnesorgane: Müdigkeit, Paresen, Koma, Reflexausfälle[385];
Gastrointestinaltrakt, Leber, Galle, Pankreas: Obstipation[383] (v.a. bei hohen Dosen), Ileus[383], breiige Stühle bis Diarrhö[385], Meteorismus und Völlegefühl[385];
Wasser- und Elektrolythaushalt: Phosphatverarmung[383], Hypermagnesiämie bis zur Intoxikation,
Herz, Kreislauf, Gefäße: Arrhythmien und periphere Vasodilatation[385];
Atemwege: Atemdepression[385];
Sonstiges: Aluminiumeinlagerung in Nerven- u. Knochengewebe (v.a. bei Niereninsuffizienz und/oder langdauernder Einnahme hoher Dosen)

Wechselwirkungen[386]:

Azetylsalizylsäure →111, →85: verstärkte Absorption bei gleichzeitiger Gabe von aluminiumhaltigen Antazida, klinisch wenig bedeutsam[387],
Antikoagulanzien, orale →76: verminderte Absorption der Antikoagulanzien,
Atenolol →27: verminderte Absorption bei gleichzeitiger Gabe von aluminiumhaltigen Antazida, klinisch kaum bedeutsam[387],
Atropin →91: verminderte Absorption bei gleichzeitiger Gabe von Antazida,
Azolantimykotika →232: verminderte Absorption der Antimykotika,
Bisacodyl →198: Magenreizung durch Bisacodyl wegen vorzeitiger Freisetzung aus dem Dragee bei gleichzeitiger Gabe von Antazida,
Bisphosphonate →176: verminderte Absorption der Bisphosphonate,

---

383 aluminiumhaltige Antazida
384 Aluminiumbelastung und Schädigung des Kindes nicht ausgeschlossen
385 magnesiumhaltige Antazida
386 durch zeitversetzte Einnahme vermeidbar
387 Bei Vorliegen weiterer absorptionsbehindernder Faktoren beachten

Captopril →18: verminderte Absorption bei gleichzeitiger Gabe von aluminiumhaltigen Antazida, klinisch kaum bedeutsam[387],
Cefpodoxim →204: verminderte Absorption von Cefpodoxim[383, 384]
Chlorpromazin →293: verminderte Absorption bei gleichzeitiger Gabe von Antazida, klinisch kaum bedeutsam[21],
Ciprofloxacin →217, **Ofloxacin** →217: Absorptionsverminderung bis zu 90% der Chinolone,
Cotrimoxazol →222: verminderte Absorption von Cotrimoxazol,
Digoxin →59: verminderte Absorption bei gleichzeitiger Gabe von Antazida, klinisch kaum bedeutsam[387],
Eisensulfat: verminderte Absorption bei gleichzeitiger Gabe von Antazida, klinisch kaum bedeutsam[387],
Fluphenazin →293: verminderte Absorption von Fluphenazin[383],
Gallensäuren: verminderte Absorption der Gallensäuren,
Getränke, säurehaltige[388]: Aluminiumabsorption erhöht,
H-Rezeptorenblocker[389] →178: verminderte Absorption bei gleichzeitiger Gabe von aluminiumhaltigen Antazida, klinisch kaum bedeutsam[387],
Isoniazid: veränderte Absorption bei gleichzeitiger Gabe von Antazida,
Levodopa →269: verstärkte Absorption bei gleichzeitiger Gabe von aluminiumhaltigen Antazida, klinisch wenig bedeutsam,
Makrolide →210: verminderte C_{max} der Makrolide bei unveränderter AUC,
Metoprolol →27: verstärkte Absorption bei gleichzeitiger Gabe von aluminiumhaltigen Antazida, klinisch wenig bedeutsam,
Misoprostol →186: verminderte Bioverfügbarkeit von Misoprostol bei gleichzeitiger Gabe von hohen Antazidadosen, Verstärkung der Misoprostol-bedingten Diarrhö[385],
Naproxen →111: verminderte Absorption bei gleichzeitiger Gabe von aluminiumhaltigen Antazida, klinisch wenig bedeutsam,
Natriumfluorid: verminderte Absorption des Fluorids,
Penicillamin →124: verminderte Absorption von D-Penicillamin,
Phenytoin (DPH) →262, →52, verminderte Absorption von DPH; TDM, Dosisanpassung,
Pravastatin →135: verminderte Absorption von Pravastatin, klinisch nicht relevant,

388 v.a. Fruchsäfte, Wein, zitronensäurehaltige Brausetabletten
389 Cimetidin, Famotidin, Ranitidin

Propranolol →27: verminderte Absorption bei gleichzeitiger Gabe von aluminiumhaltigen Antazida, klinisch kaum bedeutsam[387],
Salizylsäure →111: verstärkte Elimination von Salizylsäure bei gleichzeitiger Gabe von Antazida,
Tetrazykline →214: Verminderung der Absorption um bis zu 90% der Tetrazykline,
Theophyllin →96: verminderte Absorption bei gleichzeitiger Gabe von aluminiumhaltigen Antazida, klinisch kaum bedeutsam[387],
Thioridazin →293: verminderte Absorption von Thioridazin[383],
Ticlopidin →83: Verminderung der Bioverfügbarkeit um 20–30%

8.2 Beeinflusser der Motilität

8.2.1 Prokinetika

Vertreter:

Metoclopramid (=MCP: *Cerucal, Gastronerton, Gastrosil, Paspertin),*
Bromoprid *(Cascapride),*
Cisaprid *(Alimix, Propulsin),*
Domperidon *(Motilium)*

Wirkung:

Steigerung der gastrointestinalen Motilität, Beschleunigung der orthograden Magenentleerung durch Blockade von peripheren Dopaminrezeptoren (Überwiegen der cholinerg vermittelten Effekte), antiemetische Effekte durch Blockade zentraler Dopaminrezeptoren (D_2-Rezeptoren) und von $5\text{-}HT_3$-Rezeptoren (MCP) in der Area postrema

Kontraindikationen und Anwendungsbeschränkungen:

Überempfindlichkeit gegenüber den Wirkstoffen, Phäochromozytom, mechanischer Ileus, Darmperforationen, gastrointestinale Blutungen, prolaktinabhängige Tumoren, Epilepsie, extrapyramidalmotorische Störungen, Kombination mit MAO-Hemmern[390], Kinder (14 Jahre, Niereninsuffizienz (Dosisanpassung), Patienten mit Risikofaktoren für eine QT-Verlängerung (vorbestehende Herzerkrankungen,

390 noch bis 14 Tage nach Behandlung mit MAO-Hemmstoffen meiden

medikamentöse Behandlung, Störungen in der Elektrolythomöostase)[391], **Schwangerschaft**[392] – strenge Indikationsstellung bis Kontraindikation (v.a. im 1. Trimenon), **Stillzeit** – Kontraindikation (Einfluß von Dopaminantagonisten auf das Nervensystem des Säuglings nicht geklärt)

Unerwünschte Wirkungen:

Haut: Urtikaria[391], makulopapulöses Exanthem[393]
Nervensystem, Psyche, Sinnesorgane: Müdigkeit, Kopfschmerzen, Schwindel, Angst, Ruhelosigkeit, dyskinetisches Syndrom (v.a. bei Kindern), Spätdyskinesien (bei älteren Patienten nach Langzeittherapie), eingeschränktes Reaktionsvermögen, Parkinsonismus (bei älteren Patienten nach Langzeittherapie), Benommenheit und Krampfanfälle[25], malignes neuroleptisches Syndrom[393], Depressionen[393];
Gastrointestinaltrakt, Leber, Galle, Pankreas: verstärkte Darmtätigkeit (z. B. Diarrhö), abdominale Spasmen und klingende Peristaltik[391], reversible Leberfunktionsstörungen[391];
Stoffwechsel, Endokrinium: Hyperprolaktinämie[394] mit Galaktorrhö, Gynäkomastie, Menstruationsstörungen; Hemmung der Aldosteronsynthese[393];
Herz, Kreislauf, Gefäße: passagerer Blutdruckabfall[393] (bei vegetativ Labilen);
Atemwege: Bronchospasmen;
Urogenitaltrakt: Miktionsstörungen[391];
Immunsystem: Fieber; s. Haut, Atemwege,
Sonstiges: Beeinflussung des TRH-Tests durch Domperidon möglich

Wechselwirkungen[395,396]:

Azetylsalizylsäure →111, →85: verstärkte Absorption von ASS bei gleichzeitiger Gabe von Bromoprid,
Alkohol: zentrale Dämpfung verstärkt,
Antidepressiva, trizyklische →277: gegenseitige Verstärkung der extrapyramidalen Wirkungen[397],

391 Cisaprid
392 Die genannten Dopaminantagonisten sind in Deutschland zur Behandlung einer Hyperemesis gravidarum nicht zugelassen
393 Metoclopramid
394 Metoclopramid, Bromoprid, Domperidon
395 Beeinflussung der Absorption auch anderer als der nachfolgend genannten Arzneistoffe durch die Motilitätssteigerung nicht ausgeschlossen; bei Arzneimitteln, die individuell dosiert werden (z.B. Antikonvulsiva), Therapiekontrolle (TDM) empfohlen
396 in Abhängigkeit von der ZNS-Gängigkeit der Substanzen sind Interaktionen mit ZNS-wirksamen Arzneimitteln zu erwarten (Metoclopramid = Bromoprid > Domperidon)

Antikoagulanzien, orale →76: Verstärkung der Gerinnungshemmung bei gleichzeitiger Gabe von Cisaprid möglich,
Arzneimittel, anticholinerge →315: motilitätssteigernde Wirkung abgeschwächt,
Arzneimittel, zentral dämpfende →315: zentrale Dämpfung verstärkt,
Azolantimykotika →232: verminderte hepatische Elimination von Cisaprid, Verlängerung der QT-Zeit möglich,
Carbamazepin →257: Begünstigung neurolog. UAW bei gleichzeitiger MCP-Gabe,
Chinidin →48: verstärkte Absorption von Chinidin bei gleichzeit. Bromoprid-Gabe,
Ciprofloxacin →217: beschleunigte Absorption bei gleichzeitiger Gabe von MCP,
Cyclosporin: verstärkte Absorption des Immunsuppressivums,
Diazepam →245: verstärkte Absorption des Benzodiazepins bei gleichzeitiger Gabe von Bromoprid oder Cisaprid,
Digoxin und -derivate →59: verminderte Absorption der Herzglykoside; TDM, Dosisanpassung,
H_2-Rezeptorenblocker →178: Erhöhung des Plasmaspiegels von Cisaprid und Erniedrigung der Konzentrationen der H_2-Blocker,
Levodopa →269: verstärkte Absorption von Levodopa bei gleichzeit. Gabe v. MCP,
Lithium →291: verstärkte Absorption von Lithium bei gleichzeitiger Gabe von MCP oder Bromoprid, Lithiumspiegelkontrolle!,
Makrolide →210: in vitro verminderter Metabolismus von Cisaprid, klinische Relevanz nicht ausgeschlossen, Arrhythmierisiko!,
MAO-Hemmer →287, →276: gegenseitige Verstärkung d. extrapyramidalen Wi[397],
Mexiletin →52: beschleunigte Absorption von Mexiletin möglich,
Mibefradil →31: verminderte hepatische Elimination von Cisaprid,
Nefazodon: verminderte hepatische Elimination von Cisaprid,
Neuroleptika →293: gegenseitige Verstärkung der extrapyramidalen Wi[397],
Paracetamol →116: verstärkte Absorption von Paracetamol bei gleichzeitiger Gabe von MCP oder Bromoprid,
Pivampicillin: verstärkte Absorption v. Penicillin bei gleichzeitiger Gabe v. MCP,
Ritonavir: verminderte hepatische Elimination von Cisaprid,
Succinylcholin: verlängerte Wirkung des Muskelrelaxans bei gleichzeitiger Gabe von MCP möglich,
Tetrazepam →245: passager verstärkte Sedierung bei gleichzeit. Gabe v. Cisaprid,
Tetrazykline →214: verstärkte Absorption der Tetrazykline bei gleichzeit. MCP-Gabe

397 Kombination vermeiden

8.2.2 Cholinesterasehemmstoffe

- **Vertreter:**
  Physostigmin *(Anticholium),*
  Neostigmin *(Neostigmin)*
- **Wirkung:**
  ChE-Hemmstoffe[398] verstärken die cholinerge Erregungsübertragung durch reversible Hemmung (Carbamylierung des Enzyms mit nachfolgender allmählicher Regenerierung) von Cholinesterasen
- **Kontraindikationen und Anwendungsbeschränkungen:**
  Überempfindlichkeit gegenüber ChE-Hemmern, nach Gabe von depolarisierenden Muskelrelaxanzien (Suxamethonium, Decamethonium), Iritis, Asthma bronchiale, Thyreotoxikose, Obstruktionsileus, Stenosen oder Spasmen des Darmtraktes, der Gallen- oder Harnwege, Myotonie, Parkinsonismus, postoperative Schock- und Kreislaufkrisen, Bradykardie, Hypotonie, Herzinsuffizienz, frischer Myokardinfarkt, Ulcus ventriculi, **Schwangerschaft** – möglichst keine intravenöse Anwendung (Plazentapassage unwahrscheinlich), **Stillzeit** – strenge Indikationsstellung (Verhalten in der Milch nicht bekannt, evtl. abstillen)
- **Unerwünschte Wirkungen:**
  Haut: verstärkte Schweißsekretion;
  Muskel- und Skelettsystem, Kollagenosen: Muskelfaszikulationen, Spasmen, Muskelschwäche, Lähmungen (neuromuskulärer Depolarisationsblock);
  Nervensystem, Psyche, Sinnesorgane: eingeschränktes Reaktionsvermögen, Störungen des Fern- und Dämmerungssehens;
  Gastrointestinaltrakt, Leber, Galle, Pankreas: vermehrter Speichelfluß, Spasmen, Diarrhö;
  Herz, Kreislauf, Gefäße: Bradykardie (hohe Dosierung), Herzstillstand, Hypotonie bis zum Kollaps;
  Atemwege: Bronchospasmen;
  Urogenitaltrakt: Harndrang
- **Wechselwirkungen:**
  Alkohol: zusätzliche Einschränkung des Reaktionsvermögens,

398 v.a. zur Behandlung postoperativer Atonien und als Antidot

Barbiturate →253: Wirkung der Barbiturate verstärkt,
β-Rezeptorenblocker →27: Bradykardie nach Vorbehandlung mit β-Blockern,
Cholinergika: cholinerge Krise, v.a. bei Patienten mit Myasthenia gravis,
Disopyramid →48: Verminderung der anticholinergen Effekte von Disopyramid,
Opioide →121: Wirkung der Opioide verstärkt,
Procain: verstärkte Wirkung von Procain möglich, Hemmung des Procainabbaus durch ChE-Hemmstoffe

8.3 Antiemetika/Antivertiginosa

8.3.1 Anticholinergika

s. Atropin →91 →274 →185

8.3.2 Dopaminantagonisten

s. Prokinetika – Dopaminantagonisten →191

8.3.3 H_1-Rezeptorenblocker/Phenothiazine

s. Neuroleptika bzw. Antiasthmatika und Antiallergika →293

8.3.4 Glukokortikoide

s. Schmerz, Rheuma, Entzündung – Glukokortikoide →129

8.3.5 Serotoninantagonisten

- **Vertreter:**
  Dolasetron *(Anemet)*,
  Granisetron *(Kevatril)*,
  Ondansetron *(Zofran)*,
  Tropisetron *(Navoban)*

- **Wirkung:**
  Serotoninantagonisten[399] (5-HT3-Antagonisten) wirken antiemetisch durch selektive Blockade der zentralen 5-HT_3-Rezeptoren (Serotonin-Typ_3-Antagonisten; Serotonin = 5-Hydroxy-Tryptamin)

- **Kontraindikationen und Anwendungsbeschränkungen:**
  Kinder unter 4 Jahren[400], schwere Beeinträchtigung der Darmmotilität (Obstruktion)[401,402], mittlere bis schwere Einschränkung der Leberfunktion[401] (Dosisanpassung), unbehandelte Hypertonie[403] (TMD 10 mg), **Schwangerschaft** – Kontraindikation (mangelnde Datenlage), **Stillzeit** – Kontraindikation (Übertritt der Substanzen in die Milch substanzabhängig, Schädigungen des Säuglings bislang nicht bekannt)

- **Unerwünschte Wirkungen:**
  Haut: Wärmegefühl, Flush, Exantheme und gesichtsbetonte Ödeme[402];
  Nervensystem, Psyche, Sinnesorgane: Kopfschmerzen, Bewegungsstörungen und Krampfanfälle[401], Müdigkeit und Schwindel[403], passagere Sehstörungen (Schleiersehen) und Benommenheit (schnelle i.v. Gabe)[401];
  Gastrointestinaltrakt, Leber, Galle, Pankreas: Singultus, asymptomatische Erhöhung von SGOT und SGPT, Obstipation, abdominale Schmerzen und Diarrhö[403];
  Herz, Kreislauf, Gefäße: Angina-pectoris-artige Schmerzen, Blutdruckabfall, Bradykardie, Arrhythmien, Kollaps und Herzstillstand[403];

---

399 Prophylaxe und Therapie zytostatikainduzierter schwerer und schwerster Erbrechenszustände
400 Granisetron keine Dosisempfehlungen für Kinder, Tropisetron Kinder < 2 Jahre
401 Ondansetron
402 Granisetron
403 Tropisetron

Immunsystem: allergische Reaktionen vom Soforttyp[404], einschließlich anaphylaktischer Reaktionen;
Sonstiges: lokale Irritationen an der Einstichstelle

- **Wechselwirkungen:**

Nahrungsmittel: erhöhte orale Bioverfügbarkeit von Tropisetron bei Einnahme gemeinsam mit einer Mahlzeit, geringe klinische Relevanz,
Phenobarbital →253: verminderte Plasmakonzentration von Granisetron und Tropisetron,
Rifampicin: verminderte Plasmakonzentration von Tropisetron

8.4 Laxanzien

8.4.1 Osmotisch wirkende Laxanzien

- **Vertreter:**

Lactulose *(Bifinorma, Bifiteral, Lactofalk)*

- **Wirkung:**

laxierende Wirkung durch osmotische Bindung von Flüssigkeit im Darmlumen bzw. Anziehung von Flüssigkeit aus dem Gewebe; Verwendung auch als Lebertherapeutikum (im Enddarm bakterielle Spaltung des Zuckers in Essig- und Milchsäure, durch Absinken des Darm-pH verminderte Resorption von Ammoniak), Beeinflussung der Darmmotilität und der Darmentleerung durch Säurebildung

- **Kontraindikationen und Anwendungsbeschränkungen[405]:**

Ileus, Galaktoseintoleranz, akut-entzündliche Darmerkrankungen

- **Unerwünschte Wirkungen:**

Nervensystem, Psyche, Sinnesorgane: Exazerbation von Enzephalopathien;
Gastrointestinaltrakt, Leber, Galle, Pankreas: abdominelle Schmerzen, Meteorismus, Flatulenz, Nausea[406], Erbrechen, Diarrhö;

404 Kreuzreaktivität innerhalb der Gruppe
405 Lactulose muß bei Diabetikern auf die verwertbaren Kohlenhydrate angerechnet werden!
406 Übelkeit, Erbrechen und Durchfälle nur nach sehr hohen Dosen

Wasser- und Elektrolythaushalt: Wasser- und Elektrolytverluste, insbesondere Kalium

- **Wechselwirkungen:**

Amphotericin B →230: gegenseitige Verstärkung der Kaliumverluste,
Antiarrhythmika →48: verminderte antiarrhythmische Wirkung bei laxanzienbedingten Kaliumverlusten, Arrhythmierisiko!,
Carbenoxolon: gegenseitige Verstärkung der Kaliumverluste,
Diuretika →34: gegenseitige Verstärkung der Kaliumverluste,
Glukokortikoide →129: gegenseitige Verstärkung der Kaliumverluste,
Herzglykoside →59: Glykosidwirkung durch Kaliummangel verstärkt,
Misoprostol →186: laxierende Wirkung verstärkt,
Sparfloxacin →217: verstärkte Neigung zu Torsades de pointes bedingt durch laxanzienbedingten Kaliumverlust

8.4.2 Diphenolische Laxanzien

- **Vertreter:**

Bisacodyl *(Dulcolax, Florisan N, Laxbene)*

- **Wirkung:**

laxierende Wirkung durch Hemmung der enteralen Resorption von Wasser und Natrium (antiabsorptive Wirkung) und durch Auslösung des Einstroms von Flüssigkeit und Ionen wie Na^+, K^+, Cl^- (sekretagoge Wirkung)

- **Kontraindikationen und Anwendungsbeschränkungen:**

Ileus, Kinder < 2 Jahre, akut-entzündliche Magen-Darm-Erkrankungen, Störungen des Wasser- und Elektrolythaushalts, **Schwangerschaft** – strenge Indikationsstellung (keine Hinweise auf Fruchtschädigung im 1. Trimenon, später evtl. Auslösung vorzeitiger Wehen)

- **Unerwünschte Wirkungen:**

Muskel- und Skelettsystem, Kollagenosen: Myasthenie[407];
Gastrointestinaltrakt, Leber, Galle, Pankreas: leichte abdominelle Spasmen, Meteorismus mit Flatulenz (orale Anwendung), Verstärkung der Darmträgheit[407]

407 Ursache: laxanzienbedingte Elektrolytverluste mit Störung der Homöostase

(bei längerfristiger Einnahme von mehr als 1–2 Wochen), Schmerzen und Blutungen des Enddarms (Anwendung von Suppositorien), Diarrhö mit starkem Flüssigkeitsverlust[408], „Laxanzienkolon"[408], Schädigung der Mukosa, des intramuralen Nervensystems und der glatten Muskulatur des Darms[408];
Wasser- und Elektrolythaushalt: Wasser- und Elektrolytverluste, insbesondere Kaliumverlust,
Stoffwechsel, Endokrinium: sekundärer Hyperaldosteronismus[409],
Herz, Kreislauf, Gefäße: Störungen der Herzfunktion[407]

Wechselwirkungen:

Antazida →188: nicht gleichzeitig mit Bisacodyl einnehmen, durch Freisetzung des Laxans im Magen gastrale Reizungen möglich,
Antiarrhythmika →48: verminderte antiarrhythmische Wirkung bei laxanzienbedingtem Kaliumverlust, Arrhythmierisiko!,
Antibiotika →200: Verlust der laxierenden Wirkung durch Beeinträchtigung der Darmflora,
Diuretika →34: gegenseitige Verstärkung der Kaliumverluste,
Glukokortikoide →129: gegenseitige Verstärkung der Kaliumverluste,
Herzglykoside →59: Verstärkung der Herzglykosidwirkung durch laxantienbedingte Kaliumverluste,
H_2-Rezeptorenblocker →178: nicht gleichzeitig mit Bisacodyl einnehmen, durch Freisetzung des Laxans im Magen gastrale Reizungen möglich,
Milch und -produkte: Bisacodyl nicht mit Milch einnehmen, durch Freisetzung im Magen gastrale Reizungen möglich,
Mineralokortikoide: gegenseitige Verstärkung der Kaliumverluste,
Misoprostol →186: laxierende Wirkung verstärkt,
Protonenpumpeninhibitoren →182: nicht gleichzeitig mit Bisacodyl einnehmen, durch Freisetzung des Laxans im Magen gastrale Reizungen möglich,
Sparfloxacin →217: verstärkte Neigung zu Torsades de pointes bedingt durch laxanzienbedingten Kaliumverlust

408 bei hochdosierter und längerfristiger Anwendung (Laxanzienabusus!!)
409 Ursache: Natriumverlust; Folge: weitere Kaliumverluste

9. Infektionen

9.1 Antibiotika

9.1.1 Penicilline

- **Vertreter:**

Benzyl- und Phenoxypenicilline:
Azidocillin *(Syncillin)*
Penicillin G (Benzylpenicillin) *(Penicillin G, Penicillin Grünenthal, Penicillin-Heyl)*,
Penicillin V *(Arcasin, Infectocillin, Isocillin, Megacillin oral)*,
Propicillin *(Baycillin)*,
Aminopenicilline (Breitbandpenicilline):
Ampicillin *(Ampicillin-ratiopharm, Binotal)*,
Amoxicillin *(Amoxypen, Clamoxyl, Jephoxin)*,
Bacampicillin *(Ambacamp, Penglobe)*
Isoxazolylpenicilline (Staphylokokkenpenicilline):
Oxacillin *(Stapenor)*,
Dicloxacillin *(Dichlor-Stapenor)*,
Flucloxacillin *(Staphylex)*,
Acylaminopenicilline (Pseudomonaspenicilline):
Azlocillin *(Securopen)*,
Mezlocillin *(Baypen, Melocin)*,
Piperacillin *(Pipril)*,
Carboxypenicilline (Pseudomonaspenicilline):
Ticarcillin *(nur in Kombinationen)*

- **Wirkung:**

Bakterizidie durch Hemmung der Zellwandsynthese der Bakterien

Kontraindikationen und Anwendungsbeschränkungen:

Überempfindlichkeit gegen Penicilline (Kreuzallergie mit anderen β-Lactam-Antibiotika beachten), Infektionen mit humanpathogenen Dermatophyten (Allergengemeinschaft mit Stoffwechselprodukten der Pilze, unterschiedliche klinische Relevanz), Behandlung von Begleitinfekten viraler Erkrankungen (v.a. infektiöse Mononukleose) und der lymphatischen Leukämie (erhöhtes Exanthemrisiko), Magen-Darm-Erkrankungen mit Erbrechen und/oder Durchfall (mangelhafte Absorption von Oralpenicillinen), Injektionen und Infusionen bei Patienten mit allergischer Diathese, **Schwangerschaft** – strenge Indikationsstellung bei Carboxypenicillinen (unzureichende Datenlage), **Stillzeit** – strenge Indikationsstellung (bei Säuglingen evtl. Durchfälle, Pilzbesiedlung der Schleimhäute, Gefahr der Sensibilisierung)

Unerwünschte Wirkungen:

Haut: Ampicillinexanthem (DD echte Penicillinallergie), Urtikaria, morbilliforme oder skarlatiniforme Exantheme, angioneurotisches Ödem, Herxheimer-Reaktion, Lyell-Syndrom, Stevens-Johnson-Syndrom;
Nervensystem, Psyche, Sinnesorgane: zentralnervöse Erregungszustände, Myoklonien, Krämpfe[410], passagere Geschmacksveränderungen[411], passagere Geruchsveränderungen[412], Kernikterus bei Früh- und Neugeborenen[413];
Gastrointestinaltrakt, Leber, Galle, Pankreas: Stomatitis, Übelkeit, Erbrechen, Meteorismus, Durchfall, pseudomembranöse Enterokolitis; Glossitis, schwarze Haarzunge[414], Appetitlosigkeit, Mundtrockenheit, Anstieg von SGOT, SGPT, AP, LDH und u.U. Bilirubin[415], Hepatitis, Cholestase[v.a. 413];
Stoffwechsel, Endokrinium: erniedrigte Estriolkonzentrationen in Blut und Urin von Schwangeren[410];
Herz, Kreislauf, Gefäße: lokalisierte Venenentzündung; allergische Vaskulitis;
Atemwege: Larynxödem; Bronchospasmen[417];
Blut: allergotoxische Blutbildveränderungen wie Leuko-, Thrombozytopenie, Agranulozytose, Myelosuppression, Eosinophilie, hämolytische Anämie,

410 parenterale Hochdosistherapie
411 außer Carboxypenicilline
412 Azlocillin
413 Isoxazolylpenicilline
414 Phenoxypenicilline
415 außer Benzyl- und Phenoxypenicilline
416 Penicillin V
417 Penicillin G

Verlängerung der Blutungs- und Prothrombinzeit, gestörte Thrombozytenfunktion mit Schleimhautblutungen und Purpura[418];
Urogenitaltrakt: interstitielle Nephritis; Hämat-, Proteinurie und Azotämie[419], Anstieg der Serumkonzentrationen von Kreatinin und Harnstoff[418];
Immunsystem: Hautreaktionen, Arzneimittelfieber, Serumkrankheit, anaphylaktischer Schock, s. auch Blut, Atemwege, Urogenitaltrakt;
Sonstiges: bakterielle oder Superinfektion durch Sproßpilze, Beeinflussung nicht-enzymatischer Glukosebestimmungen, des Urobilinogennachweises; Störung der Aminosäurebestimmung mittels Ninhydrin-Methode[411,420] und der Eiweißnachweise nach Lowry oder mittels Biuret-Reaktion im Urin, Vortäuschung einer Bisalbuminämie in der Elektrophorese[421], Bestimmung zu hoher Konzentrationen der 17-Ketosteroide im Urin[417]

Wechselwirkungen:

Azetylsalizylsäure →111, →85: Verdrängung von Isoxazolylpenicillinen aus PPB,
Allopurinol →151: erhöhtes Exanthemrisiko bei gleichzeitiger Gabe mit Aminopenicillinen,
Ambroxol →102: verbesserte Penetration von Amoxicillin ins Lungengewebe,
4-Aminochinoline →240: verminderte Absorption von Ampicillin,
Aminoglykoside →208: antimikrobielle Wirkung der Aminoglykoside durch chemische Interaktion mit Penicillinen vermindert[422],
Antibiotika, bakteriostatische →200: In-vitro Antagonismus,
Antikoagulanzien, orale →76: Blutungskomplikationen bei Hochdosisbehandlung mit Penicillinen,
Digoxin →59 : verstärkte Absorption von Digoxin bei gleichzeitiger Gabe von Amoxicillin,
Ganciclovir →237: verstärkte Krampfneigung bei gleichzeitiger hochdosierter Penicillintherapie,
Heparin →80: verstärkte Blutungsneigung bei gleichzeitiger hochdosierter Penicillintherapie,
Herzglykoside →59: veränderte Glykosidwirkung durch Eingriff der Penicilline in den K^+-Haushalt,

418 Acylaminopenicilline
419 hohe Dosen Oxacillin beim Neugeborenen
420 außer Isoxacolylpenicilline
421 Benzyl- und Phenoxypenicilline
422 Nicht gleichzeitig verabreichen, sondern zeitversetzt

Indometacin →111: Anstieg der Konzentrationen von Benzyl- und Aminopenicillinen,
Kontrazeptiva, orale →159: kontrazeptive Wirkung vermindert,
Muskelrelaxanzien, nicht-depolarisierende : Verlängerung und Vertiefung der neuromuskulären Blockade bei Kombination mit Acylaminopenicillinen,
N-Acetylcystein →102: Wirkung von Penicillinen wegen chemischer Interaktion mit NACC abgeschwächt, unterschiedliche klinische Relevanz,
Neomycin →208: verminderte Absorption von Penicillin V,
Penicilline →200: gegenseitige Störung der renalen Elimination
Phenylbutazon →111: Anstieg der Konzentrationen von Benzyl- und Aminopenicillinen,
Rifampicin: gegenseitige Abschwächung der antimikrobiellen Wirksamkeit bei Kombination mit Oxacillin,
Salizylate →111: Anstieg der Konzentrationen von Benzyl- und Aminopenicillinen,
Sexualhormone →154: verminderte Wirksamkeit der Hormone möglich,
Sulfinpyrazon →148: Anstieg der Konzentrationen von Benzyl- und Aminopenicillinen,
Sulfonamide →222: Verdrängung von Isoxazolylpenicillinen aus der PPB,
Thrombozytenaggregationshemmer →83: Blutungskomplikationen bei Hochdosisbehandlung mit Penicillinen,
Typhuslebendvakzine: Abtötung der Impferreger durch Penicilline,
Urikosurika →148: verminderte renale Elimination der Penicilline

9.1.2 Cephalosporine

- **Vertreter:**

1. Generation (Basiscephalosporine),
Cefazolin, *(Basocef, Elzogram, Gramaxin,* **parenteral***)*
Cefalexin *(Ceporexin, Oracef,* **oral***),*
Cefaclor *(CEC, Panoral, Cefallone,* **oral***)*

2. Generation (Intermediärcephalosporine),
Cefuroxim *(Cefurox-Reu, Zinacef),*
Cefamandol *(Mandokef),*
Cefotiam *(Spizef)*

3. Generation (Breitspektrumcephalosporine),
Cefotaxim *(Claforan,* **parenteral***),*
Ceftriaxon *(Rocephin,* **parenteral***),*
Cefpodoximproxetil *(Orelox, Podomexef,* **oral***),*
Cefixim *(Cephoral, Suprax,* **oral***)*

- **Wirkung:**

Bakterizidie durch Hemmung der Zellwandsynthese der Bakterien

- **Kontraindikationen und Anwendungsbeschränkungen:**

Überempfindlichkeit gegen Cephalosporine (Kreuzallergie mit anderen β-Lactam-Antibiotika beachten), eingeschränkte Nierenfunktion (Dosisanpassung); Früh- und Neugeborene < 4 Wochen[423], hyperbilirubinämische Früh- bzw. Neugeborene[423], Magen-Darm-Erkrankungen mit Erbrechen und Durchfall[424], **Schwangerschaft** – strenge Indikationsstellung[425] (mangelnde Datenlage); **Stillzeit** – strenge Indikationsstellung (geringe Mengen in der Muttermilch, Sensibilisierung, Durchfälle oder Sproßpilzbesiedlung von Schleimhäuten beim Säugling möglich)

423 Ceftriaxon
424 Oralcephalosporine
425 ältere Cephalosporine bevorzugen

Unerwünschte Wirkungen:

Haut: Exantheme, Urtikaria, Juckreiz, angioneurotisches Ödem, Lyell-Syndrom, Stevens-Johnson-Syndrom, Herxheimer-Reaktion[426];
Muskel- und Skelettsystem, Kollagenosen: Gelenkschwellungen, Gelenkschmerzen, Gelenkentzündungen[427,428];
Nervensystem, Psyche, Sinnesorgane: Hyperaktivität, Unruhe, Nervosität, Schlaflosigkeit, Verwirrung Schwindel, Halluzinationen, Schläfrigkeit, erhöhte Neigung zu Krampfanfällen[410];
Gastrointestinaltrakt, Leber, Galle, Pankreas: Appetitlosigkeit, Übelkeit, Erbrechen, Bauchschmerzen, Meteorismus, Durchfälle, pseudomembranöse Enterokolitis, Anstieg von SGOT, SGPT, AP, LDH, γ-GT[429] und Bilirubin[429], Hepatitis, Cholestase, Verschattungen der Gallenblase im Sonogramm[423];
Herz, Kreislauf, Gefäße: nach i.v. Gabe Phlebitis[427], Thrombophlebitis[427]; Bluthochdruck[427];
Atemwege: interstitielle Pneumonie bzw. Pneumonitis;
Blut: allergotoxische Blutbildveränderungen, z.B. Leuko-, Neutro-, Thrombo-, Granulozytopenie, Eosinophilie, hämolytische Anämie; Blutgerinnungsstörungen;
Urogenitaltrakt: Anstieg von Harnstoff und Abfall der Kreatininclearance bei Nierenfunktionsstörungen, interstitielle Nephritis; Ausfällungen der Substanz in der Niere und Oligurie[423];
Immunsystem: Hautreaktionen, Arzneimittelfieber, Serumkrankheit, anaphylaktischer Schock, s. auch Atemwege, Urogenitaltrakt, Blut;
Sonstiges: bakterielle oder Superinfektionen durch Sproßpilze, Beeinflussung nichtenzymatischer Methoden zur Glukosebestimmung im Blut bzw. Urin, falsch-positiver Coombs-Test, Beeinflussung der Kreatininbestimmung nach Jaffé[430], falsch-positiver Eiweißnachweis im Harn bei Verwendung denaturierender Methoden[431]; Schmerzen und Indurationen an der Injektionsstelle bei i.m. Gabe, Hitzegefühl und Brechreiz bei zu schneller i.v. Gabe[431]

Wechselwirkungen:

Alkohol: Alkoholunverträglichkeit i. S. einer Antabus-Reaktion während und bis zu 5 Tage nach Therapieende, v.a. Intermediärcephalosporine,

426 Cefotaxim
427 Basiscephalosporine
428 Intermediärcephalosporine
429 Breitspektrumcephalosporine
430 Cefalexin
431 Cefamandol

Ambroxol →102: bessere Penetration von Cefuroxim ins Lungengewebe,
Aminoglykoside →208: Nephrotoxizität verstärkt, klinische Relevanz für die einzelnen Cephalosporine unterschiedlich; chemische Inaktivierung der Aminoglykoside bei gleichzeitiger Gabe von Cephalosporinen möglich[432],
Antazida →188: verminderte Absorption von Cefpodoxim[8.1.6]
Antibiotika, bakteriostatische →200: In-vitro-Nachweis antagonistischer Wirkung,
Antikoagulanzien, orale →76: Blutungsgefahr erhöht,
Arzneimittel, nephrotoxische →315: gegenseitige Verstärkung der Nephrotoxizität,
Bromhexin →102: bessere Penetration von Cefalexin ins Lungengewebe,
Famotidin →178: verminderte Absorption von Cefpodoxim,
Ganciclovir →237: verstärkte Krampfneigung bei gleichzeitiger hochdosierter Cephalosporintherapie,
Heparine und Heparinoide →80: Blutungsgefahr erhöht,
Kontrazeptiva, orale →159: verminderung der kontrazeptiven Sicherheit v.a. der niedrigdosierten Präparate denkbar,
Nifedipin →31: orale Verfügbarkeit von Cefixim um bis zu 70% erhöht,
Phenobarbital →253: allergische Hautreaktion bei gleichzeitiger Gabe von Cefotaxim,
Thrombozytenaggregationshemmer →83: Blutungsgefahr erhöht,
Urikosurika →148: Hemmung der renalen Elimination der Cephalosporine, unterschiedliche klinische Relevanz

9.1.3 Carbapeneme

Vertreter:
Imipenem *(Zienam)*,
Meropenem *(Meronem)*

Wirkung:
bakterizide Wirkung durch Hemmung der Zellwandsynthese der Bakterien

432 Nicht gleichzeitig verabreichen, sondern zeitversetzt

Kontraindikationen und Anwendungsbeschränkungen:

Überempfindlichkeit gegen Carbapeneme (Kreuzallergie mit anderen β-Lactam-Antibiotika beachten), Infektionen mit MRSA[433], erhöhtes Blutungsrisiko, primäre und sekundäre Immunschwäche, Säuglinge < 3 Monate. Meningitis, Leberfunktionsstörungen, Niereninsuffizienz (Dosisanpassung), **Schwangerschaft** – Kontraindikation (unzureichende Datenlage), **Stillzeit** – Kontraindikation (unzureichende Datenlage)

Unerwünschte Wirkungen:

Haut: Exantheme, Pruritus, Urtikaria, Stevens-Johnson-Syndrom und Lyell-Syndrom;
Nervensystem, Psyche, Sinnesorgane: Schwindel, Schläfrigkeit, Benommenheit, Kopfschmerzen, Myoklonien, Verwirrtheitszustände, Krampfanfälle, psychische Störungen einschließlich Halluzinationen und Parästhesien, Geschmacksstörungen, Hörverlust;
Gastrointestinaltrakt, Leber, Galle, Pankreas: braune Zunge, Zahnverfärbungen, Übelkeit, Erbrechen[434], Durchfälle, pseudomembranöse Enterokolitis, Anstieg von SGOT, SGPT, AP, LDH und Bilirubin, Hepatitis;
Herz, Kreislauf, Gefäße: Blutdruckabfall;
Atemwege: Hyperventilation;
Blut: allergotoxische Blutbildveränderungen (Eosinophilie, Leuko-, Neutro-, Thrombo-, Panzytopenie, Agranulozytose, Thrombozytose, Knochenmarkdepression), Anämie, Verlängerung der partiellen Thromboplastin- und der Prothrombinzeit (Blutungsgefahr);
Urogenitaltrakt: Anstieg der Kreatininkonzentration, BUN, Oligurie, Anurie, Polyurie, akutes Nierenversagen, Verfärbung des Urins;
Immunsystem: allergische Reaktionen bis zum Schock, Arzneimittelfieber;
Sonstiges: Superinfektionen mit Bakterien oder Sproßpilzen, lokale Reaktionen an der Injektionsstelle, falsch-positiver direkter und indirekter Coombs-Test

Wechselwirkungen:

Aminoglykoside →208: chemische Inkompatibilität, nicht in einer Infusionsflasche mit Imipenem mischen,
Antibiotika, bakteriostatische →200: In-vitro-Antagonismus,

433 MRSA - Methicillin-resistente Staphylococcus-aureus-Stämme
434 v.a. neutropenische Patienten

Arzneimittel, nephrotoxische →315: gegenseitige Verstärkung der nierenschädigenden Wirkungen,
Ganciclovir →237: generalisierte Krampfanfälle bei gleichzeitiger Gabe von Imipenem,
Laktat: chemische Inkompatibilität, keine laktathaltigen Infusionslösungen zeitgleich mit oder als Lösungsmittel für Imipenem verwenden,
Theophyllin →96: Anstieg der Konzentration von Theophyllin bei gleichzeitiger Gabe von Imipenem; TDM, Dosisanpassung,
Urikosurika →148: Hemmung der renalen Elimination der Carbapeneme

9.1.4 Aminoglykoside

- **Vertreter:**

Amikacin[435] *(Amikacin Fresenius, Biklin)*
Gentamicin *(Duragentamicin, Refobacin),*
Tobramycin *(Brulamycin, Gernebcin, Tobra-cell),*
Neomycin *(Bykomycin)*
Netilmicin *(Certomycin),*
Paromomycin *(Humatin)*
Sisomicin,
Spectinomycin *(Stanilo)*
Tobramycin *(Brulamycin, Gernebcin, Tobra-cell)*

- **Wirkung:**

Bakterizidie (sowohl ruhende als auch proliferierende Keime) durch Hemmung der ribosomalen Proteinsynthese der Bakterien

- **Kontraindikationen und Anwendungsbeschränkungen:**

Überempfindlichkeit gegen die eingesetzten Wirk- und Hilfsstoffe, Vorschädigung des Vestibular- oder Cochlearorgans, terminale Niereninsuffizienz und eingeschränkte Nierenfunktion (Dosisanpassung), Früh- und Neugeborene, Patienten mit neuromuskulären Vorerkrankungen und bei gleichzeitiger Gabe von Muskelrelaxanzien, **Schwangerschaft** – Kontraindikation (im 1. Trimenon[436]); **Stillzeit** –

435 Reserveaminoglykosid
436 im 2. u. 3. Trimenon bei vitaler Indikation möglich

wegen mangelnder enteraler Absorption wahrscheinlich keine unerwünschten Wirkungen beim Säugling zu erwarten

Unerwünschte Wirkungen:

Haut: Exanthem, Pruritus, Urtikaria, exfoliative Dermatitis;
Muskel- und Skelettsystem, Kollagenosen: Verstärkung einer Myasthenia gravis; Arthralgie[437];
Nervensystem, Psyche, Sinnesorgane: neuromuskuläre Blockade, Parästhesien, Vestibularisschäden, Hörschäden; Kopfschmerzen, Lethargie, Verwirrung, Krampfanfälle[438]; Tremor[437];
Gastrointestinaltrakt, Leber, Galle, Pankreas: Übelkeit[438], Erbrechen[438], Durchfall[438], leichter vorübergehender Anstieg von SGOT, SGPT, LDH, AP und Bilirubin[438];
Wasser- und Elektrolythaushalt: Hypokaliämie, Hypokalzämie, Hypomagnesiämie[439];
Herz, Kreislauf, Gefäße : Hypotonie[437],
Atemwege: Atemdepression bei zu schneller intravenöser oder sehr hochdosierter intrapleuraler bzw. intraperitonealer Gabe[437],
Blut: allergotoxische Blutbildveränderungen (Granulo-, Thrombo-, Leukozytopenie, Anämie, Eosinophilie, Leukozytose[438];
Urogenitaltrakt: Nierenschäden mit Oligurie, Hämaturie, Leukozyturie, Albuminurie, Azotämie, Anstieg der Serumkreatininkonzentration;
Immunsystem: Hautreaktionen, Arzneimittelfieber, anaphylaktischer Schock; gelegentlich bis Einzelfälle;
Sonstiges: Schmerzen an Injektionsstelle, Superinfektion mit resistenten Bakterien oder Sproßpilzen

Wechselwirkungen:

Antibiotika, bakteriostatische →200: In-vitro-Antagonismus,
Antikoagulanzien, orale →76: bei oraler Gabe von Aminoglykosiden zur Darmdekontamination verstärkte Gerinnungshemmung durch Störung der Darmflora,
Arzneimittel, nephrotoxische →315: Verstärkung der Organtoxizität[440],

---

437 Amikacin
438 Tobramycin
439 hochdosierte Therapie > 4 Wochen
440 !CAVE! bis zu drei Wochen nach einer Therapie mit Cisplatin gegenseitige Verstärkung der Nephrotoxizität!

Arzneimittel, ototoxische →315: Verstärkung der Organtoxizität,
β-Lactam-Antibiotika →204: bei gleichzeitiger Gabe chemische Inaktivierung des Aminoglykosids möglich, synergistische antimikrobielle Wirkung bei zeitversetzter Applikation,
Zitratblut: bei größeren Transfusionsvolumina verlängerte oder sekundäre Apnoe bei gleichzeitiger Gabe von Tobramycin möglich,
Dimenhydrinat →107: Maskierung der durch Aminoglykoside induzierten Ototoxizität,
Ether: Aminoglykosid-induzierte neuromuskuläre Blockade verstärkt,
Halothan: neuromuskuläre Blockade verstärkt,
Imipenem →206: chemische Inkompatibilität der Injektionslösungen, nicht mischen oder zeitgleich durch den gleichen venösen Zugang infundieren,
Mesna →102: verminderte antimikrobielle Aktivität der Aminoglykoside,
Methoxyfluran: nierenschädigende Wirkung verstärkt,
Muskelrelaxanzien, Curare-artige: neuromuskuläre Blockade verstärkt,
Polypeptidantibiotika: additive Verstärkung von Oto-, Nephrotoxizität und neuromuskulärer Blockade

9.1.5 Makrolide

Vertreter:

Azithromycin *(Zithromax)*,
Clarithromycin *(Biaxin HP, Mavid, Cyllind, Klacid)*,
Erythromycin *(Eryhexal, Erythrocin, Monomycin, Paediathrocin, Sanasepton)*,
Roxithromycin *(Rulid)*

Wirkung:

bakteriostatische Wirkung durch Hemmung der ribosomalen Proteinsynthese

Kontraindikationen und Anwendungsbeschränkungen:

Überempfindlichkeit gegen Makrolide; (Parallelallergien innerhalb der Gruppe beachten), Leberfunktionsstörungen, höhergradige Niereninsuffizienz (Kreatininclearance < 30 oder 40 ml/min – substanzabhängig), **Schwangerschaft** – strenge Indikationsstellung (unzureichende Datenlage)[441], **Stillzeit** – strenge Indikationss-

441 Erythromycin kann ohne Einschränkung verwendet werden

tellung (Sensibilisierung des Säuglings, Durchfälle oder Sproßpilzbesiedlung nicht auszuschließen)[442]

Unerwünschte Wirkungen:

Haut: Hautausschlag, Pruritus, Juckreiz, Urtikaria, Quincke-Ödem;
Muskel- und Skelettsystem, Kollagenosen: Gelenkschwellungen;
Nervensystem, Psyche, Sinnesorgane: Schwindel, Verwirrtheit, Ängstlichkeit, Schlaflosigkeit, Alpträume, Halluzinationen und Psychosen, Kopfschmerzen, Tinnitus, vorübergehender Hörverlust bzw. Taubheit[443];
Gastrointestinaltrakt, Leber, Galle, Pankreas: Magendrücken, Übelkeit, Erbrechen, kolikartige Bauchschmerzen, Blähungen, weiche Stühle oder Durchfall[444], pseudomembranöse Enterokolitis, spastisch-hypertrophische Pylorusstenose[445], akute Pankreatitis, Leberschädigungen mit Oberbauchbeschwerden, Fieber mit/ohne Ikterus, Anstieg von SGOT, SGPT und AP sowie des Bilirubins, cholestatischer Ikterus;
Herz, Kreislauf, Gefäße: Herzrhythmusstörungen; venöse Reizerscheinungen bei schneller i.v. Infusion;
Blut: Neutropenie;
Immunsystem: Hautreaktionen, Arzneimittelfieber, Gelenkschwellungen, anaphylaktischer Schock;
Sonstiges: Superinfektionen durch Bakterien bzw. Sproßpilze, verfälschte Katecholaminbestimmung im Urin[446], Schmerzen an der Injektionsstelle oder sterile Spritzenabszesse bei i.m. Gabe

Wechselwirkungen:

Alfentanil →121: Alfentanilwirkung wegen verminderter Elimination verstärkt,
Ambroxol →102: verbesserte Penetration von Erythromycin ins Lungengewebe,
Amiodaron →57: zusätzliche Verlängerung der QT-Zeit bei gleichzeitiger Gabe von Erythromycin i.v.,
Antazida, mineralische →188: C_{max} der Makrolide bis zu 30% erniedrigt, AUC unbeeinflußt,
Antibiotika, bakterizide →200: In-vitro-Antagonismus,

---

442 Azithromycin und Clarithromycin noch nicht abschließend beurteilbar, Roxithromycin wahrscheinlich ohne Einfluß auf die Darmflora des Säuglings
443 konzentrationsabhängig, v.a. bei stark eingeschränkter Nieren- und/oder Leberfunktion oder hohen Dosen
444 applikations- und dosisabhängig
445 bei Kindern
446 Erythromycin

Antihistaminika, 2. Generation[447] →107: Auslösung von lebensbedrohlichen Herzrhythmusstörungen möglich,
Antikoagulanzien, orale →76: verstärkte Gerinnungshemmung wegen verminderter Elimination,
Benzodiazepine[448] →245: verstärkte zentrale Dämpfung durch verzögerten Abbau,
Bromhexin →102: verbesserte Penetration von Erythromycin ins Lungengewebe,
Bromocriptin →269: verminderter Abbau von Bromocriptin,
Carbamazepin (CBZ) →257: Anstieg der Konzentration von CBZ; TDM, Dosisanpassung,
Chloramphenicol →228: Antagonismus, Kreuzresistenzen,
Cisaprid →191: Herzrhythmusstörungen möglich,
Clozapin →305: verstärkte Clozapinwirkung,
Cyclosporin: Nephrotoxizität verstärkt, v.a. bei vorbestehender Niereninsuffizienz,
Digoxin →59 : Anstieg der Konzentration von Digoxin; TDM, Dosisanpassung,
Disopyramid →48: Arrhythmien möglich,
Felodipin →31: Felodipinwirkung wegen verminderter Elimination verstärkt,
Kontrazeptiva, orale →159: verminderte kontrazeptive Sicherheit, v.a. bei niedrigdosierten Präparaten, möglich,
Lincosamide →213: antagonistische Effekte, Kreuzresistenzen,
Lovastatin →135: Verstärkung der Rhabdomyolyse,
Makrolide →210: antagonistische Effekte, Kreuzresistenzen,
Methylprednisolon →129: verstärkte Kortikoidwirkung wegen verminderter Elimination,
Mutterkornalkaloide, nichthydrierte →312: Vasokonstriktion verstärkt, Ischämiegefahr,
Omeprazol →182: Bioverfügbarkeit von Erythromycin erhöht; bei gleichzeitiger Gabe von Clarithromycin sowohl die Konzentrationen des Antibiotikums als auch die von Omeprazol erhöht,
Pentamidin: Arrhythmien möglich Torsades de pointes bei intravenöser Gabe von Pentamidin und Erythromycin,
Rifabutin: erhöhte Rifabutinkonzentrationen, Uveitisrisiko,
Sparfloxacin →217: Herzrhythmusstörungen möglich,
Tacrolimus: erhöhte Tacrolimuskonzentrationen,

447 Astemizol, Terfenadin
448 Verbindungen, die über Phase-I-Reaktionen (oxidativ) verstoffwechselt werden (s. Benzodiazepine)

Theophyllin →96: Anstieg der Konzentration von Theophyllin; TDM, Dosisanpassung,
Valproinsäure →267: Anstieg der Konzentration von Valproinsäure; TDM, Dosisanpassung
Zafirlukast →99: verminderte Bioverfügbarkeit von Zafirlukast

9.1.6 Lincosamide

- **Vertreter:**
  Clindamycin *(Clindahexal, Sobelin),*
  Lincomycin *(Albiotic)*
- **Wirkung:**
  bakteriostatische Wirkung durch Hemmung der Peptidyltransferase an den S-50-Untereinheiten der Ribosomen (Störung der Elongationsphase)
- **Kontraindikationen und Anwendungsbeschränkungen:**
  Überempfindlichkeit gegenüber Lincomycinen, Morbus Crohn, Colitis ulcerosa, Störungen der neuromuskulären Übertragung (z. B. Myasthenia gravis), **Schwangerschaft** – Kontraindikation (unzureichende Datenlage), **Stillzeit** – Kontraindikation (Sensibilisierung des Säuglings und Durchfälle möglich)
- **Unerwünschte Wirkungen:**
  Haut: desquamatöse und bullöse Hautreaktionen, morbilliforme Exantheme[449], Urtikaria, angioneurotisches Ödem, Lyell-Syndrom, Stevens-Johnson-Syndrom;
  Muskel-, Skelettsystem, Kollagenosen : Polyarthritis, Gelenkschwellungen[449]
  Gastrointestinaltrakt, Leber, Galle, Pankreas: Stomatitis, Ösophagitis[449], Übelkeit, Erbrechen, Durchfall, pseudomembranöse Enterokolitis, Anstieg von SGOT, SGPT, Bilirubin, cholestatischer Ikterus;
  Herz, Kreislauf, Gefäße: Blutdruckabfall (nach zu schneller i.v. Gabe), Thrombophlebitis (i.v. Gabe);
  Blut: Thrombo-, Leukozytopenie, Agranulozytose;
  Immunsystem: Hautreaktionen, Arzneimittelfieber, Serumkrankheit, anaphylaktischer Schock;

449 Clindamycin

Sonstiges: Superinfektion durch Bakterien bzw. Sproßpilze, Reizungen, Schmerzen, Indurationen und sterile Abszesse an der Injektionsstelle (i.m. Gabe)

- **Wechselwirkungen:**

Antibiotika, bakterizide →200**:** In-vitro-Antagonismus,
Kontrazeptiva, orale →159**:** verminderte kontrazeptive Sicherheit, v.a. niedrigdosierter Präparate, möglich,
Makrolide →210**:** gegenseitige Wirkungsminderung, Kreuzresistenzen,
Substanzen, neuromuskulär blockierende: verstärkte neuromuskuläre Blockade

9.1.7 Tetrazykline

- **Vertreter:**

Doxycyclin *(Azudoxat, Bactidox, Jenacyclin, Sigadoxin, Supracyclin, Vibramycin, Vibravenös)*,
Minocyclin *(Klinomycin, Lederderm, Skid, Udima)*,
Oxytetracyclin *(Oxytetracyclin Jenapharm)*,
Tetracyclin *(Achromycin,Tetralution, Tefilin)*

- **Wirkung:**

bakteriostatische Wirkung durch Hemmung der bakteriellen Proteinsynthese (v.a. der Interphase zwischen der 30-S- und 50-S-Untereinheit der Ribosomen)

- **Kontraindikationen und Anwendungsbeschränkungen:**

Überempfindlichkeit gegen Tetrazykline, schwere Leberfunktionsstörungen, Niereninsuffizienz (Substanzen dieser Gruppe können eine Azidose verstärken, den Katabolismus und den Rest-N im Serum erhöhen), Kinder < 8 Jahre[450],
Schwangerschaft – Kontraindikation (Störung der Zahn- und Knochenentwicklung, erhöhtes Risiko von Leberschäden bei der Mutter), **Stillzeit** – Kontraindikation (Einlagerung in den Zahnschmelz des Säuglings, Störung der Darmflora des Kindes)

- **Unerwünschte Wirkungen:**

Haut: Exanthem, Erytheme, Pruritus, exfoliative Dermatitis, Urtikaria, fixes Arzneimittelexanthem, Erythema exsudativum multiforme, Angioödem,

450 nur bei vitaler Indikation gestattet

phototoxische Reaktionen von belichteten Hautarealen, Herxheimer-Reaktion, Einlagerung eines blauschwarzen Minocyclin-Hämosiderin-Komplexes im Bereich entzündlicher Hautveränderungen;
Muskel- und Skelettsystem, Kollagenosen: reversible Knochenwachstumsverzögerung bei Kindern < 8 Jahren, Arthralgien, Myalgien[451], akute Exazerbation eines Lupus erythematodes[451];
Nervensystem, Psyche, Sinnesorgane: intrakranielle Drucksteigerung (Kopfschmerzen, Übelkeit, Erbrechen, möglicherweise Papillenödem), Benommmenheit, Ataxie[v.a. 451], passagere Myopie;
Gastrointestinaltrakt, Leber, Galle, Pankreas: irreversible Zahnverfärbung und Zahnschmelzschädigung[452], Heiserkeit, Schluckbeschwerden, schwarze Haarzunge, Inappetenz, Sodbrennen, Magendruck, Meteorismus, Fettstühle, Diarrhö, pseudomembranöse Enterokolitis, Anstieg von SGOT und SGPT, Pankreatitis[453];
Herz, Kreislauf, Gefäße: Perikarditis[451], Thrombophlebitis (i.v. Gabe);
Atemwege: Bronchospasmen, eosinophile Lungeninfiltrate[451];
Blut: allergotoxische Blutbildveränderungen (z.B. Leuko-, Thrombozytopenie, Anämie, atypische Lymphozyten, Leukozytose, toxische Granulation der Granulozyten);
Urogenitaltrakt: interstitielle Nephritis, akutes Nierenversagen, Anstieg der Serumkonzentrationen von Kreatinin und Harnstoff [v.a. 451]
Immunsystem: Hautreaktionen, anaphylaktischer Schock, Serumkrankheit, s. auch Blut und Atemwege;
Sonstiges: Superinfektion durch Bakterien bzw. Sproßpilze, Verfälschung der Nachweise von Glukose, Eiweiß, Urobilinogen und Katecholaminen im Urin

Wechselwirkungen:

Aktivkohle: verminderte Absorption der Tetrazykline,
Alkohol: verstärkter Abbau der Tetrazykline,
Ambroxol →102**:** verbesserte Penetration von Doxycyclin ins Lungengewebe,
Anionenaustauscherharze →137**:** verminderte Absorption und/oder beschleunigte Elimination der Tetrazykline möglich,
Antazida, mineralische →188**:** verminderte Absorption der Tetrazykline,
Antibiotika, bakterizide →200**:** In-vitro-Antagonismus,

451 Minocyclin
452 bei Kindern
453 v.a. bei gleichzeitig bestehender Niereninsuffizienz

Antidiabetika, orale →138: verstärkte Blutzuckersenkung,
Antikoagulanzien, orale →76: verstärkte Gerinnungshemmung,
Bromhexin →102: verbesserte Penetration von OTC ins Lungengewebe,
Chlorprothixen →297: verminderte neuroleptische Wirkung bei gleichzeitiger Gabe von Doxycyclin,
Cyclosporin: Cyclosporintoxizität erhöht,
Digoxin →59: Anstieg der Konzentration von Digoxin, erhöhtes Arrhythmierisiko bei Verwendung einer Mg^{++}-haltigen Injektionslösung von Doxycyclin; TDM, Dosisanpassung,
Eisensalze, oral: verminderte Absorption der Tetrazykline,
Enzyminduktoren →315: verstärkter Abbau der Tetrazykline,
Insulin →146: verstärkte Blutzuckersenkung,
Kalzium, oral: verminderte Absorption der Tetrazykline,
Kontrazeptiva, orale →159: verminderte kontrazeptive Sicherheit,
Methotrexat →126 : MTX-Toxizität verstärkt,
Methoxyfluran: akutes Nierenversagen,
Metoclopramid →191: verstärkte Absorption der Tetrazykline,
Milch und Milchprodukte: verminderte Absorption der Tetrazykline, für Doxy- und Minocyclin ohne klinische Bedeutung,
Mutterkornalkaloide →312: verstärkte periphere Vasokonstriktion bei gleichzeitiger Gabe von Tetrazyklinen, Ischämiegefahr,
Retinoide: Hirndrucksymptome, additiver Effekt mit Tetrazyklinen,
Sucralfat →187: verminderte Absorption der Tetrazykline,
Theophyllin →96: gehäuft gastrointestinale Beschwerden,
Typhuslebendvakzine: Abtötung der Impferreger durch Tetrazykline denkbar

9.1.8 Gyrasehemmer (Chinolone)

- **Vertreter:**

Cinoxacin *(Cinoxacin),*
Ciprofloxacin *(Ciprobay),*
Enoxacin *(Enoxor),*
Fleroxacin *(Quinodis),*
Grepafloxacin *(Vaxar),*
Levofloxacin *(Tavanic),*
Norfloxacin *(Barazan),*
Ofloxacin *(Tarivid),*
Pefloxacin *(Peflacin),*
Pipemidsäure *(Deblaston),*
Sparfloxacin *(Zagam),*
Trovafloxacin *(Trovan)*

- **Wirkung:**

Hemmung der DNA-Gyrase der Bakterien, bakterizide Wirkung

- **Kontraindikationen und Anwendungsbeschränkungen:**

Überempfindlichkeit gegen die eingesetzten Wirk- und Hilfsstoffe, zerebrale Anfallsleiden, Kinder und Jugendliche < 18 Jahre[454], Patienten > 70 Jahre, Epileptiker und Patienten mit anderer ZNS-Vorschädigung (z.B. erniedrigte Krampfschwelle, Krampfanfälle in der Vorgeschichte, verringerte Hirndurchblutung, Veränderungen in der Gehirnstruktur oder Schlaganfall), Niereninsuffizienz (Kreatininclearance < 10 ml/min, Dosisanpassung), Lebererkrankungen in der Vergangenheit, **Schwangerschaft** – Kontraindikation (im Tierversuch Hinweise auf Knorpelschäden), **Stillzeit** – Kontraindikation (Übergang der Chinolone in die Milch)

- **Unerwünschte Wirkungen:**

Haut: Photosensibilisierung, Exantheme, Hautausschlag, Juckreiz, Urtikaria, Petechien, hämorrhagische Bullae, Quincke-Ödem, Erythema exsudativum multiforme, Stevens-Johnson-Syndrom, Lyell-Syndrom;

454 neuere klinische Studien ohne Hinweis auf Knorpelschäden bei Kindern, unter strenger Indikationsstellung bei schweren Infektionen Anwendung denkbar

Muskel- und Skelettsystem, Kollagenosen: Muskelschwäche, muskuläre Koordinationsstörungen, Muskelschmerzen, Gelenkbeschwerden, Sehnenscheidenentzündung, Sehnenbeschwerden, Parästhesien, Schwellung von Armen und Beinen;
Nervensystem, Psyche, Sinnesorgane: Schwindel, Kopfschmerzen, Schlaflosigkeit, eingeschränktes Reaktionsvermögen, Erregungszustände (bis zu Halluzinationen), Depressionen, Verwirrtheitszustände, akute Angstzustände, psychotische Symptome, Erhöhung des Schädelinnendrucks, zerebrale Krampfanfälle, Sehstörungen (Farbensehen, Doppelbilder), Uveitis und Konjunktivitis[455], Hörstörungen, Ohrensausen, Gleichgewichtsstörungen, Geschmacks- und Geruchsstörungen, Hitzewallungen;
Gastrointestinaltrakt, Leber, Galle, Pankreas: Appetitlosigkeit, Übelkeit, Erbrechen, Meteorismus, Bauchschmerzen und selten Durchfälle, pseudomembranöse Enterokolitis, Obstipation, cholestatischer Ikterus, Anstieg von SGOT, SGPT, AP, Hepatitis, akute Leberdystrophie (allergisch!);
Stoffwechsel, Endokrinium: Hyperglykämie;
Herz, Kreislauf, Gefäße: Tachykardie, Blutdruckabfall, Angioödem, Kreislaufkollaps, Herzklopfen, allergische Vaskulitis, Ödeme, Phlebitis (i.v. Gabe), Arrhythmien, einschließlich Torsades de pointes[455];
Atemwege: Eosinophilie, Pneumonitis, Atemnot;
Blut: Anämie, Leukozytopenie, Agranulozytose;
Urogenitaltrakt: tubuläre Nierenschädigung, interstitielle Nephritis, passagerer Anstieg der Konzentrationen von Kreatinin und Harnstoff, Kristallurie, Hämaturie;
Immunsystem: Hautreaktionen, anaphylaktische Reaktionen, Arzneimittelfieber, s. auch Blut, Atemwege, Urogenitaltrakt, Herz, Kreislauf, Gefäße, Gastrointestinaltrakt, Leber, Galle, Pankreas;
Sonstiges: Superinfektion durch Bakterien bzw. Sproßpilze

Wechselwirkungen:

Alkohol : verstärkte Verminderung des Reaktionsvermögens,
Antazida, mineralische →188: Absorption von Gyrasehemmern vermindert,
Antiarrhythmika, Klasse Ia →48: erhöhtes Risiko von schweren Arrhythmien bei gleichzeitiger Gabe von Sparfloxacin (evtl. auch bei Grepafloxacin) nicht kombinieren!,

455 Sparfloxacin

Antiarrhythmika, Klasse III →57: erhöhtes Risiko von schweren Arrhythmien bei gleichzeitiger Gabe von Sparfloxacin (evtl. auch bei Grepafloxacin), nicht kombinieren!,
Antidepressiva, trizyklische →277: erhöhtes Risiko von Arrhythmien bei gleichzeitiger Gabe von Sparfloxacin, Kombination meiden oder EKG-Monitoring,
Antihistaminika, 2. Generation[456] →107 : erhöhtes Risiko von Arrhythmien bei gleichzeitiger Gabe von Sparfloxacin, Kombination meiden oder EKG-Monitoring,
Antikoagulanzien, orale →76: verstärkte Gerinnungshemmung,
Antirheumatika, nicht-steroidale →111: im Tierversuch bei hohen Dosen Auslösung von Krampfanfällen; Ausnahme Azetylsalizylsäure,
Arzneimittel, die die Kaliumkonzentration vermindern →315: Begünstigung der Entwicklung von Arrhythmien unter Sparfloxacin wegen Kaliummangels möglich,
β-Rezeptorenblocker →27: (β-Blocker-induzierte Bradykardie für Torsades de pointes unter Sparfloxacin prädisponierend, EKG-Monitoring empfohlen,
Chinin : erhöhtes Risiko von Arrhythmien bei gleichzeitiger Gabe von Sparfloxacin, Kombination meiden oder EKG-Monitoring,
Chloroquin →240, →124: erhöhtes Risiko von Arrhythmien bei gleichzeitiger Gabe von Sparfloxacin, Kombination meiden oder EKG-Monitoring,
Clozapin →305: erhöhtes Arrhythmierisiko bei gleichzeitiger Gabe von Sparfloxacin,
Coffein: verminderte Elimination von Coffein bei gleichzeitiger Gabe von Ciprofloxacin bzw. Grepafloxacin,
Cyclosporin: erhöhte Konzentrationen von CyA,
Diazepam →245: verminderte Clearance und verlängerte Halbwertszeit von Diazepam bei gleichzeitiger Gabe von Ciprofloxacin,
Eisen, oral: verminderte Absorption der Gyrasehemmer,
Erythromycin →210: erhöhtes Risiko von Arrhythmien bei gleichzeitiger Gabe von Sparfloxacin, Kombination meiden oder EKG-Monitoring,
Fenbufen: vermehrt Krampfanfälle,
Glibenclamid →138: verstärkte antidiabetische Wirkung, Hypoglykämiegefahr,
Halofantrin: erhöhtes Risiko von Arrhythmien bei gleichzeitiger Gabe von Sparfloxacin, Kombination meiden oder EKG-Monitoring,
Herzglykoside →59: glycosidinduzierte Bradykardie für Torsades de pointes unter Sparfloxacin prädisponierend, EKG-Monitoring empfohlen,
Kalzium, oral: verminderte Absorption der Gyrasehemmer,

456 Astemizol, Terfenadin

Kontrazeptiva, orale →159: verminderte kontrazeptive Sicherheit, v.a. niedrigdosierter Präparate, möglich,
Mefloquin →240: Verstärkung der QT_c-Verlängerung bei gleichzeitiger Gabe von Sparfloxacin, erhöhte Krampfneigung,
Metoclopramid →191: beschleunigte Absorption von Ciprofloxacin,
Mexiletin →52: erhöhte Konzentrationen von Mexiletin,
Milch und Milchprodukte: verminderte Absorption der Gyrasehemmer,
Multivitaminpräparate : verminderte Absorption der Gyrasehemmer,
Pentamidin: erhöhtes Risiko von Arrhythmien bei gleichzeitiger Gabe von Sparfloxacin, Kombination meiden oder EKG-Monitoring,
Pentoxifyllin →96: erhöhte Serumkonzentrationen des Xanthins,
Phenothiazine →293: erhöhtes Risiko von Arrhythmien bei gleichzeitiger Gabe von Sparfloxacin, Kombination meiden oder EKG-Monitoring,
Phenytoin →52, →262: Veränderung der Konzentration von DPH bei gleichzeitiger Gabe von Ciprofloxacin nicht prognostizierbar; TDM, Dosisanpassung,
Probenecid →148 : verzögerte renale Elimination von Ciprofloxacin,
Probucol: erhöhtes Risiko von Arrhythmien bei gleichzeitiger Gabe von Sparfloxacin, Kombination meiden oder EKG-Monitoring,
Sucralfat →187: verminderte Absorption der Gyrasehemmer,
Theophyllin →96: verminderte Elimination von Theophyllin bei gleichzeitiger Gabe von Ciprofloxacin (bzw. Grepafloxacin), additiver Effekt auf die Krampfschwelle; TDM, Dosisanpassung,
Thioxanthene →297: erhöhtes Arrhythmierisiko bei gleichzeitiger Gabe von Sparfloxacin,
Vincamin: erhöhtes Risiko von Arrhythmien bei gleichzeitiger Gabe von Sparfloxacin, Kombination meiden oder EKG-Monitoring,
Virustatika, didanosinhaltige →237 : verminderte Absorption der Gyrasehemmer,
Zink: verminderte Absorption der Gyrasehemmer

9.1.9 Glykopeptidantibiotika

- **Vertreter:**

  Vancomycin *(Vancomycin)*,
  Teicoplanin *(Targocid)*

- **Wirkung:**

  bakterizide Wirkung durch Hemmung der Zellwandsynthese der Bakterien (feste Bindung an die terminalen D-Alanylreste im N-Acetylmuraminsäurepentapeptid)

- **Kontraindikationen und Anwendungsbeschränkungen:**

  Überempfindlichkeit gegen die eingesetzten Wirk- und Hilfsstoffe, Anurie, Vorschädigung des Vestibular- und Cochlearapparates (bei vitaler Indikation Ausnahmen möglich), Nierenfunktionsstörungen (TDM und Dosisanpassung), **Schwangerschaft** – strenge Indikationsstellung – Kontraindikation (unzureichende Datenlage für den Menschen), **Stillzeit** – Kontraindikation (unzureichende Datenlage)

- **Unerwünschte Wirkungen:**

  Haut: Urtikaria, Pruritus, Hautrötung am Oberkörper („red neck"), Exantheme, Stevens-Johnson-Syndrom, Lyell-Syndrom;
  Muskel- und Skelettsystem, Kollagenosen: Schmerzen und Krämpfe der Brust- und Rückenmuskulatur[457];
  Nervensystem, Psyche, Sinnesorgane: Schwindel, Ohrenklingen, Hörverlust, Schüttelfrost;
  Gastrointestinaltrakt, Leber, Galle, Pankreas: Übelkeit (schnelle i.v. Gabe), Erbrechen, pseudomembranöse Enterokolitis (i.v. Gabe), passagerer Anstieg von SGOT, SGPT und AP[458];
  Herz, Kreislauf, Gefäße: Blutdruckabfall, Herzstillstand[457], Angioödem[458], Thrombophlebitis (am Infusionsort), allergische Vaskulitis;
  Atemwege: Atemnot, Bronchospasmen[458];
  Blut: Neutropenie, reversible Agranulozytose, Thrombozytopenie, Eosinophilie;
  Urogenitaltrakt: akutes Nierenversagen, interstitielle Nephritis[457], Anstieg des Serumkreatinins[458];

457 Vancomycin
458 Teicoplanin

Immunsystem: anaphylaktoide Reaktionen, Arzneimittelfieber;
Sonstiges: Superinfektion mit Bakterien und Sproßpilzen

Wechselwirkungen:

Antibiotika, bakteriostatische →200: In-vitro-Antagonismus,
Arzneimittel, nephrotoxische →315: gegenseitige Verstärkung der nephrotoxischen Effekte, Nierenfunktionskontrolle!,
Arzneimittel, ototoxische →315: gegenseitige Verstärkung der ototoxischen Effekte, Audiometrie!,
Cephalosporine →204: gegenseitige Verstärkung der Nephrotoxizität,
Inhalationsanästhetika: „Narkosemittel-Erythem" bei gleichzeitiger i.v. Gabe von Vancomycin

9.1.10 Benzylpyrimidin + Sulfonamid

Vertreter:

Trimethoprim-Sulfamethoxazol *(=* **Cotrimoxazol***; Bactoreduct, Bactrim, Eusaprim, Kepinol, Sigaprim, Supracombin),*
Trimethoprim-Sulfadiazin *(Triglobe),*
Trimethoprim-Sulfamerazin *(Berlocombin)*

Wirkung:

bakterizide Wirkung der Kombinationen durch Eingriff in den Folsäuremetabolismus (Trimethoprim – Hemmung der Dihydrofolat-Reduktase, Sulfonamid – Hemmung der Dihydropterat- und der Dihydrofolat-Reduktase)

Kontraindikationen und Anwendungsbeschränkungen:

Überempfindlichkeit gegenüber Sulfonamiden, Sulfonylharnstoff-Antidiabetika, Diuretika auf Sulfonamidbasis, Trimethoprim-Analoga und Salizylaten[459], Erythema exsudativum multiforme (auch in der Anamnese), vorbestehende Blutbildveränderungen, angeborener G6PDH-Mangel, Hämoglobinanomalien (z.B. Hb Köln, Hb Zürich), Nierenschäden, hochgradige Niereninsuffizienz (Kreatininclearance < 15 ml/min), schwere Leberschäden, Leberfunktionsstörungen (z.B. akute Hepatitis), akute hepatische Porphyrie, Ileus[459], Frühgeborene und

459 Sulfamerazin, Sulfadiazin

Neugeborene mit Hyperbilirubinämie oder G6PDH-Mangel; leichte Nieren- und Leberfunktionsstörungen, Schilddrüsenfunktionsstörungen, Verdacht auf Folsäuremangel, ältere Patienten, fragiles X-Chromosom in Kombination mit geistiger Retardierung bei Kindern, Neugeborene < 5 Wochen, **Schwangerschaft** – strenge Indikationsstellung (potentielles Fehlbildungsrisiko durch Beeinflussung des Folsäuremetabolismus, erhöhtes Hyperbilirubinämierisiko bei pränataler Exposition), **Stillzeit** – keine Gefährdung des Säuglings, bei angeborenem G6PDH-Mangel vorsichtshalber abstillen

Unerwünschte Wirkungen[460]:

Haut: Hautblutungen, Exantheme (urtikariell, erythematös, makulös, makulopapulös, morbilliform), Purpura, Photodermatosen, Erythema nodosum, Stevens-Johnson-Syndrom, Lyell-Syndrom, Quincke-Ödem, Zyanose[459];
Muskel- und Skelettsystem, Kollagenosen: Muskelschwäche[459], Lupus-erythematodes-Syndrom[459], Arthralgien;
Nervensystem, Psyche, Sinnesorgane: akute Psychose, Halluzinationen, Ataxie, periphere Neuritiden, Dysdiadochokinese, aseptische Meningitis, Kopfschmerzen, transitorische Myopie, allergische Konjunktivitis[459], Tinnitus, Geschmacksstörungen;
Gastrointestinaltrakt, Leber, Galle, Pankreas: Glossitis, Gingivitis, Stomatitis, epigastrische Schmerzen, Appetitlosigkeit, Übelkeit, Erbrechen, Diarrhö, pseudomembranöse Enterokolitis, Exazerbation einer remittierenden Colitis ulcerosa[459], akute Pankreatitis, Anstieg von SGOT, SGPT und Bilirubin, cholestatische Hepatose, fokale oder diffuse Lebernekrosen;
Wasser- und Elektrolythaushalt: Hypokaliämie, Hyperkaliämie[461]
Stoffwechsel, Endokrinium: Hypoglykämie, metabolische Azidose;
Herz, Kreislauf, Gefäße: Perikarditis[462], Thrombophlebitiden (i.v. Gabe), Periarteriitis nodosa, Schoenlein-Henoch-Syndrom;
Atemwege: Lungeninfiltrate, interstitielle und eosinophile Pneumonie, fibrosierende Alveolitis[459], Asthma bronchiale[462], respiratorische Insuffizienz[463];
Blut: Thrombo-, Leukozytopenie, Agranulozytose, aplastische Anämie, akute hämolytische Anämie, akute megaloblastische Anämie;

460 schwere unerwünschte Wirkungen werden vorwiegend bei älteren Menschen und Aids-Patienten beobachtet. Im Zusammenhang mit kutanen und unerwünschten Wirkungen im blutbildenden System sind Todesfälle beschrieben
461 insbesondere bei AIDS-Patienten und/oder vorbestehender Nierenfunktionsstörung
462 Sulfonamide
463 AIDS-Patienten

Urogenitaltrakt: Kristallurie[464], akute interstitielle Nephritis, akutes Nierenversagen, Anstieg von Kreatinin und Harnstoff, Spermatogenesestörungen[465];
Immunsystem: Arzneimittelfieber, anaphylaktischer Schock, s. Haut, Muskel-, Skelettsystem, Blut, Atemwege;
Sonstiges: Superinfektion durch Bakterien bzw. Sproßpilze, Pseudosepsis, Folsäureangel[462]

Wechselwirkungen:

Ajmalin →48: Risiko langanhaltender Cholestasen bei gleichzeitiger Gabe von Sulfonamiden und Ajmalin,
Amphotericin B →230: erhöhtes Risiko von Blutbildschäden bei gleichzeitiger Gabe von Sulfonamiden,
Antazida →188: enterale Absorption von Cotrimoxazol vermindert,
Antibiotika, bakteriostatische →200: In-vitro-Antagonismus,
Antidiabetika, orale →138: verstärkte antidiabetische Wirkung, Hemmung der Elimination von Sulfonylharnstoffen durch den Sulfonamidanteil,
Antikoagulanzien, orale →76: verstärkte Gerinnungshemmung, Hemmung der Elimination der Antikoagulanzien durch den Sulfonamidanteil, Verdrängung aus der PPB,
Azathioprin →126: verstärkte Antifolatwirkung von Cotrimoxazol,
Barbiturate →253: Toxizität von Cotrimoxazol verstärkt,
Chloramphenicol →228 : erhöhtes Risiko von Blutbildschäden bei gleichzeitiger Gabe von Sulfonamiden,
Cyclosporin: reversible Verschlechterung der Nierenfunktion durch additive Interaktion mit Trimethoprim,
Digoxin →59: v.a. bei älteren Patienten erhöhte Digoxinspiegel; TDM, Dosisanpassung,
Eisen, oral: verminderte Absorption von Sulfonamiden,
Estrogene →154: beschleunigte Elimination der Estrogene bei gleichzeitiger Gabe von Cotrimoxazol,
Ganciclovir →237: additive Toxizität bei gleichzeitiger Gabe von Cotrimoxazol,
Indometacin →111: Cotrimoxazol-Wirkung verstärkt,
Isoxazolylpenicilline →200: Verdrängung der Penicilline aus der PPB durch Sulfonamide,

---

464 bei Kachexie
465 Anwendung > 1 Monat

Kontrazeptiva, orale →159: verminderte kontrazeptive Sicherheit nicht auszuschließen,
Mercaptopurin →126: Einschränkung der antileukämischen Wirkung wegen verminderter Absorption von Mercaptopurin, Konkurrenz mit Trimethoprim,
Methenamin, Mandelsäure: verminderte antibakterielle Wirkung und Gefahr der Kristallurie,
Methotrexat →126 : verstärkte MTX-Wirkung durch Veränderung des Verteilungsvolumens, Einfluß des Sulfonamidanteils,
Mexiletin →52: verminderte Wirkung von Sulfonamiden möglich,
p-Aminosalizylsäure: Toxizität von Cotrimoxazol verstärkt,
Paraaminobenzoesäureester[466]: Cotrimoxazol-Wirkung vermindert durch Minderung der antimikrobiellen Aktivität des Sulfonamidanteils,
Paraldehyd: Cotrimoxazol-Wirkung vermindert,
Phenylbutazon →111: Cotrimoxazol-Wirkung verstärkt,
Phenytoin →52, →262: gegenseitige Verstärkung der hämatotoxischen Wirkung, Hemmung des Metabolismus von DPH durch den Sulfonamidanteil; TDM, Dosisanpassung,
Primidon →253 : Toxizität von Cotrimoxazol verstärkt,
Probenecid →148: Cotrimoxazol-Wirkung verstärkt,
Probenecid →148: verzögerte Elimination von Sulfonamiden,
Pyrimethamin: Blutbildveränderungen bei mehr als 25 mg/Woche Pyrimethamin,
Rifampicin: Hemmung der Elimination von Rifampicin,
Salizylate →111: Cotrimoxazol-Wirkung verstärkt,
Sulfinpyrazon →148: Cotrimoxazol-Wirkung verstärkt,
Thiaziddiuretika →40: Risiko einer Thrombozytopenie erhöht,
Typhuslebendvakzine: Abtötung der Impferreger durch Cotrimoxazol wahrscheinlich

466 u.a. Procain, Benzocain, Tetracain

9.1.11 Nitroimidazole

- **Vertreter:**

Metronidazol *(Arilin, Clont, Flagyl, Fossyol, Vagimid),*
Nimorazol *(Esclama),*
Tinidazol *(Simplotan)*

- **Wirkung:**

Wirkung durch Hemmung der Nukleinsäuresynthese von Bakterien (Bakterizidie) und Protozoen durch Hemmung der DNA- und RNA-Polymerasen

- **Kontraindikationen und Anwendungsbeschränkungen:**

Überempfindlichkeit gegen die eingesetzten Wirk- und Hilfsstoffe, schwere Leberschäden, Störungen der Hämatopoese, Erkrankungen des zentralen und/oder peripheren Nervensystems, **möglichst nicht länger als 10 Tage und nicht wiederholt anwenden (mutagenes/karzinogenes Risiko im Tierversuch), Schwangerschaft** – Kontraindikation (im Tierversuch mutagene und kanzerogene Effekte, keine Hinweise auf embryotoxische Wirkungen), **Stillzeit** – Kontraindikation (Konzentrationen in der Milch wie im Serum der Mutter)

- **Unerwünschte Wirkungen[467]:**

Haut: Exanthem, Urtikaria, Pruritus, angioneurotisches Ödem[468];
Nervensystem, Psyche, Sinnesorgane : Kopfschmerzen, Schwindel, Schläfrigkeit oder Schlaflosigkeit, Depressionen, Verwirrtheit, Erregbarkeit, periphere Neuropathien, Störungen der Bewegungskoordination, Krampfanfälle, Sehstörungen, Schwächegefühl, eingeschränktes Reaktionsvermögen;
Gastrointestinaltrakt, Leber, Galle, Pankreas: bitterer (metallischer) Geschmack Inappetenz, Übelkeit, Erbrechen, Magenschmerzen, Glossitis, Stomatitis, Durchfall pseudomembranöse Enterokolitis, Anstieg von SGOT, SGPT und Bilirubin, Pankreatitis,
Herz, Kreislauf, Gefäße: Intimareizungen und Thrombophlebitis;
Blut: Leukozytopenie, Granulozytopenie, Agranulozytose, Thrombozytopenie;

467 Bei vaginaler Anwendung ist kaum mit unerwünschten Wirkungen zu rechnen. Die nach vaginaler Gabe
erreichten Serumkonzentrationen bewegen sich im Bereich der MHK sehr empfindlicher Erreger
468 Tinidazol

Urogenitaltrakt: Dunkelfärbung des Urins (ohne Krankheitswert), Dysurie, Zystitis, Harninkontinenz;
Immunsystem: Hautreaktionen, Arzneimittelfieber, anaphylaktischer Schock, s. auch Blut;
Sonstiges: Superinfektionen mit Bakterien oder Sproßpilzen, in Abhängigkeit von der Bestimmungsmethode zu niedrige Werte bei der SGOT-Bestimmung

Wechselwirkungen:

Alkohol: Alkoholunverträglichkeit, Antabus-Reaktion,
4-Aminochinoline →240: akute dystonische Reaktion bei gleichzeitiger Gabe von Metronidazol möglich,
Antibiotika, bakteriostatische →200: In-vitro-Antagonismus,
Antikoagulanzien, orale →76: verstärkte Gerinnungshemmung,
Barbiturate →253: verminderte antibakterielle Wirkung des Nitroimidazols, beschleunigter Abbau,
Cimetidin →178: verminderter Abbau von Nitroimidazolen, erhöhte Serumkonzentrationen,
Clomethiazol →249: gegenseitige Verstärkung zentralnervöser UAWen, psychotische und Verwirrtheitszustände,
Lithium →291: erhöhte Lithiumkonzentrationen möglich; TDM, Dosisanpassung,
Phenytoin →52, →262: Hemmung des Metabolismus von DPH, Intoxikationsgefahr!, TDM, Dosisanpassung; verminderte Metronidazolwirkung

9.1.12 Chloramphenicol-Gruppe

Vertreter:

Chloramphenicol *(Chloramsaar, Paraxin, Aquamycetin, Oleomycetin, Posifenicol*
Thiamphenicol

Wirkung:

bakteriostatische Wirkung durch Eingriff in die ribosomale (Angriff an der 50-S-Untereinheit der Ribosomen) und mitochondriale Proteinbiosynthese der Bakterien[469]

Kontraindikationen und Anwendungsbeschränkungen:

Überempfindlichkeit gegen Amphenicole, vorbestehende Blutkrankheiten (z.B. aplastische Anämie, Panmyelopathie, hämolytischer Ikterus), akute intermittierende Porphyrie, schwere Leberfunktionsstörungen (Dosisanpassung), **Schwangerschaft** – Kontraindikation (v.a. im letzten Trimenon, im Tierversuch embryotoxische/teratogene Wirkungen, Kumulation im Fötus, Störungen der fetalen Hämatopoese), **Stillzeit** – Kontraindikation (Kumulation im Säugling wegen des unausgereiften Arzneimittelmetabolismus, Grey-Syndrom, Hämatopoesestörungen)

Unerwünschte Wirkungen:

Haut: Herxheimer-Reaktion (Typhusbehandlung), punktförmige Haut- und Schleimhautblutungen sowie gerötete Zunge[470];
Nervensystem, Psyche, Sinnesorgane : Kopfschmerzen, Depressionen, Verwirrtheit, Delirien, periphere Neuritis, Augenmuskellähmungen, Optikusneuritis (reversibler Visusverlust), Kernikterus bei Neu- und Frühgeborenen[471], Geschmacksstörungen;
Gastrointestinaltrakt, Leber, Galle, Pankreas: Aufstoßen, Durchfall, Leberzellschäden,
Herz, Kreislauf, Gefäße: Phlebitiden (i.v. Gabe);

469 Anwendung von Chloramphenicol außerhalb der Indikationen, bei vorhandenen therapeutischen Alternativen und Überschreitung der maximalen Gesamtdosis sind Behandlungsfehler.
470 auf gestörte Hämatopoese zurückzuführen
471 Verdrängung von Bilirubin durch Chloramphenicol aus der Eiweißbindung

Blut: Störungen der Hämatopoese[472] (dosisabhängig: Depression der Erythropoese, reversibel, Anstieg der Serumeisenkonzentration; dosisunabhängig: irreversible Panzytopenie oder aplastische Anämie, Thrombo-, Leukozytopenie), Leukämie;
Immunsystem: selten allergische Reaktionen;
Sonstiges: Grey-Syndrom[473], Schmerzen und lokale Reizzustände nach i.m. Gabe

Wechselwirkungen:

Alkohol : Beeinträchtigung des Reaktionsvermögens,
Antibiotika, bakterizide →200: In-vitro-Antagonismus,
Antidiabetika, orale →138: verstärkte antidiabetische Wirkung wegen Hemmung des Metabolismus der Sulfonylharnstoffe, Hypoglykämiegefahr!,
Antikoagulanzien, orale →76: Kumulation der Antikoagulanzien – Blutungsneigung!, verminderte antimikrobielle Wirksamkeit von Chloramphenicol,
Arzneimittel, hämatotoxische →315: Verstärkung der Blutbildschäden,
Barbiturate →253: Abbau von Chloramphenicol beschleunigt, Verstärkung der Barbituratwirkungen möglich,
Chlorprothixen →297: verstärkte neuroleptische Wirkung von Chlorprothixen,
Kontrazeptiva, orale →159: kontrazeptive Sicherheit vermindert,
Makrolide →210: Antagonismus, Kreuzresistenzen,
Methotrexat →126 : Methotrexat-Toxizität erhöht, additive Verstärkung der hämatotoxischen Effekte beider Kombinationspartner,
Paracetamol →116 : Halbwertszeit von Chloramphenicol verlängert,
Phenytoin →52, →262: DPH-Konzentration erhöht mit Intoxikationsgefahr, TDM, Dosisanpassung; additive Verstärkung der hämatotoxischen Effekte beider Kombinationspartner,
Rifampicin: verminderte antimikrobielle Wirksamkeit von Chloramphenicol durch beschleunigten Abbau,
Typhuslebendvakzine : Abtötung der Impferreger durch Chloramphenicol möglich

472 Eintreten der Störungen (v.a. weißes Blutbild und allgemeine Depression der Hämatopoese) mit einer Latenz von einigen Wochen bis Monaten, Häufigkeit 1:10000 bis 1:40000, auch nach topischer Anwendung möglich

473 bei Früh- und Neugeborenen bei TD > 25 mg/kg KG (Symptome Erbrechen, Meteorismus, Hypothermie, Atemstörungen, graue Hautverfärbung, Kreislaufkollaps)

9.2 Antimykotika

9.2.1 Polyenverbindungen

- **Vertreter:**

  Amphotericin B (AmB) *(Ampho-Moronal, Amphotericin B)*,
  Nystatin *(Adiclair, Moronal, Mykundex)*,
  Natamycin[474] *(Pima Biciron N)*

- **Wirkung:**

  fungistatische bis fungizide Wirkung durch hydrophobe Anlagerung an das Ergosterin der Pilzzellwände (Auflockerung der Phospholipidstrukturen der Membranen, evt. Bildung zusätzlicher Membranporen, verstärkter Efflux von Elektrolyten und anderen zytoplasmatischen Stoffen)

- **Kontraindikationen und Anwendungsbeschränkungen:**

  Überempfindlichkeit gegenüber Polyenen, schwere Leber- oder Nierenfunktionsstörungen, Neu- und Frühgeborene (keine orale Anwendung von Nystatin-Fertigsuspension), **Schwangerschaft** – strenge Indikationsstellung (mangelnde klinische Erfahrungen), **Stillzeit** – strenge Indikationsstellung (mangelnde Datenlage)

- **Unerwünschte Wirkungen**[475]**:**

  Haut: Flush, Hitzegefühl, Urtikaria, makulopapulöse Exantheme, Pruritus;
  Muskel- und Skelettsystem, Kollagenosen: Myalgien, Arthralgien;
  Nervensystem, Psyche, Sinnesorgane: Kopfschmerzen, Schwindel, Gehörverlust, Tinnitus, verschwommenes Sehen oder Doppelbilder, periphere Neuropathie, Krämpfe, Leukoenzephalopathie[476];
  Gastrointestinaltrakt, Leber, Galle, Pankreas: Gewichtsverlust, Inappetenz, Brechreiz, Erbrechen, Durchfall, Verdauungsstörungen, epigastrische Krämpfe, Ikterus, akutes Leberversagen, Gastroenteritis mit Blutungen, Meläna;
  Wasser- und Elektrolythaushalt: Hypokaliämie, Hypomagnesiämie, Azotämie, renale tubuläre Azidose

---

474 Nystatin und Natamycin ausschließlich zur lokalen Anwendung
475 für die lokal angewandten Substanzen nur vereinzelt Hauterscheinungen als UAW
476 Zustand nach Ganzkörperbestrahlung

Herz, Kreislauf, Gefäße: Herzstillstand, Arrhythmie (einschließlich Kammerflimmern), Hypertonie und Hypotonie, Schock, Herzversagen, Phlebitis, Thrombophlebitis;
Atemwege: allergische Alveolitis, Dyspnoe, Bronchospasmus, Lungenödeme[476];
Blut: normochrome, normozytäre Anämie, Gerinnungsstörungen, Thrombo-, Leukozytopenie, Agranulozytose, Eosinophilie, Leukozytose;
Urogenitaltrakt: Nierenfunktionsstörungen, Hypostenurie, Nephrokalzinose, Erhöhung der Serumkreatininwerte, akutes Nierenversagen, Anurie, Oligurie;
Immunsystem: anaphylaktische Reaktionen, s. auch Haut, Herz, Kreislauf, Gefäße, Atemwege, Blut;
Sonstiges: Fieber (manchmal Schüttelfrost), Unwohlsein, Schmerzen an der Injektionsstelle, Abweichungen paraklinischer Parameter

Wechselwirkungen:

ACTH: AmB-induzierte Hypokaliämie verstärkt,
Antiarrhythmika →48: Verminderung der antiarrhythmischen Wirkung durch die AmB-induzierte Hypokaliämie,
Arzneimittel, hämatotoxische →315: gegenseitige Verstärkung der hämatotoxischen Wirkungen bei Kombination mit AmB,
Arzneimittel, nephrotoxische →315: gegenseitige Verstärkung der nephrotoxischen Wirkungen bei Kombination mit AmB,
Diuretika →34: Nephrotoxizität von AmB und Hypokaliämie durch AmB verstärkt,
Flucytosin →235: synergistischer Effekt bei Kombination mit AmB,
Foscarnet: Verstärkung der hämato- und nephrotoxischen Effekte von AmB,
Ganciclovir →237: Verstärkung der hämato- und nephrotox. Effekte von AmB,
Glukokortikoide →129: AmB-induzierte Hypokaliämie verstärkt,
Herzglykoside →59: Glykosidwirkung durch AmB-induz. Hypokaliämie verstärkt,
Leukozytentransfusion: Störungen der Lungenfunktion bei nicht ausreichendem zeitlichen Abstand zwischen Transfusion und AmB-Gabe,
Miconazol →232: Antagonisierung des AmB-Effektes,
Muskelrelaxanzien: Muskelrelaxation durch AmB-induz Hypokaliämie verstärkt,
Sparfloxacin →217: Risiko schwerer Arrhythm. durch AmB-induz. Hypokaliämie,
Zytostatika: gegenseitige Verstärkung organtoxischer Wirkungen, v.a. Nieren und Atemwege betreffend

9.2.2 Antimykotika - Azolderivate

- **Vertreter:**

systemisch:
Ketoconazol *(Nizoral)*,
Miconazol *(Daktar, Epi-Monistat)*,
Fluconazol *(Diflucan, Fungata)*,
Itraconazol *(Sempera, Siros)*,

lokal:
Clotrimazol *(Antifungol, Canifug, Canesten, Mykohaug C)*,
Econazol *(Epi-Pevaryl)*,
Miconazol *(Daktar)*

- **Wirkung:**

fungistatische bis fungizide Wirkungen durch Hemmung der Ergosterinsynthese der Pilze (Hemmung der 14-α-Demethylase)

- **Kontraindikationen und Anwendungsbeschränkungen:**

schwere Lebererkrankungen, Kinder unter 16 Jahre, **Schwangerschaft** - Kontraindikation (mangelnde Datenlage)[477], **Stillzeit** - Kontraindikation (Übergang der Substanzen in die Milch)

- **Unerwünschte Wirkungen:**

Haut[478]: Juckreiz[479], Exanthem[479], Urtikaria[479], Hautrötung[479], Angioödem[479], Stevens-Johnson-Syndrom[479], Haarausfall[480], toxische Epidermolyse, Erythema multiforme[481];

Nervensystem, Psyche, Sinnesorgane : Schwindelgefühl, Kopfschmerz, Parästhesien, Photophobie[480], reversibler Anstieg des Hirndrucks[480], Krampfanfälle und meningeale Reizung[482] (intrathekale Anwendung);

477 Auch nach Therapieende für 7 Tage bis 4 Wochen, in Abhängigkeit von der Substanz, auf sicheren Konzeptionsschutz achten
478 gehäuft bei Aids-Patienten
479 Itraconazol
480 Ketoconazol
481 Fluconazol
482 Miconazol

Gastrointestinaltrakt, Leber, Galle, Pankreas: Übelkeit, Bauchschmerzen, Diarrhö, Obstipation[479], Dyspepsie[479,480], Meteorismus, Anstieg von SGOT und SGPT[480], Hepatitis[480], akute Leberdystrophie[481,483];
Wasser- und Elektrolythaushalt: Hypokaliämie, Ödeme[479]
Stoffwechsel, Endokrinium: Gynäkomastie[480], Oligospermie[480], Hemmung der Testosteronsynthese[480], Menstruationsstörungen[479,480], gestörte Ausschüttung von Hormonen der NNR[479];
Herz, Kreislauf, Gefäße: Hypertonie[479] (Langzeittherapie);
Blut: hämolytische Anämie, Thrombozytopenie[480], Leukozytopenie[481], Thrombozytose[482];
Immunsystem: Hauterscheinungen, anaphylaktische Reaktionen[481,482];
Sonstiges: verminderter Anstieg der Kortikosteroide im ACTH-Test[480]

Wechselwirkungen[484]:

Alkohol: Alkoholunverträglichkeit i.S. einer Antabus-Reaktion bei gleichzeitiger Gabe von Ketoconazol,
Amphotericin B (AmB) →230: Antagonisierung der Wirkung von AmB bei gleichzeitiger Gabe von Miconazol,
Antazida →188: verminderte Absorption von Azolen wegen Erhöhung des Magen-pH, v.a. Ketoconazol und Itraconazol,
Anticholinergika →91 →274 →185: verminderte Absorption der Azole wegen Erhöhung des Magen-pH,
Antidiabetika, orale →138: verstärkte antidiabetische Wirkung von Sulfonylharnstoffen bei gleichzeitiger Gabe von v.a. Fluconazol wegen gehemmter hepatischer Elimination,
Antikoagulanzien, orale →76: verstärkte Gerinnungshemmung durch Hemmung der hepatischen Elimination und Verdrängung aus der PPB,
Antihistaminika, 2. Generation[485] →107: erhöhtes Arrhythmierisiko bei Kombination mit Ketoconazol und Itraconazol wegen Hemmung von CYP3A4,
Azidothymidin: Anstieg der Serumkonzentrationen von AZT bei gleichzeitiger Gabe von Fluconazol, erhöhtes Risiko von UAW,

483 bei schweren Grunderkrankungen und Polypragmasie
484 Prinzipiell sind Interaktionen mit allen Arzneimitteln denkbar, die über CYP3A verstoffwechselt werden, da die Azol-Antimykotika, insbesondere Keto- und Itraconazol diese Cytochrom-P-450-Enzyme hemmen.
485 Astemizol, Terfenadin

Benzodiazepine →245: verstärkte Wirkung der Benzodiazepine nach oraler Gabe bei gleichzeitiger Gabe von Ketoconazol und Itraconazol wegen Hemmung von CYP3A,
Busulfan: vermehrt UAW von Busulfan bei gleichzeitiger Anwendung von Azolen,
Celecoxib →119: erhöhte Serumkonzentrationen von Celecoxib bei gleichzeitiger Gabe mit Fluconazol
Chinidin →48: eventuell vermehrt UAW von Chinidin bei gleichzeitiger Gabe von Itraconazol,
Cisaprid →191: erhöhtes Arrhythmierisiko wegen Hemmung der hepatischen Elimination von Cisaprid,
Clomethiazol →249: Gefahr psychotischer Zustände bei Kombination mit Azolderivaten, Effekt denkbar,
Cyclosporin: verstärkte Nephrotoxizität durch gehemmten oxidativen Abbau bei gleichzeitiger Gabe von Ketoconazol,
Digoxin →59: verstärkte Wirkung von Digoxin bei gleichzeitiger Gabe von Itraconazol, Mechanismus ungeklärt,
Enzyminduktoren →315: beschleunigte Elimination der Azole,
Glukokortikoide →129: verstärkte Hormonwirkung bei gleichzeitiger Gabe von Ketoconazol,
H-Rezeptorenblocker →178: verminderte Absorption von Azolen wegen Erhöhung des Magen-pH, v.a. Ketoconazol und Itraconazol,
HMG-CoA-Reduktasehemmer →135: verstärkte antilipämische Wirkung wegen verminderten Abbaus bei gleichzeitiger Gabe von Itraconazol, erhöhtes Myopathierisiko,
Hydrochlorothiazid →40 : Anstieg der Serumkonzentrationen von Fluconazol bei gleichzeitiger wiederholter Gabe des Diuretikums,
Isoniazid: verminderte antimykotische Wirkung der Azole, v.a. Ketoconazol,
Kalziumantagonisten[486] →31: eventuell vermehrt UAW der CaA bei gleichzeitiger Gabe von Itraconazol,
Phenytoin →52, →262: verminderte Elimination von DPH, TDM, Dosisanpassung; beschleunigte Elimination von Itraconazol,
Phenobarbital →253: verstärkte Wirkung des Barbiturats bei gleichzeitiger Anwendung von Azolen,
Protonenpumpenblocker →182: verminderte Absorption von Azolen wegen Erhöhung des Magen-pH, v.a. Ketoconazol und Itraconazol,
Rifampicin: verminderte antimykotische Wirkung der Azole, v.a. Ketoconazol,

486 Dihydfropyridin

Sucralfat →187 : verminderte Absorption von Azolen wegen Erhöhung des Magen-pH, v.a. Ketoconazol und Itraconazol,
Tacrolimus: erhöhte Plasmaspiegel von Tacrolimus und dadurch v.a. vermehrt UAW durch Hemmung der hepatischen Elimination,
Terfenadin →107: erhöhtes Arrhythmierisiko bei Kombination mit Ketoconazol und Itraconazol wegen Hemmung von CYP3A4,
Theophyllin →96: Hemmung des Theophyllinabbaus möglich; TDM, Dosisanpassung,
Vincaalkaloide: verstärkte Wirkung der Alkaloide bei Kombination mit Itraconazol, verminderter Abbau
Zidovudin: =Azidothymidin, s. oben

9.2.3 Antimykotika - Flucytosin

Vertreter:

Flucytosin *(Ancotil)*

Wirkung:

fungistatische bis fungizide Wirkung nach intrafungealer Umwandlung in 5-Fluorouracil durch Störung der Proteinsynthese und/oder des Aminosäurepools sowie durch die Blockade der DNA-Synthese

Kontraindikationen und Anwendungsbeschränkungen:

Vorsicht bei vorbestehenden Schädigungen des blutbildenden Systems, gleichzeitiger Zytostatika- und/oder Strahlentherapie, **Schwangerschaft** – strenge Indikationsstellung (mangelnde Datenlage, im Tierversuch Hinweis auf embryotoxische/teratogene Wirkungen), **Stillzeit** – strenge Indikationsstellung (Verhalten in der Milch unbekannt)

Unerwünschte Wirkungen:

Nervensystem, Psyche, Sinnesorgane: Halluzinationen, Schwindel, Kopfschmerzen, Müdigkeit;
Gastrointestinaltrakt, Leber, Galle, Pankreas: Übelkeit, Erbrechen, Diarrhö, Anstieg von SGOT und SGPT;
Blut: Anämie, Leuko-, Granulo-, Thrombozytopenie;

Immunsystem : allergische Reaktionen

- **Wechselwirkungen:**

  Amphotericin B: gegenseitige Wirkungsverstärkung, bei Langzeitanwendung auch erhöhtes Toxizitätsrisiko,
  Arzneimittel, nephrotoxische →315**:** verzögerte renale Elimination von Flucytosin,
  Cytarabin: antimykotische Wirkung von Flucytosin aufgehoben,
  Ganciclovir: additive Toxizität,
  Natriumhydrogenkarbonat: Eliminationshalbwertszeit von Flucytosin verkürzt,
  Zytostatika: gegenseitige Verstärkung der hämatotoxischen Effekte

9.2.4 Antimykotika - Griseofulvin

- **Vertreter:**

  Griseofulvin *(Fulcin, Griseo, Likuden, Gricin)*

- **Wirkung:**

  fungistatische Wirkung durch Schädigung der Mitosespindel und Stillstand des Zellwachstums in der Metaphase, Beeinflussung der DNA-Replikation, sowie Störung des Chitinaufbaus in der Zellwand

- **Kontraindikationen und Anwendungsbeschränkungen:**

  akute hepatische Porphyrien, schwere Leberfunktionsstörungen, Kollagenosen (z.B. systemischer Lupus erythematodes), Vorsicht bei Penicillinallergie (Kreuzallergie möglich), Neugeborene, **Schwangerschaft** - Kontraindikation (bei Kinderwunsch[487] und im 1. Trimenon, im Tierversuch teratogen), **Stillzeit** - Kontraindikation (Abstillen geboten)

- **Unerwünschte Wirkungen:**

  Haut: Photosensibilisierung, Stevens-Johnson-Syndrom, Lyell-Syndrom und verwandte Krankheitsbilder;
  Muskel- und Skelettsystem, Kollagenosen: Lupus-erythematodes-Syndrom;

487 Bis 4 Wochen nach Therapieende sollte auf eine sichere Kontrazeption geachtet werden

Nervensystem, Psyche, Sinnesorgane: Kopfschmerzen, Müdigkeit, Schwindel, verminderte Konzentrationsfähigkeit, eingeschränktes Reaktionsvermögen, Schlaflosigkeit, Parästhesien;
Gastrointestinaltrakt, Leber, Galle, Pankreas: Übelkeit, Erbrechen, Diarrhö;
Blut: Leukozytopenie;
Urogenitaltrakt: Albuminurie;
Immunsystem: Hautreaktionen, sehr selten angioneurotisches Ödem;
Sonstiges: falsch-positive Bestimmung von Vanillinmandelsäure im Urin

Wechselwirkungen:

Alkohol: Alkoholwirkung verstärkt, Antabus-Reaktion,
Antikoagulanzien, orale →76: Antikoagulanzienwirkung vermindert,
Barbiturate →253: Griseofulvinwirkung herabgesetzt,
Bromocriptin →269: Antagonisierung der Wirkung von Bromocriptin,
Chlorprothixen →297: verminderte neuroleptische Wirkung,
Kontrazeptiva, orale →159: verminderte kontrazeptive Sicherheit,
Sexualhormone, weibliche →154: beschleunigter Abbau bei gleichzeitiger Gabe von Griseofulvin

9.3 Virustatika

9.3.1 Guanosinantimetabolite

Vertreter:

Aciclovir *(Acic, Aciclostad, Herpofug, Supraviran, Virupos, Zoliparin, Zovirax,),*
Ganciclovir *(Cymeven)*

Wirkung:

virustatische Wirkung (als Substrat der virusinduzierten Thymidinkinase) nach Umsetzung zum Triphosphat, welches als Analogsubstrat und Inhibitor der viralen DNA-Polymerase wirkt (Abbruch der Virusbiosynthese)

- **Kontraindikationen und Anwendungsbeschränkungen:**
Überempfindlichkeit gegen Guanosinantimetabolite, eingeschränkte Nierenfunktion bzw. Anurie, Kinder und Jugendliche < 18 Jahre (mangelnde Erfahrung), vorbestehende Neutro- oder Thrombozytopenie, **Schwangerschaft** – Kontraindikation[488] (teratogene/karzinogene Effekte nicht auszuschließen)[489], **Stillzeit** – strenge Indikationsstellung (Aciclovir) oder Kontraindikation (Ganciclovir) (Übertritt der Substanzen in die Milch, Schädigungen des Säuglings bislang nicht beschrieben)

- **Unerwünschte Wirkungen[490]:**
Haut: Hautausschläge, Pruritus[491], Urtikaria[491], diffuser Haarausfall, Photosensibilisierung[491];
Muskel- und Skelettsystem, Kollagenosen: Myalgie, Arthralgie, Myasthenie, Muskelzucken[491];
Nervensystem, Psyche, Sinnesorgane: Schwindel, Verwirrtheitszustände, Halluzinationen, Schläfrigkeit, Entfremdungserlebnisse, Krampfanfälle, (reversible) Psychosen[492], Kopfschmerzen und Migräneanfälle, Abgeschlagenheit, Schlaflosigkeit, Müdigkeit, Benommenheit, Stupor und Parästhesien, sowie vermindertes Reaktionsvermögen[491], Veränderungen der Stimmungslage[491], Seh-[491] und Hörstörungen[491], Glaskörpertrübungen[491], Netzhautablösungen[491], Konjunktivitis[491], Retinitis[491], Glaukomanfälle[491], Amblyopie[491], Geschmacksstörungen[491];
Gastrointestinaltrakt, Leber, Galle, Pankreas: Glossitis[491], Übelkeit, Erbrechen, Durchfall, Abdominalschmerz, Anstieg von SGOT, SGPT, Bilirubin, AP, LDH, α-Amylase und der Lipase[493]; Anorexie, gastrointestinale Blutungen, Pankreatitis[491];
Wasser- und Elektrolythaushalt: Hyponatriämie, Hyper- oder Hypokaliämie, Azidose und Ödeme[491],
Stoffwechsel und Endokrinium: Spannungsgefühl in der Brust[491], Fertilitätsstörungen[491], Hypo- oder Hyperglykämie[491], Hyperurikämie[491],

488 Anwendung von Aciclovir bei vitaler Indikation möglich
489 Wegen möglicher erbgutschädigender Effekte von Ganciclovir ist während der Therapie auf eine sichere Kontrazeption zu achten, Männer sollten bis 6 Monate nach einer Therapie kein Kind zeugen.
490 Aciclovir ist im allgemeinen besser verträglich als Ganciclovir, die meisten unerwünschten Wirkungen treten entweder bei hochdosierter intravenöser Anwendung von Aciclovir oder bei Patienten mit schweren Vor- oder Begleiterkrankungen auf
491 Ganciclovir
492 nach intravenöser Gabe
493 Aciclovir < Ganciclovir

Herz, Kreislauf, Gefäße: Hypertonie, Hypotonie, Tachykardie, Phlebitis, Arrhythmien, akuter Myokardinfarkt[491];
Atemwege: Atembeschwerden;
Blut: Anämie, Eosinophilie, Neutro-, Thrombozytopenie[493], Störungen der Blutgerinnung[491];
Urogenitaltrakt: Anstieg der Serumkonzentrationen von Kreatinin und Harnstoff, Verschlechterung der Nierenfunktion bis zum akuten Nierenversagen;
Immunsystem: Hautreaktionen;
Sonstiges: Schmerzen an der Injektionsstelle, Fieber, Begünstigung von bakteriellen und Pilzinfektionen, Anstieg der CPK[491]

Wechselwirkungen:

Adriamycin: additive Toxizität bei gleichzeitiger Gabe von Ganciclovir,
Amphotericin B →230: additive Toxizität bei gleichzeitiger Gabe von Ganciclovir,
Arzneimittel, nephrotoxische →315: gegenseitige Verstärkung nephrotoxischer Effekte,
Azidothymidin: additiver Effekt hinsichtlich der Anti-HIV-Wirkung, gegenseitige Verstärkung der ZNS-UAW und der Neutropenie,
β-Lactam-Antibiotika →204: Auftreten von Krampfanfällen bei hochdosierter Gabe der β-Lactame und gleichzeitiger Anwendung von Ganciclovir,
Cotrimoxazol →222 : additive Toxizität bei gleichzeitiger Gabe von Ganciclovir,
Dapson: additive Toxizität bei gleichzeitiger Gabe von Ganciclovir,
Didanosin: AUC von Didanosin bei gleichzeitiger Gabe von Ganciclovir vergrößert, evt. vermehrt toxische Didanosineffekte,
Flucytosin →235 : additive Toxizität bei gleichzeitiger Gabe von Ganciclovir,
Imipenem →206: Auftreten von Krampfanfällen bei gleichzeitiger Anwendung mit Ganciclovir,
Pentamidin: additive Toxizität bei gleichzeitiger Gabe von Ganciclovir,
Probenecid →148: Verringerung der renalen Elimination der Guanosinantimetabolite,
Vincaalkaloide: additive Toxizität bei gleichzeitiger Gabe von Ganciclovir,
Zidovudin: =Azidothymidin, s. oben
Zytostatika: additive Toxizität bei gleichzeitiger Gabe von Ganciclovir

9.4 Antimalariamittel

9.4.1 4-Aminochinoline

- **Vertreter:**

Chloroquin[494] *(Resochin, Weimerquin)*,
Hydroxychloroquin,
Mefloquin *(Lariam)*

- **Wirkung:**

Abtötung der im Blut vorkommenden Vermehrungsformen (Blutschizonten) der Malariaplasmodien, Hemmung der Gametogonie

- **Kontraindikationen und Anwendungsbeschränkungen:**

Überempfindlichkeit gegenüber 4-Aminochinolinen, vorbestehende Retinopathie oder Gesichtsfeldeinschränkungen, Erkrankungen des blutbildenden Systems, Glukose-6-Phosphat-Dehydrogenase-Mangel (hämolytische Anämie, Favismus), Myasthenia gravis, vorbestehende Psoriasis, Porphyrie, Epilepsie, ausgeprägte Nieren- und Lebererkrankungen, **Schwangerschaft** – Kontraindikation[495] (fetotoxische Wirkungen), **Stillzeit** – Kontraindikation (Substanz geht in die Milch über. Eine Schädigung des Säuglings ist bisher nicht bekanntgeworden)

- **Unerwünschte Wirkungen:**

Haut: Hautausschläge, Juckreiz, Photosensibilisierung, Pigmentstörungen an Haut und Haaren, Haarausfall, Exazerbation einer Porphyria cutanea tarda mit Porphyrinurie, Exazerbation einer Psoriasis;
Muskel- und Skelettsystem, Kollagenosen: Myopathien, Neuromyopathien, Verstärkung oder Auslösung eines myasthenischen Syndroms;
Nervensystem, Psyche, Sinnesorgane: Schlafstörungen, Unruhe, Benommenheit, Verwirrtheitszustände, Schläfrigkeit, Schwindel, Kopfschmerzen und Parästhesien, Ausbruch von Psychosen, Auslösung von epileptischen Anfällen, passagere Akkommodationsstörungen, reversible Hornhauttrübungen, irreversible

494 Chloroquin wird am häufigsten in der Malariaprophylaxe verwendet, als Mittel der 1. Wahl bei Chloroquin-resistenten Plasmodium-falciparum-Stämmen kommt Mefloquin in Frage. Weitere Schemata hängen von der konkreten Resistenzsituation im Reisegebiet ab
495 außer Malariaprophylaxe und -therapie

Retinopathien mit Symptomen wie Beeinträchtigung des Farbensehens, Flimmerskotom, Gesichtsfeldausfällen, Sehkraftverlust[496], Tinnitus oder Hörschäden;
Gastrointestinaltrakt, Leber, Galle, Pankreas: Inappetenz, Magenschmerzen, Übelkeit, Erbrechen, Diarrhö mit Gewichtsverlust, Leberschäden bzw. Verstärkung eines vorbestehenden Leberschadens;
Herz, Kreislauf, Gefäße: Depression der T-Welle im EKG, Blutdruckabfall;
Blut: Thrombozytopenie, Agranulozytose, Panzytopenie;
Urogenitaltrakt: Verfärbung des Urins Chloroquin;
Immunsystem: s. Haut

Wechselwirkungen:

Alkohol : additiver Effekt hinsichtlich des eingeschränkten Reaktionsvermögens,
Ampicillin →200: Absorption von Ampicillin vermindert,
Antidiabetika, orale →138: Interaktionen mit Mefloquin nicht ausgeschlossen, therapeutische Einstellung vor Abreise unbedingt überprüfen,
Antikoagulanzien, orale →76: Interaktionen mit Mefloquin nicht ausgeschlossen, therapeutische Einstellung vor Abreise unbedingt überprüfen,
Antikonvulsiva[497] →253: verminderter antikonvulsiver Effekt bei Kombination mit Mefloquin, beschleunigte Elimination der Antikonvulsiva; TDM, Dosisanpassung,
Arzneimittel, die die QT-Zeit verlängern →315: Verlängerung der Überleitungszeit bei Kombination mit Mefloquin, EKG-Überwachung bei gefährdeten Patienten sinnvoll,
Basistherapeutika (Rheuma) →124: UAW-Rate erhöht bei Kombination mit Chloroquin, Hydroxychloroquin,
Chinin und -derivate: erhöhtes Risiko von Krampfanfällen bei gleichzeitiger Gabe von Mefloquin, additiver Effekt,
Cimetidin →178: Ausscheidung der Chloroquine vermindert,
Digoxin →59: Anstieg der Konzentration von Digoxin; TDM, Dosisanpassung,
Folsäureantagonisten: Wirkung der Folsäureantagonisten erhöht,
Glukokortikoide →129 : erhöhtes Risiko des Auftretens von Blutbildveränderungen, Myo- und Kardiomyopathien,
Gyrasehemmstoffe (Chinolone) →217: erhöhtes Risiko von Krampfanfällen bei gleichzeitiger Gabe von Mefloquin,

496 abhängig von Dosis und Anwendungsdauer
497 Carbamazepin, Phenobarbital, Phenytoin, Valproinsäure

Lebendvakzine, orale: Abtötung der Impfkeime,
MAO-Hemmstoffe →287, →276: verstärkt UAW,
Metronidazol →226: akute dystonische Reaktion,
Phenylbutazon →111: erhöhtes Risiko einer exfoliativen Dermatitis,
Probenecid →148: erhöhtes Risiko einer Sensibilisierung,
Pyrimethamin/Sulfadoxin: erhöhtes Risiko von schweren Hautreaktionen,
Sparfloxacin →217: Risiko von Torsades des pointes erhöht, additiver elektrophysiologischer Effekt, Chloroquin,
Substanzen, hepatotoxische: erhöhtes Risiko von Leberschäden

9.4.2 Biguanide

- **Vertreter:**
  Proguanil *(Paludrine)*
- **Wirkung[498]:**
  wirksam gegen die intrahepatischen, präerythrozytären Formen von Plasmodium falciparum (für andere Plasmodien weniger gut dokumentiert), gegen die latenten intrahepatischen Formen von Plasmodium vivax und ovale nicht wirksam
- **Kontraindikationen und Anwendungsbeschränkungen:**
  schwere Nierenfunktionsstörungen, **Schwangerschaft** – strenge Indikationsstellung (mangelnde Datenlage), **Stillzeit** – strenge Indikationsstellung (Übergang von Proguanil in die Milch, Beeinträchtigungen des Säuglings bislang nicht bekannt geworden[499])
- **Unerwünschte Wirkungen:**
  Haut: Hautreaktionen, Haarausfall;
  Gastrointestinaltrakt, Leber, Galle, Pankreas : Mundulzera, Stomatitis, leichte gastrointestinale Störungen, epigastrische Beschwerden[500], Erbrechen[500];

498 Zur Prophylaxe bei mittlerem und hohem Infektionsrisiko (Zonen B, C der WHO-Klassifikation) die Kombination mit Chloroquin empfohlen. Einnahme von Proguanil mindestens 24 Stunden vor Ankunft beginnen und 4 Wochen nach Verlassen beenden

499 Die erreichten Konzentrationen reichen nicht, um den Säugling vor einer Malaria zu schützen

Blut: leichte Abnahme der Zahl der neutrophilen Granulozyten und Thrombozyten;
Urogenitaltrakt: Hämaturie[500], Nierenreizung[500]

- **Wechselwirkungen:**

Lebendvakzine, orale: Verminderung des Impferfolgs bei gleichzeitiger Anwendung von Proguanil möglich

9.5 Anthelminthika

- **Vertreter:**

Niclosamid *(Yomesan)*,
Mebendazol *(Surfont, Vermox)*

- **Wirkung:**

vermizide Wirkung (wahrscheinlich durch Eingriff in die Glukoseaufnahme der Würmer, Tod durch Glycogenverarmung[501] oder auch durch Angriff der Darmproteasen[502] (Niclosamid)

- **Kontraindikationen und Anwendungsbeschränkungen:**

Überempfindlichkeit gegen die genannten Wirkstoffe, Kinder < 2 Jahre[501], Diabetiker[501], **Schwangerschaft** – Kontraindikation (im Tierversuch Hinweise auf embryotoxische Effekte[501]), strenge Indikationsstellung (Niclosamid unsichere Datenlage), **Stillzeit** – Kontraindikation (Verhalten in der Milch unbekannt[501]; keine Angabe)

- **Unerwünschte Wirkungen:**

Haut: Haarausfall[501], Erythem, Pruritus, Exantheme[502];
Nervensystem, Psyche, Sinnesorgane: Krampfanfälle bei Kleinkindern[501], eingeschränktes Reaktionsvermögen[502];
Gastrointestinaltrakt, Leber, Galle, Pankreas: Brechreiz, Übelkeit, Erbrechen, Anstieg von SGOT und SGPT[501], Hepatitis[501];
Blut: Anämie, Granulozytopenie[501];

500 bei Überdosierung
501 Mebendazol
502 Niclosamid

Immunsystem: Hauterscheinungen[502]

Wechselwirkungen:

Alkohol: additiver Effekt hinsichtlich des eingeschränkten Reaktionsvermögens bei gleichzeitiger Anwendung von Niclosamid,
Cimetidin →178: verzögerte hepatische Elimination von Mebendazol,
Insulin →146 : verminderter Insulinbedarf bei gleichzeitiger Gabe von Mebendazol möglich

10. ZNS

10.1 Sedativa/Hypnotika

10.1.1 Benzodiazepine

- **Vertreter**[503]**:**

  Alprazolam[504] *(Cassadan, Esparon, Tafil, Xanax)*,
  Clonazepam[504],
  Diazepam[504] *(Faustan, Stesolid, Tranquase, Valiquid, Valocordin-diazepam, Valium)*,
  Flunitrazepam[504] *(Fluninoc, Flunimerck, Rohypnol)*,
  Lorazepam[505] *(Somagerol, Tavor)*,
  Lormetazepam[505] *(Ergocalm, Loretam, Noctamid)*,
  Medazepam[504] *(Rudotel)*,
  Nitrazepam[504] *(Dormo-Puren, Imeson, Mogadan, Radedorm, Novanox)*,
  Oxazepam[505] *(Adumbran, Sigacalm, Noctazepam, Praxiten)*,
  Prazepam[504] *(Demetrin)*,
  Temazepam[505] *(Neodorm, Planum, Remestan)*,
  Tetrazepam[504],
  Triazolam[504] *(Halcion)* **(Auswahl)**

- **Wirkung:**

  Aktivierung prä- und postsynaptischer GABA-Rezeptoren im limbischen System, Verlängerung des Non-REM-Schlafes bei Verkürzung der REM-Phasen; außer hypnotisch-sedativen Wirkungen antikonvulsiv, anxiolytisch und zentral muskelrelaxierend

503 v.a. langwirkende Verbindungen als Tranquillantien, Anxiolytika oder Antiepileptika, nicht als Schlafmittel
504 Ausscheidung vorwiegend über Phase-I-Reaktionen (oxidativer Metabolismus)
505 Ausscheidung vorwiegend über Phase-II-Reaktionen (konjugativer Metabolismus)

- **Kontraindikationen und Anwendungsbeschränkungen:**
Überempfindlichkeit gegen die eingesetzten Wirk- und Hilfsstoffe, bekannte Medikamenten-, Drogen-, Alkoholabhängigkeit, Kinder und Jugendliche (Ausnahme: Prämedikation vor chirurgischen Eingriffen, Krampfanfälle, Status epilepticus), akutes Engwinkelglaukom, Myasthenia gravis, spinale und zerebrale Ataxie, akute Vergiftung mit Alkohol, Schlaf- oder Schmerzmitteln, Neuroleptika, Antidepressiva, Lithium, schwere Leberschäden, Nierenfunktionseinschränkungen[506], schwere chronische respiratorische Insuffizienz (Hyperkapnie), insbesondere im Stadium akuter Verschlechterung, Schlafapnoesyndrom, Psychosen[506,507],
Schwangerschaft[508] – strenge Indikationsstellung (keine Hinweise auf teratogene Wirkungen, bei Anwendung im letzten Trimenon oder hochdosierter Behandlung peripartal Entzugssymptome beim Neugeborenen („Floppy-infant"-Syndrom),
Stillzeit – Kontraindikation (Übertritt der Substanzen in die Milch, Sedierung, leichte Atemdepression und Trinkschwäche des Säuglings möglich)

- **Unerwünschte Wirkungen:**
Haut: allergische Hautreaktionen, Stevens-Johnson-Syndrom[509], Lyell-Syndrom[509];
Muskel- und Skelettsystem, Kollagenosen: herabgesetzter Muskeltonus[510], Bewegungs- und Gangunsicherheit;
Nervensystem, Psyche, Sinnesorgane: Müdigkeit, Schläfrigkeit, Mattigkeit, Benommenheit, eingeschränktes Reaktionsvermögen, Kopfschmerzen, Verwirrtheitszustände, Schwindel, Artikulationsstörungen, paradoxe Reaktionen (Erregungszustände, Wutanfälle), anterograde Amnesie, depressive Verstimmungen, Somnambulismus[511], Euphorie[511], Abhängigkeit, Entzugssyndrom[512], Sehstörungen (Doppelbilder, Nystagmus[513], Schleiersehen);

506 Lormetazepam
507 Flunitrazepam
508 v.a. gleichzeitige Gabe von Benzodiazepinen und Antihistaminika meiden
509 Tetrazepam
510 bei älteren Menschen Sturzgefahr
511 Triazolam
512 nach längerer Einnahme und plötzlichem Absetzen Schlafstörungen und vermehrtes Träumen, Angst, Spannungszustände, Erregung, innere Unruhe, Zittern, Schwitzen, Erhöhung der Krampfbereitschaft mit Auslösen von Krampfanfällen bzw. symptomatischen Psychosen (Entzugsdelir)
513 hohe Dosen über längere Zeiträume

Gastrointestinaltrakt, Leber, Galle, Pankreas: Mundtrockenheit, Hypersalivation[509], Magen-Darm-Beschwerden, passagerer Anstieg von SGOT und SGPT, Ikterus;
Wasser- und Elektrolythaushalt: Polydipsie[509]
Stoffwechsel, Endokrinium: verminderte Libido, Menstruationsstörungen;
Herz, Kreislauf, Gefäße: Blutdruckabfall, Tachykardie[511], Thrombophlebitis;
Atemwege: Glottisspasmus, Atemdepression[514];
Blut: Thrombozytopenie[515];
Urogenitaltrakt: Harnverhaltung[509,516];
Immunsystem: s. Haut;
Sonstiges: Appetitsteigerung[517]

Wechselwirkungen:

Ajmalin →48: Risiko langanhaltender Cholestasen bei gleichzeitiger Gabe von Ajmalin und Diazepam,
Alkohol: gegenseitige Wirkungsverstärkung,
α_2-Agonisten, zentrale →24: verstärkte zentrale Dämpfung,
α_1-Blocker: verstärkte zentrale Dämpfung,
Antidiabetika →138: unter Dauerbehandlung in Art und Umfang nicht vorhersehbare Interaktionen zwischen Antidiabetika und Oxazepam möglich,
Antihypertensiva, zentral wirkende →18: unter Dauerbehandlung in Art und Umfang nicht vorhersehbare Interaktionen möglich,
Antikoagulanzien →76: unter Dauerbehandlung in Art und Umfang nicht vorhersehbare Interaktionen möglich,
Antikonvulsiva →253: verstärkte antiepileptische Wirkung bei gleichzeitiger Gabe von Benzodiazepinen, auch bei Verwendung als Schlafmittel!,
Arzneimittel, zentral dämpfende →315: gegenseitige Wirkungsverstärkung,
Azolantimykotika →232: verzögerter Abbau von Benzodiazepinen[504],
β-Rezeptorenblocker →27: unter Dauerbehandlung in Art und Umfang nicht vorhersehbare Interaktionen möglich, meist verstärkte Blutdrucksenkung,
Carbamazepin →257: Absinken der Clonazepamkonzentrationen, Dosisanpassung,
Cimetidin →178: verzögerter Abbau von Benzodiazepinen[504],

514 v.a. bei vorbestehenden obstruktiven Atemwegserkrankungen oder sonstigen Lungenerkrankungen, Hirnschäden (Benzodiazepine, Barbiturate) und Benzodiazepinintoxikationen
515 Clonazepam
516 Medazepam
517 Nitrazepam

Ciprofloxacin →217: verzögerter Abbau der Benzodiazepine[504],
Cisaprid →191: passager verstärkt sedierende Wirkung bei gleichzeitiger Gabe von Cisaprid und Tetrazepam,
Clozapin →305: erhöhte Gefahr eines Atem- und/oder Kreislaufversagens bei gleichzeitiger Gabe von Clozapin und Tetrazepam,
Desipramin →277: Erhöhung der Serumkonzentration von Alprazolam,
Dihydralazin →43: Verstärkung sowohl der Blutdrucksenkung als auch der zentralen Dämpfung,
Diltiazem →31: verzögerter Abbau von Benzodiazepinen[504],
Disopyramid →48: Verstärkung der zentralen Dämpfung möglich,
Disulfiram: abgeschwächte Wirkung von Disulfiram, verstärkte Wirkung der Benzodiazepine[518],
Estrogene →154: Hemmung der Elimination von Benzodiazepinen[504], Beschleunigung der Elimination von Benzodiazepinen[505],
Fluoxetin →283: verzögerter Abbau von Benzodiazepinen[504],
Fluvoxamin →283: verzögerter Abbau von Benzodiazepinen[504],
Heparin →80: Verdrängung der Benzodiazepine aus der PPB,
Herzglykoside →59: unter Dauerbehandlung in Art und Umfang nicht vorhersehbare Interaktionen möglich,
Imipramin →277: Erhöhung der Serumkonzentration von Alprazolam,
Isoniazid: verzögerter Abbau von Benzodiazepinen[504],
Kontrazeptiva, orale →159: Hemmung der Elimination von Benzodiazepinen[504], Beschleunigung der Elimination von Benzodiazepinen[505],
Lachgas: Wirkungsverstärkung von Lachgas,
Levodopa →269: Hemmung der Wirkung von Levodopa durch Diazepam,
Makrolide →210: verzögerter Abbau von Benzodiazepinen[504],
Maprotilin →277: erhöhte Krampfneigung bei gleichzeitiger Gabe von Maprotilin und abrupter Dosisreduktion der Benzodiazepine,
Muskelrelaxanzien: Wirkungsverstärkung der Muskelrelaxation,
Narkosemittel: Wirkungsverstärkung der Narkosemittel,
Nefazodon: verzögerter Abbau von Benzodiazepinen[504],
Omeprazol →182: verzögerter Abbau von Benzodiazepinen[504],
Opiate/Opioide →121: Wirkungsverstärkung der Analgetika,
Phenobarbital →253: Beschleunigung der Elimination von Benzodiazepinen[504],

518 wegen der großen therapeutischen Breite der Benzodiazepine wahrscheinlich wenig relevant

Phenytoin →52, →262: Anstieg der Konzentration von DPH bei Kombination mit Clonazepam oder Diazepam; TDM, Dosisanpassung; Beschleunigung des Abbaus von Diazepam,
Primidon →253: verstärkte Primidonwirkung bei Kombination mit Clonazepam,
Prokinetika →191: verstärkte Absorption von Diazepam,
Theophyllin →96: Verminderung der sedierenden Wirkung von Diazepam durch niedrige Dosen Theophyllin,
Valproinsäure →267: Anfallsprovokation bei Kombination von Clonazepam und Valproinsäure,
Verapamil →31: verzögerter Abbau von Benzodiazepinen[504]

10.1.2 Barbiturate

s. Antikonvulsiva →253

10.1.3 Antihistaminika

s. Atmung und Allergie →107

10.1.4 Clomethiazol

Vertreter

Clomethiazol *(Distraneurin)*

Wirkung:

sedative, hypnotische und antikonvulsive Wirkungen durch Verstärkung der inhibitorischen GABAergen Übertragungen im ZNS, Verstärkung der inhibitorischen Effekte von Glyzin

Kontraindikationen und Anwendungsbeschränkungen:

Überempfindlichkeit gegenüber dem eingesetzten Wirkstoff oder den Hilfsstoffen, Verdacht auf Schlafapnoesyndrom, zentral verursachte Atemstörungen, akute Intoxikation und/oder vorbestehende Abhängigkeit von Alkohol, Hypnotika, Neuroleptika, Schmerzmitteln, eingeschränkte Leber- und Nierenfunktion, portokavaler Shunt, gleichzeitige Gabe von Diazoxid (während Schwangerschaft), restriktive und/oder obstruktive Ventilationsstörungen, akute Bronchial- oder Lungenerkrankungen, ältere Patienten (Überwachung des klinischen Zustandes), **Schwangerschaft** – strenge Indikationsstellung (diaplazentare Passage, fruchtschädigende Wirkungen bislang nicht bekannt), **Stillzeit** – strenge Indikationsstellung (Übergang der Substanz in die Milch, in Abhängigkeit von Behandlungsdauer und Dosis zumindest vorübergehende Beeinträchtigung des Säuglings möglich)

Unerwünschte Wirkungen:

Haut: Zyanose, Erythem, Pruritus, Exantheme, Urtikaria, bullöse Exantheme, Gesichtsödem, Hitzegefühl im Gesicht[519];
Nervensystem, Psyche, Sinnesorgane: Müdigkeit, Benommenheit, eingeschränktes Reaktionsvermögen, Kopfschmerzen, Taubheit, Kribbelgefühl, Tränen der Augen, Bindehautentzündung;
Gastrointestinaltrakt, Leber, Galle, Pankreas: pharyngeale Reizung, Hypersalivation, Magenschmerzen, Sodbrennen, Übelkeit, Erbrechen, Anstieg von SGOT und SGPT, Ikterus, cholestatische Hepatitis;
Herz, Kreislauf, Gefäße: passagere Blutdrucksenkung[520], Tachykardie, Kreislaufdepression[520], lokalisierte Thrombophlebitis an der Injektionsstelle;
Atemwege: Niesreiz, Beeinträchtigung[521,522] der Atmung, veränderte Atmungsfrequenz, Atemdepression[520], verstärkte Bronchialsekretion, Schnupfengefühl, Hustenreiz;
Immunsystem: anaphylaktische Reaktionen, allergische Reaktionen; s. auch Haut;
Sonstiges: Sinken der Körpertemperatur[519]

519 Schwangere
520 zu schnelle intravenöse Gabe
521 v.a. bei vorbestehenden obstruktiven Atemwegserkrankungen oder sonstigen Lungenerkrankungen, Hirnschäden (Benzodiazepine, Barbiturate) und Benzodiazepinintoxikationen
522 bei höheren Dosen parenteral

- **Wechselwirkungen:**

α_2-Agonisten, zentrale →24: verstärkte zentrale Dämpfung,
α_1-Antagonisten →22: verstärkte zentrale Dämpfung,
Alkohol: lebensbedrohliche zentralnervöse Wirkungen,
Analgetika, zentrale →312: Verstärkung der zentraldämpfenden Wirkung von Clomethiazol, Ausmaß nicht abschätzbar,
Arzneimittel, zentral dämpfende →315: gegenseitige Verstärkung der zentralen Dämpfung und/oder Atemdepression,
Azolantimykotika →232: gegenseitige Verstärkung zentralnervöser UAW,
Cimetidin →178: Hemmung des Metabolismus von Clomethiazol,
Diazoxid: Beeinträchtigung der Atem-, Herz- und Kreislauffunktion des Neugeborenen bei gleichzeitiger Gabe von Clomethiazol und Diazoxid an Schwangere,
Dihydralazin →43: Verstärkung sowohl der Blutdrucksenkung als auch der zentralen Dämpfung,
Disopyramid →48: Verstärkung der zentralen Dämpfung möglich,
Enzyminduktoren →315: verminderte Wirkung von Clomethiazol nicht auszuschließen,
Nitroimidazole →226: gegenseitige Verstärkung zentralnervöser UAW,
Phenazon →116: verminderte Elimination von Phenazon,
Warfarin →76: verstärkte Gerinnungshemmung

10.1.5 Sonstige Hypnotika/Sedativa

- **Vertreter:**

Zolpidem *(Bikalm, Stilnox)*,
Zopiclon *(Ximovan)*

- **Wirkung:**

hypnotische Wirkung durch GABAerge Effekte an dem Teil des makromolekularen Benzodiazepinrezeptors, der Modulation von Chloridkanälen steuert; in der üblichen therapeutischen Dosierung ohne Beeinflussung der natürlichen Schlafarchitektur

Kontraindikationen und Anwendungsbeschränkungen:

Überempfindlichkeit gegen die eingesetzten Wirk- und Hilfsstoffe, gegen strukturverwandte Wirkstoffe[523], Myasthenia gravis, respiratorische Insuffizienz, schwere Leberinsuffizienz[524], Nierenfunktionseinschränkungen, schweres Schlafapnoesyndrom[524], Vergiftungen mit Neuroleptika und Antidepressiva[523], Kinder, **Schwangerschaft** – Kontraindikation (mangelnde Datenlage), **Stillzeit** – Kontraindikation (Substanz geht in die Milch über, Beeinträchtigungen des Säuglings bislang nicht bekannt[523], in Abhängigkeit von der Behandlungsdauer und Dosis passagere Beeinträchtigung des Säuglings möglich[524])

Unerwünschte Wirkungen:

Haut: Erytheme[524], Urtikaria[524], angioneurotisches Ödem[524];

Muskel- und Skelettsystem, Kollagenosen: Muskelschwäche, Bewegungs- und Gangunsicherheit[525];

Nervensystem, Psyche, Sinnesorgane: Schläfrigkeit während des Tages, Benommenheit, verminderte Aufmerksamkeit, Verwirrung, Mattigkeit, Kopfschmerzen, Schwindel, anterograde Gedächtnisstörungen, psychiatrische und paradoxe Reaktionen (Verwirrtheit, Erregung, nächtliche Unruhe, Alpträume, Halluzinationen), physische oder psychische Abhängigkeit, Toleranzentwicklung[524], Entzugs- oder Reboundeffekte, Überhangsymptome, Mißbrauch, Manifestation maskierter Depressionen, verwaschene Sprache[523], Diplopie[523];

Gastrointestinaltrakt, Leber, Galle, Pankreas: bitterer bis metallischer Geschmack[524], Mundtrockenheit, gastrointestinale Störungen, Durchfall[523];

Herz, Kreislauf, Gefäße: Hypotonie[523];

Atemwege: Atemdepression[526,524];

Urogenitaltrakt: Harninkontinenz[523];

Immunsystem: s. Haut

Wechselwirkungen:

α_2-Agonisten, zentrale →24: verstärkte zentrale Dämpfung,

α_1-Blocker →22: verstärkte zentrale Dämpfung,

Alkohol: Verstärkung der sedierenden Wirkung,

523 Zolpidem
524 Zopiclon
525 bei älteren Menschen Sturzgefahr
526 v.a. bei vorbestehenden obstruktiven Atemwegserkrankungen oder sonstigen Lungenerkrankungen, Hirnschäden (Benzodiazepine, Barbiturate) und Benzodiazepinintoxikationen

Arzneimittel, zentral dämpfende →315: gegenseitige Verstärkung der zentralen Dämpfung und/oder Atemdepression,
Dihydralazin →43: Verstärkung sowohl der Blutdrucksenkung als auch der zentralen Dämpfung,
Disopyramid →48: Verstärkung der zentralen Dämpfung möglich,
Enzymhemmer →315: Hemmung des Metabolismus von Zopiclon,
Opioidanalgetika →121: Verstärkung der euphorisierenden Wirkung möglich

10.2 Antikonvulsiva (Antiepileptika)

10.2.1 Barbiturate und Verwandte

- **Vertreter:**

Phenobarbital *(Lepinal(-etten), Phenaemal(-etten), Luminal(-etten))*,
Primidon[527] *(Liskantin, Mylepsinum, Resimatil)*

- **Wirkung:**

Verminderung der Freisetzung von Transmittern aus den Neuronen (subhypnotische Dosierungen) und dadurch Verringerung der erregenden Impulsübertragung mit nachfolgender Verminderung der räumlichen und zeitlichen Bahnung, Herabsetzung der Erregbarkeit von Membranen (höhere Dosierungen), Bindung an den GABA-A-Rezeptor und Verstärkung der GABAergen Hemmung

- **Kontraindikationen und Anwendungsbeschränkungen:**

Überempfindlichkeit gegenüber den eingesetzten Wirk- und Hilfsstoffen, akute Intoxikationen mit zentraldämpfenden Pharmaka und Alkohol, anamnestisch bekannte oder latente sowie akute Porphyrie, schwere Leberfunktionsstörungen, schwere Myokardschädigungen, schwere Nierenschädigungen (Verschlechterung der Nierenfunktion durch Barbitursäuren), Schockzustände unterschiedlicher Genese, Status asthmaticus, ältere Patienten und hyperkinetische Kinder (paradoxe Reaktionen!), Erkrankungen des bronchopulmonalen Systems mit Dyspnoe, Asthma bronchiale, Cor pulmonale, Herzrhythmusstörungen, schwere septische Erkrankungen, schwere Stoffwechselerkrankungen, hochgradige Anämien,

527 Keine Barbitursäure, aber Umbau zu Phenobarbital und Phenylethylmalonamid

Schwangerschaft – Kontraindikation (embryotoxische Wirkungen möglich, bei peripartaler Gabe Atemdepression, Gerinnungsstörungen mit/ohne hämorrhagische Komplikationen beim Neugeborenen), **Stillzeit** – strenge Indikationsstellung bis Kontraindikation (Übergang der Substanzen in die Milch, Primidon in der Milch 75% der mütterlichen Plasmakonzentration, in Abhängigkeit von Dosis und Dauer der Einwirkung zentraldämpfende Effekte bis zur Somnolenz beim Säugling möglich, Abhängigkeit des Kindes bei chronischer Medikation der Mutter, Entzugssymptome beim Säugling beim plötzlichen Abstillen)

Unerwünschte Wirkungen:

Haut: morbilliforme und makulopapulöse Exantheme, Erythema multiforme, Photosensibilisierung, Steven-Johnson-Syndrom[528], Lyell-Syndrom[528, 528];
Muskel- und Skelettsystem, Kollagenosen: systemischer Lupus erythematodes, intermittierende Primidon-induzierte Schulterbeschwerden, Polyfibromatosen[528];
Nervensystem, Psyche, Sinnesorgane: Ataxie, Artikulationsstörungen, Müdigkeit, Mattigkeit, Benommenheit, verlängerte Reaktionszeit sowie anterograde Amnesie, Schwindel, Überhangeffekte[528] (Restmüdigkeit, Konzentrationsmängel), paradoxe Reaktionen (Unruhe, Aggressivität, Verwirrtheit), depressive Verstimmungszustände[528], Kopfschmerzen, Abhängigkeit, Entzugssyndrom, zerebrale Krampfanfälle (nach plötzlichem Absetzen), Sehstörungen (Doppelbilder, Nystagmus);
Gastrointestinaltrakt, Leber, Galle, Pankreas: Übelkeit, Erbrechen, Leberfunktionsstörungen bis hin zur Lebernekrose, Anstieg der γ-GT u.a. Leberenzyme, Porphyrie;
Wasser- und Elektrolythaushalt: Veränderungen des Kalziumstoffwechsels,
Stoffwechsel, Herz, Kreislauf, Gefäße: Herzrhythmusstörungen, Bradykardie, Hypotension, Schock;
Atemwege: atemdepressive Wirkung[529];
Blut: aplastische, megaloblastische Anämie, Panzytopenie, Leukopenie, Hämorrhagien;
Urogenitaltrakt: Nierenschäden[528];
Immunsystem: Fieber, s. Haut und Kollagenosen

---

528 Phenobarbital
529 v.a. bei vorbestehenden obstruktiven Atemwegserkrankungen oder sonstigen Lungenerkrankungen, Hirnschäden (Benzodiazepine, Barbiturate) und Benzodiazepinintoxikationen

Wechselwirkungen:

Ajmalin →48: beschleunigter Abbau von Ajmalin,
α_2-Agonisten, zentrale →24: verstärkte zentrale Dämpfung,
α_1-Blocker →22: verstärkte zentrale Dämpfung,
Alkohol: bei akutem Alkoholgenuß gegenseitige Verstärkung der zentralen Dämpfung, bei Alkoholabusus Abschwächung der Barbituratwirkung durch beschleunigten Abbau,
Antidepressiva, tri- und tetrazyklische →277: beschleunigter Abbau der Antidepressiva; Dosisanpassung,
Antikoagulanzien, orale →76: beschleunigter Abbau der Antikoagulanzien, Thrombosegefahr!,
Arzneimittel, zentral dämpfende →315: gegenseitige Wirkungsverstärkung,
Azolantimykotika →232: beschleunigter Abbau der Antimykotika, verstärkte Wirkung der Barbiturate,
Benzodiazepine →245: gegenseitige Verstärkung der antikonvulsiven Wirkung,
Benzodiazepine →245: beschleunigter Abbau der Benzodiazepine bei chronischer Kombination; Dosisanpassung,
β-Rezeptorenblocker →27: verstärkte Blutdrucksenkung, beschleunigter Abbau lipophiler β-Blocker,
Carbamazepin →257: gegenseitige Beschleunigung des Metabolismus bei chronischer Kombination; TDM, Dosisanpassung,
Cefotaxim →204: allergische Hautreaktion bei gleichzeitiger Gabe hoher Phenobarbitaldosen
Chinidin →48: verminderte Chinidinwirkung durch beschleunigten Abbau des Antiarrhythmikums; Dosisanpassung,
Chloramphenicol →228: verminderte antimikrobielle Wirkung durch beschleunigten Abbau,
ChE-Hemmer[530] →194: verstärkte Wirkung von Barbituraten,
Clonazepam →245: verstärkte Wirkung von Primidon,
Cotrimoxazol →222: verstärkte Toxizität von Cotrimoxazol bei gleichzeitiger Gabe von Barbituraten,
Cyclosporin A: verminderte immunsuppressive Wirkung durch beschleunigten Abbau; TDM, Dosisanpassung,
Digitoxin →59: Unterdigitalisierung durch beschleunigten Abbau des Digitalisglykosids; TDM, Dosisanpassung,

530 Physo-, Neostigmin

Dihydralazin →43: Verstärkung sowohl der Blutdrucksenkung als auch der zentralen Dämpfung,
Dihydropyridine →31: beschleunigter Abbau der Kalziumantagonisten,
Disopyramid →48: Verstärkung der zentralen Dämpfung möglich; beschleunigter Abbau von Disopyramid,
Doxycyclin →214: verminderte antimikrobielle Wirkung durch beschleunigten Abbau,
Flecainid →54: beschleunigter Abbau von Flecainid,
Glukokortikoide →129: Kortikoidwirkung vermindert,
Griseofulvin →236: verminderte antimykotische Wirkung durch beschleunigten Abbau und verminderte Absorption,
Hemin: verminderte Wirkung von Hemin,
5-HT_3-Antagonisten →310: beschleunigter Abbau von Grani- und Tropisetron,
Kontrazeptiva, orale →159: verminderte kontrazeptive Sicherheit,
Lidocain →52: beschleunigter Abbau von Lidocain,
MAO-Hemmer →287, →276: Wirkungsdauer der Barbiturate verlängert,
Mefloquin →240: beschleunigter Abbau von Phenobarbital; TDM, Dosisanpassung,
Methotrexat →126: MTX-Toxizität verstärkt; TDM, Dosisanpassung,
α-Methyldopa →24: verminderte Blutdrucksenkung bei gleichzeitiger Gabe von Barbituraten,
Mexiletin →52: beschleunigter Abbau von Mexiletin,
Montelukast →99: beschleunigter Metabolismus von Montelukast bei gleichzeitiger Gabe von Phenobarbital;
Nitroimidazole →226: beschleunigter Abbau der Nitroimidazole,
Paracetamol →116: verminderte analgetische Wirkung, aber verstärkte Toxizität[531],
Phenylbutazon und Analoga →111: verminderte Wirkung von Phenylbutazon,
Phenytoin →52, →262: gegenseitige Beschleunigung des Metabolismus bei chronischer Kombination; TDM, Dosisanpassung,
Procarbazin: Hemmung des Barbituratabbaus,
Propafenon →54: beschleunigter Abbau von Propafenon,
Rifampicin: gegenseitige Beschleunigung des Abbaus,
Schilddrüsenhormone →169: beschleunigter Abbau der Hormone, Hypothyreosegefahr!,
Sexualhormone →154: beschleunigter Abbau der Hormone,

---

531 bei beschleunigtem Metabolismus entsteht verstärkt der hepatotoxische Metabolit N-Acetyl-p-benzochinonimin

Sulfonylharnstoffe →138: beschleunigter Abbau der Sulfonylharnstoffe, Hyperglykämiegefahr,
Tetrazykline →214: beschleunigter Abbau der Tetrazykline, verminderte antimikrobielle Aktivität,
Theophyllin →96: beschleunigter Abbau von Theophyllin; TDM, Dosisanpassung,
Tiagabin: beschleunigte Elimination von Tiagabin,
Valproinsäure →267: Barbituratwirkung verstärkt, Valproinsäurewirkung abgeschwächt; TDM, Dosisanpassung,
Verapamil →31: beschleunigter Abbau von Verapamil,
Zytostatika: verminderte zytotoxische Wirkung durch beschleunigten Abbau

10.2.2 Benzodiazepine

s. Hypnotika/Sedativa →245

10.2.3 Dibenzazepine

Vertreter:

Carbamazepin *(Finlepsin, Sirtal, Tegretal, Timonil)*

Wirkung:

Unterdrückung der posttetanischen Potenzierung, Aktivierung neuronaler Hemmungen (wahrscheinlich wichtigster Mechanismus für die Wirkung von CBZ bei neuropathischen Schmerzen)

Kontraindikationen und Anwendungsbeschränkungen:

Überempfindlichkeit gegen CBZ, TCA bzw. die verwendeten Hilfsstoffe, Vorliegen einer Knochenmarkschädigung, atrioventrikulärer Block, akute intermittierende Porphyrie, Kombination mit MAO-Hemmern[532], Patienten mit Absencen, hämatologische Erkrankungen, gestörter Natrium-Stoffwechsel, schwere Herz-, Leber- und Nierenfunktionsstörungen, Kinder < 6 Jahren, Glaukom, Kombination mit Lithium[533], **Schwangerschaft** – strenge Indikationsstellung (Mißbildungen nicht

532 14 Tage vor Behandlungsbeginn mit CBZ MAO-Hemmer absetzen

ausgeschlossen, bei peripartaler Gabe Anpassungsstörungen des Neugeborenen, in der Schwangerschaft niedrigste anfallskontrollierende Dosis wählen, Tagesdosis auf mehrere kleine Einzeldosen verteilen, regelmäßiges TDM, möglichst keine Kombinationen mit anderen Antikonvulsiva), **Stillzeit** – strenge Indikationsstellung (Übergang von CBZ und seinen Metaboliten in die Milch, normalerweise keine Beeinträchtigung des Säuglings, bei schlechter Gewichtszunahme oder Sedation des Säuglings abstillen)

Unerwünschte Wirkungen:

Haut: Urtikaria, Pruritus, Erythrodermie, Lyell-Syndrom, Photosensibilität, Erythema nodosum, Stevens-Johnson-Syndrom, Purpura, Alopezie, Diaphorese; **Muskel- und Skelettsystem, Kollagenosen:** Muskelschwäche, Lupus erythematodes disseminatus, Arthralgien, Myalgien, Muskelkrämpfe; **Nervensystem, Psyche, Sinnesorgane:** Somnolenz, Sedierung, Schläfrigkeit, Ataxie (ataktische und zerebellare Störungen), Kopfschmerzen, Verwirrtheit und Agitation (bei älteren Patienten), depressive Verstimmungen, aggressives Verhalten, Denkerschwernis, Antriebsverarmung, Halluzinationen, Aktivierung latenter Psychosen, Asterixis, Ticks, Nystagmus, Dyskinesien[534] (orofazial, Choreoathetose), Sprechstörungen, Mißempfindungen, Muskelschwäche, periphere Neuritis, Paresen, Geschmacksstörungen, Konjunktividen, Akkommodationsstörungen, Diplopie, Linsentrübung, Tinnitus; **Gastrointestinaltrakt, Leber, Galle, Pankreas:** Appetitlosigkeit, Mundtrockenheit, Stomatitis, Gingivitis, Glossitis, Übelkeit, Erbrechen, Diarrhö, Obstipation, Bauchschmerzen, Pankreatitis, Anstieg von SGOT, SGPT und v.a. γ-GT, Ikterus, Hepatitis (cholestatisch, hepatozellulär, granulomatös, gemischt); **Wasser- und Elektrolythaushalt:** Hyponatriämie[535], Ödeme mit Gewichtszunahme (Einzelfälle), Senkung des Serum-Kalziumspiegels mit Folge einer Osteomalazie, **Stoffwechsel, Endokrinium:** Gynäkomastie, Galaktorrhö, Beeinflussung der Schilddrüsenfunktionsparameter T_3, T_4, TSH und FT_4[536], intermittierende Porphyrie; **Herz, Kreislauf, Gefäße:** Bradykardie, Herzrhythmusstörungen, Verschlechterung einer vorbestehenden koronaren Herzkrankheit, AV-Block, Synkopen, Hyper- oder

533 Carbamazepin-Plasmakonzentration max. 8 µg/ml, Lithiumspiegel 0,3 bis 0,8 mval/l, Neuroleptikabehandlung mindestens 8 Wochen vorher abschließen!
534 v.a. bei vorbestehender Hirnschädigung
535 gelegentlich begleitet von gleichzeitigem Erbrechen, Kopfschmerz und/oder Verwirrung
536 insbesondere bei Kombination mit anderen Antikonvulsiva

Hypotonie, plötzlicher Blutdruckabfall[537], Vaskulitis, Thrombophlebitis, Thrombembolie;
Atemwege: Hypersensitivitätsreaktionen der Lunge mit Fieber, Dyspnoe und Pneumonitis oder Pneumonie (Alveolitiden), Lungenfibrose;
Blut: Leukozytose, Eosinophilie, Leukopenie, Thrombozytopenie, Agranulozytose, aplastische Anämie, hämolytische Anämie, megaloblastische Anämie, Lymphadenopathie, Milzvergrößerung;
Urogenitaltrakt: Nierenfunktionsstörungen, z. B. Proteinurie, Hämaturie, Oligurie, vereinzelt bis hin zum Nierenversagen, Miktionsstörungen (Dysurie, Pollakisurie, Harnretention), Impotenz, verminderte Libido;
Immunsystem: Hauterscheinungen mit/ohne Fieber, aseptische Meningitis mit Myoklonus und Eosinophilie; s. auch Blut, Atemwege, Gefäße, Leber

Wechselwirkungen:

Acetazolamid: erhöhte Plasmakonzentrationen von CBZ; TDM, Dosisanpassung,
α_2-Agonisten, zentrale →24: Verstärkung der zentralen Dämpfung möglich,
Ajmalin →48: beschleunigter Abbau von Ajmalin,
Alkohol: gegenseitige Verstärkung der zentralen Dämpfung und/oder Atemdepression,
Alprazolam →245: verminderte Wirkung von Alprazolam,
α_1-Antagonisten →22: Verstärkung der zentralen Dämpfung möglich,
Antidepressiva, trizyklische →277: gegenseitige Verstärkung der unerwünschten Wirkungen, v.a. anticholinerge Effekte,
Antikoagulanzien, orale →76: beschleunigter Abbau der Antikoagulanzien, Thrombosegefahr!,
Arzneimittel, zentral dämpfende →315: gegenseitige Verstärkung der zentralen Dämpfung und/oder Atemdepression,
Azolantimykotika →232: beschleunigter Abbau der Azolantimykotika möglich,
Benzodiazepine →245: gegenseitige Verstärkung der antikonvulsiven Wirkung,
Chinidin →48: beschleunigter Abbau von Chinidin,
Cimetidin →178: verzögerter Abbau von CBZ möglich; TDM, Dosisanpassung,
Clobazam: verminderte Wirkung von Clobazam,
Clonazepam →245: verminderte Wirkung von Clonazepam, verminderte Plasmakonzentrationen von CBZ; TDM, Dosisanpassung,
Clozapin →305: beschleunigter Abbau von Clozapin; Dosisanpassung,
Cyclosporin A: verminderte immunsuppressive Wirkung; TDM, Dosisanpassung,

537 hohe Dosen über längere Zeiträume

Danazol: verzögerter Abbau von CBZ; TDM, Dosisanpassung,
Desipramin →277: Erhöhung der Plasmakonzentration von CBZ möglich; TDM, Dosisanpassung,
Dextropropoxyphen: verzögerter Abbau von CBZ; TDM, Dosisanpassung,
Digoxin →59: Gefahr der Unterdigitalisierung; TDM, Dosisanpassung,
Dihydropyridine →31: beschleunigter Abbau der Kalziumantagonisten, verzögerter Abbau von CBZ; TDM, Dosisanpassung,
Diltiazem →31: vermehrt UAW von CBZ,
Disopyramid →48: beschleunigter Abbau von Disopyramid, Verstärkung der zentralen Dämpfung bei gleichzeitiger Gabe von Disopyramid und CBZ möglich,
Diuretika →34: Hyponatriämie,
Doxycyclin →214: verminderte antimikrobielle Wirkung,
Ethosuximid: verminderte Wirkung von Ethosuximid,
Felodipin →31: verminderte Wirkung von Felodipin,
Flecainid →54: beschleunigter Abbau von Flecainid möglich,
Fluoxetin →283: verminderter Abbau von CBZ; TDM, Dosisanpassung,
Fluvoxamin →283: verminderter Abbau von CBZ; TDM, Dosisanpassung,
Glukokortikoide →129: verminderte Kortikoidwirkung,
Haloperidol →301: beschleunigter Abbau von Haloperidol,
Imipramin →277: verminderte Wirkung von Imipramin,
Isoniazid: verzögerter Abbau von CBZ, verstärkte Hepatotoxizität der Wirkstoffe; TDM, Dosisanpassung,
Isotretinoin: TDM von CBZ empfohlen,
Kontrazeptiva, hormonale: verminderte kontrazeptive Sicherheit,
Lamotrigin: verminderte Wirkung von Lamotrigin; Dosisanpassung,
Lidocain →52: beschleunigter Abbau von Lidocain,
Lithium →291: additive Verstärkung der neurotoxischen Wirkung bei therapeutischen Konzentrationen beider Wirkstoffe,
Makrolide →210: verzögerter Abbau von CBZ, Intoxikationsgefahr!; TDM, Dosisanpassung,
MAO-Hemmer →287, →276: verstärkte unerwünschte Wirkungen von CBZ, nicht kombinieren!,
Mefloquin →240: beschleunigter Abbau von CBZ; TDM, Dosisanpassung,
Methadon: verminderte Methadonwirkung,
Metoclopramid →191: Begünstigung neurologischer Nebenwirkungen,
Mexiletin →52: beschleunigter Abbau von Mexiletin möglich,

Muskelrelaxanzien: raschere Aufhebung der neuromuskulären Blockade bei gleichzeitiger Gabe von CBZ möglich,
Neuroleptika →293: Begünstigung neurologischer Nebenwirkungen,
Nicotinamid: Erhöhung der Plasmakonzentration von CBZ bei hohen Dosierungen von Nicotinamid beim Erwachsenen; TDM, Dosisanpassung,
Paracetamol →116: verminderte analgetische Wirkung, aber verstärkte Toxizität[538],
Phenobarbital →253: beschleunigter Abbau von CBZ; TDM, Dosisanpassung,
Phenytoin →52, →262: gegenseitige Beschleunigung der hepatischen Elimination, subtherapeutische Konzentrationen der Antikonvulsiva möglich, in Einzelfällen erhöhte Plasmakonzentrationen von Phenytoin[539]; TDM, Dosisanpassung,
Primidon →253: verminderte Wirkung von Primidon, verminderte Plasmaspiegel von CBZ, erhöhte Plasmakonzentration eines aktiven Metaboliten von CBZ; TDM, Dosisanpassung,
Propafenon →54: beschleunigter Abbau von Propafenon möglich,
Propoxyphen: verzögerter Abbau von CBZ; TDM, Dosisanpassung,
Schilddrüsenhormone →169: Elimination der Schilddrüsenhormone beschleunigt, Hypothyreosegefahr!,
Sexualhormone →154: beschleunigter Abbau der Hormone,
SSRI →283: toxisches Serotonin-Syndrom bei gleichzeitiger Gabe von SSRI und CBZ möglich,
Sulfonylharnstoffe →138: beschleunigter Abbau der Sulfonylharnstoffe, Hyperglykämiegefahr,
Tetrazykline →214: beschleunigter Abbau der Tetrazykline möglich,
Theophyllin →96: verminderte Theophyllinwirkung, verminderte Plasmakonzentration von CBZ; TDM, Dosisanpassung, beschleunigter Abbau von Tiagabin, Tiagabin
Tiagabin: verminderte Plasmaspiegel von CBZ, erhöhte Plasmakonzentration von CBZ-10,11-Epoxid[540]; TDM, Dosisanpassung,
Verapamil und Analoga →31: verzögerter Abbau von CBZ; TDM, Dosisanpassung,
Viloxazin: verzögerter Abbau von CBZ; TDM, Dosisanpassung

538 bei beschleunigtem Metabolismus entsteht verstärkt der hepatotoxische Metabolit N-Acetyl-p-benzochinonimin
539 Ursache ungeklärt
540 pharmakologisch aktiv!

10.2.4 Hydantoine

- **Vertreter:**
  Phenytoin (5,5-Diphenylhydantoin, DPH) *(Epanutin, Phenhydan, Zentropil)*
- **Wirkung:**
  Verringerung der Erregbarkeit der Neuronenmembran („Membranstabilisierung"), Unterdrückung der posttetanischen Potenzierung durch Beeinflussung transmembranärer Ionenströme, Steigerung zentraler Hemmechanismen
- **Kontraindikationen und Anwendungsbeschränkungen:**
  Überempfindlichkeit gegen Hydantoine, AV-Block II. und III. Grades, Syndrom des kranken Sinusknotens, innerhalb der ersten 3 Monate nach Myokardinfarkt, eingeschränkte Herzleistung (LVEF < 35%)[541], vorbestehende schwere Schädigungen der Blutzellen und des Knochenmarks, manifeste Herzinsuffizienz, pulmonale Insuffizienz, schwere Hypotonie (Blutdruck systolisch < 90 mmHg), Bradykardie (< 50 Schläge/Minute), sinuatrialer Block, AV-Block I. Grades, Vorhofflimmern, Vorhofflattern, **Schwangerschaft** – strenge Indikationsstellung (Mißbildungen nicht ausgeschlossen, bei peripartaler Gabe Anpassungsstörungen des Neugeborenen, in der Schwangerschaft niedrigste anfallskontrollierende Dosis wählen, da das Fehlbildungsrisiko dosisabhängig zu sein scheint, regelmäßiges TDM, möglichst keine Kombinationen mit anderen Antikonvulsiva; Vitamin-K-Prophylaxe zur Verhinderung von Blutungskomplikationen beim Neugeborenen möglichst schon pränatal beginnen), **Stillzeit** – strenge Indikationsstellung (Übergang von DPH und seinen Metaboliten in die Milch, normalerweise keine Beeinträchtigung des Säuglings, bei schlechter Gewichtszunahme oder Sedation des Säuglings abstillen)
- **Unerwünschte Wirkungen:**
  Haut: Stevens-Johnson-Syndrom, Lyell-Syndrom, Exantheme, Hirsutismus, Hypertrichose, Hyperpigmentierung;
  Muskel- und Skelettsystem, Kollagenosen: myasthenisches Syndrom[542], Lupus erythematodes;

---

541 außer bei gegebener Indikation zur Behandlung von schwerwiegenden herzglykosidbedingten ventrikulären und supraventrikulären Herzrhythmusstörungen
542 bei intravenöser Gabe

Nervensystem, Psyche, Sinnesorgane: Ataxie, Kopfschmerzen, zunehmende Erregbarkeit, hochfrequenter Ruhetremor, Dyskinesien, bulbäre Sprache, Abgeschlagenheit, Merkfähigkeitsstörungen und Störungen der intellektuellen Leistungsfähigkeit[543], Ataxie, Schwindel, Tremor, Vigilanz bis zu Bewußtseinsstörungen, Apathie, Sedierung, Wahrnehmungs- und Bewußtseinsstörungen bis hin zum Koma[544], Schwindel, Polyneuropathie (Langzeittherapie), Diplopie, Nystagmus[542,543], starrer Blick[544];
Gastrointestinaltrakt, Leber, Galle, Pankreas: Appetitlosigkeit, Mundtrockenheit, Gingivahyperplasie, Erbrechen, Gewichtsverlust[544], Leberfunktionsstörungen mit Anstieg von SGOT, SGPT, AP und γ-GT, granulomatöse Hepatitis;
Wasser- und Elektrolythaushalt: Gefahr der Erzeugung einer Alkalose,
Stoffwechsel, Endokrinium: Beeinflussung der Konzentrationen der Schilddrüsenhormone[545];
Herz, Kreislauf, Gefäße: Asystolie durch Hemmung des Sinusknotens, Blockade der Überleitung und Unterdrückung des Kammer-Ersatzrhythmus bei totalem AV-Block[542], proarrhythmische Wirkungen, Beschleunigung der Ventrikelfrequenz durch Verkürzung der Refraktärzeit des AV-Knotens, Blutdruckabfall, Verschlechterung einer bestehenden Herzinsuffizienz[542], Phlebitis am Injektionsort;
Atemwege: Verschlechterung einer bestehenden Ateminsuffizienz[542];
Blut: Leukopenien, Lymphdrüsenschwellungen, allergotoxische Beeinträchtigung der Hämatopoese;
Immunsystem: Fieber; s. auch Haut, Blut, Leber;
Sonstiges: Kleinhirnatrophie[546], Gesichtszugs-Vergröberung, evtl. Urinverfärbung

■ Wechselwirkungen:

α_2-Agonisten, zentrale →24: Verstärkung der zentralen Dämpfung,
Alkohol: akute Alkoholaufnahme: verstärkte DPH-Wirkung, chronische Alkoholaufnahme: abgeschwächte DPH-Wirkung durch Interaktionen im oxidativen Stoffwechsel,
Amiodaron →57: verminderter Abbau von DPH; TDM, Dosisanpassung,
α_1-Antagonisten →22: Verstärkung der zentralen Dämpfung,

543 bei Plasmakonzentrationen > 20 µg/ml in einem Drittel der Behandlungsfälle
544 v.a. bei länger anhaltender Überdosierung
545 Kontrolle des Schilddrüsenstatus insbesondere bei mit DPH behandelten Kindern
546 bei langfristiger Therapie mit Plasmakonzentrationen > 25 µg/ml sowie klinischen Zeichen einer Intoxikation, auch bei Einhalten der empfohlenen Standarddosierung (irreversibel)

Antazida →188: verminderte Absorption von DPH; TDM, Dosisanpassung,
Antikoagulanzien, orale →76: Erhöhung der Serumkonzentration von DPH durch Hemmung der Para-Hydroxilierung durch Cumarine, beschleunigter Abbau der Antikoagulanzien, Thrombosegefahr!,
Antirheumatika, nichtsteroidale →111: Erhöhung der Serumkonzentration von DPH; TDM, Dosisanpassung,
Azolantimykotika →232: beschleunigter Abbau der Antimykotika denkbar, verminderter Abbau von DPH; TDM, Dosisanpassung,
Benzodiazepine →245: gegenseitige Verstärkung der antikonvulsiven Wirkung, Erhöhung der Serumkonzentration von DPH; TDM, Dosisanpassung,
Carbamazepin →257: beschleunigter Abbau sowohl von CBZ als auch von DPH, u.U. Erhöhung der DPH-Konzentrationen[547]; TDM, Dosisanpassung,
Chinidin →48: beschleunigter Abbau von Chinidin,
Chloramphenicol →228: verstärkte Wirkung von DPH bis zur Intoxikation möglich, veränderte Chloramphenicolkonzentrationen[548], additiver Effekt von Chloramphenicol und DPH hinsichtlich der hämatotoxischen Wirkungen möglich,
Cimetidin →178: verminderter Abbau von DPH; TDM, Dosisanpassung,
Ciprofloxacin →217: Veränderungen der Konzentrationen von DPH bei gleichzeitiger Gabe von Ciprofloxacin nicht vorhersagbar; TDM, Dosisanpassung,
Cotrimoxazol →222: gegenseitige Verstärkung hämatotoxischer Effekte, kinetische Interaktionen s. Sulfonamide,
Cycloserin: Erhöhung der Serumkonzentration von DPH möglich,
Cyclosporin A: verminderte immunsuppressive Wirkung durch beschleunigten Abbau,
Dexamethason →129: verminderte Konzentrationen von DPH; TDM, Dosisanpassung,
Diazoxid: beschleunigter Abbau von DPH bei oraler Langzeittherapie mit Diazoxid[549]; TDM, Dosisanpassung,
Digitoxin →59: Unterdigitalisierung durch beschleunigten Abbau; TDM, Dosisanpassung,
Dihydropyridine →31: beschleunigter Abbau der Calciumantagonisten,
Disopyramid →48: beschleunigter Abbau von Disopyramid möglich, abgeschwächte DPH-Wirkung; TDM, Dosisanpassung,

547 Ursache ungeklärt
548 sowohl Erhöhung als auch Erniedrigung der Serumkonzentrationen möglich, Effekt nicht vorhersagbar
549 bei i.v. Gabe von Diazoxid als Notfallmedikament Einfluß auf den DPH-Metabolismus unwahrscheinlich

Disulfiram: verminderter Abbau von DPH; TDM, Dosisanpassung,
Dopamin →67: Blutdruckabfall mit Bradykardie,
Felbamat: verminderter Abbau von DPH; TDM, Dosisanpassung,
Flecainid →54: beschleunigter Abbau von Flecainid möglich,
Folsäure: Verminderung der Wirkung von Phenytoin möglich; TDM, Dosisanpassung,
Formestan →161: verstärkte Gesichtsbehaarung bei gleichzeitiger Gabe von DPH; Einzelfallbeschreibung,
Furosemid →37: verminderte Wirkung von Furosemid,
Glukokortikoide →129: verminderte Corticoidwirkung,
Halothan: Erhöhung der Serumkonzentration von DPH möglich,
Heparin →80: Verdrängung von DPH aus der PPB durch Heparin,
Influenzavakzine: vorübergehend verminderte Wirkung von DPH; TDM, Dosisanpassung,
Insulin →146: verminderte Blutzuckersenkung,
Isoniazid: verminderter Abbau[550] von DPH; TDM, Dosisanpassung,
Kalzium, oral: verminderte Absorption von Kalzium,
Kontrazeptiva, orale →159: verminderte kontrazeptive Sicherheit,
Lidocain →52: beschleunigter Abbau von Lidocain,
Mefloquin →240: beschleunigter Abbau von DPH; TDM, Dosisanpassung,
Methadon: beschleunigter Abbau von Methadon, Entzugssymptome bei Substitutionsbehandlung!,
Methotrexat →126: Verstärkung der MTX-Toxizität, verminderte DPH-Konzentrationen, wahrscheinlich durch Verdrängung aus der PPB; TDM, Dosisanpassung,
Methylphenidat: Erhöhung der Serumkonzentration von DPH möglich,
Metronidazol →226: verminderter antimikrobieller Effekt von Metronidazol, verminderter Abbau von DPH; TDM, Dosisanpassung,
Mexiletin →52: beschleunigter Abbau von Mexiletin möglich,
Mianserin: beschleunigter Abbau von Mianserin,
Montelukast →99: beschleunigter Metabolismus von Montelukast möglich;
Muskelrelaxanzien, curareartige: abgeschwächte Muskelrelaxation,
Neuroleptika, trizyklische →293: Erhöhung der Serumkonzentration von DPH möglich, beschleunigter Abbau der Psychopharmaka; TDM, Dosisanpassung,
Omeprazol →182: verminderter Abbau von DPH; TDM, Dosisanpassung,

550 Effekt bei Langsamazetylierern oder zusätzlicher Kombination mit PAS (Hemmung der Isoniazid-Azetylierung) besonders ausgeprägt

Paracetamol →116: verminderte analgetische Wirkung, aber verstärkte Toxizität[551],
PAS: verminderter Abbau von DPH; TDM, Dosisanpassung,
Phenobarbital →253: gegenseitige Abbaubeschleunigung; TDM, Dosisanpassung,
Phenylbutazon und Analoga →111: verstärkte Wirkung von DPH durch Hemmung des Abbaus und Verdrängung von DPH aus der PPB,
Primidon →253: verminderter Abbau von DPH; TDM, Dosisanpassung,
Propafenon →54: beschleunigter Abbau von Propafenon möglich,
Rifampicin: erhöhte Konzentrationen von Rifampicin, beschleunigter Abbau von DPH; TDM, Dosisanpassung,
Schilddrüsenhormone: beschleunigter Abbau der Hormone, Hypothyreosegefahr!,
Sexualhormone →154: beschleunigter Abbau der Hormone,
SSRI →283: verminderter Abbau von DPH; TDM, Dosisanpassung,
Sucralfat →187: verminderte Absorption von DPH; TDM, Dosisanpassung,
Sulfonamide →222: verminderter Abbau von DPH; TDM, Dosisanpassung,
Sulfonylharnstoffe →138: beschleunigter Abbau der Sulfonylharnstoffe, Hyperglykämiegefahr,
Sultiam: verminderter Abbau von DPH; TDM, Dosisanpassung,
Tetrazykline →214: verminderte antimikrobielle Wirksamkeit durch beschleunigten Abbau,
Theophyllin →96: verstärkter Abbau von Theophyllin; TDM, Dosisanpassung,
Tiagabin: beschleunigter Abbau von Tiagabin,
Ticlopidin →83: verminderter Abbau von DPH; TDM, Dosisanpassung,
Valproinsäure →267: verminderter Abbau von DPH[552], beschleunigter Abbau von Valproinsäure; TDM, Dosisanpassung,
Verapamil →31: beschleunigter Abbau des Calciumantagonisten,
Vigabatrin: Erniedrigung der Serumkonzentration von DPH möglich,
Viloxazin: verminderter Abbau von DPH; TDM, Dosisanpassung,
Zytostatika: verminderte Wirkung von DPH durch pharmakokinetische Interaktionen; TDM, Dosisanpassung

551 bei beschleunigtem Metabolismus entsteht verstärkt der hepatotoxische Metabolit N-Acetyl-p-benzochinonimin
552 außerdem Verdrängung aus der Plasmaeiweißbindung, d.h. höhere Konzentration an freiem DPH im Serum ohne Erhöhung der Gesamtkonzentration an DPH – wenn möglich freies DPH zur Therapiekontrolle bestimmen

10.2.5 Valproinsäure

- **Vertreter:**

Valproinsäure *(Convulex, Convulsofin, Ergenyl, Leptilan, Orfiril)*

- **Wirkung:**

antikonvulsive Wirksamkeit wahrscheinlich durch Verstärkung der GABAergen Hemmung entweder durch präsynaptische Einwirkung auf den GABA-Stoffwechsel oder direkte postsynaptische Effekte auf die Ionenkanäle der neuronalen Membranen

- **Kontraindikationen und Anwendungsbeschränkungen:**

Überempfindlichkeit gegen Valproinsäure oder die eingesetzten Hilfsstoffe, familiäre Lebererkrankungen[553], Lebererkrankungen in der Anamnese und/oder manifeste schwerwiegende Leber- und Pankreasfunktionsstörungen, Leberfunktionsstörungen mit tödlichem Ausgang bei Geschwistern während einer Valproinsäuretherapie, Kleinkinder, bei denen die gleichzeitige Behandlung mit mehreren Antiepileptika erforderlich ist, Knochenmarkschädigungen, mehrfach behinderte Kinder und Jugendliche mit schweren Anfallsformen, Niereninsuffizienz (Anstieg freier Valproinsäure in Betracht ziehen, Dosis reduzieren), Hypoproteinämie, Blutgerinnungsstörungen, angeborene Enzymmangelkrankheiten, gleichzeitige Anwendung von Azetylsalizylsäure mit Valproinsäure besonders bei Säuglingen und Kleinkindern, **Schwangerschaft** – Kontraindikation (erhöhtes Risiko einer Meningomyelozele, andere Fehlbildungen nicht ausgeschlossen, wenn auf Valproinsäure nicht verzichtet werden kann, sollte die niedrigste anfallkontrollierende Dosis verwendet, die Gesamtdosis auf mehrere kleine Einzelgaben über den Tag verteilt, die Therapie durch TDM kontrolliert und Kombinationen mit anderen Antikonvulsiva gemieden werden), **Stillzeit** – strenge Indikationsstellung (Übergang in die Milch in so geringen Mengen, daß im allgemeinen kein Risiko für den Säugling besteht)

- **Unerwünschte Wirkungen:**

Haut: passagerer Haarausfall, Erythema multiforme;
Muskel- und Skelettsystem, Kollagenosen: Lupus erythematodes;

553 v.a. wenn Arzneimittel die auslösende Ursache waren (sind)

Nervensystem, Psyche, Sinnesorgane: Parästhesien, Tremor, Schläfrigkeit, Kopfschmerzen, Spastizität, Ataxie, Verwirrtheit, Stupor, Tinnitus, Halluzinationen, Enzephalopathie unklarer Pathogenese mit erhöhtem Ammoniakspiegel, in Kombination mit Phenobarbital Anstieg des Phenobarbitalspiegels möglich, chronische Enzephalopathie unklarer Pathogenese mit neurologischer Symptomatik sowie Störungen höherer kortikaler Funktionen[554];
Gastrointestinaltrakt, Leber, Galle, Pankreas: Hypersalivation, erhöhter Appetit bzw. Appetitlosigkeit, Gewichtszu- oder -abnahme, leichte gastrointestinale Störungen, Diarrhö, Pankreaserkrankungen, schwerwiegende bis tödlich verlaufende Leberfunktionsstörungen[555];
Wasser- und Elektrolythaushalt: periphere Ödeme,
Stoffwechsel, Endokrinium: Menstruationsstörungen, erhöhte Testosteronkonzentrationen bei Frauen;
Blut: Blutgerinnungsstörungen, Blutungen, Leukopenie, Thrombopenie, Beeinträchtigung der Knochenmarksfunktion mit Lymphopenie, Neutropenie, Panzytopenie oder Anämie, Hemmung der Thrombozytenaggregation, verminderte Konzentrationen von Fibrinogen und Faktor VIII;
Urogenitaltrakt: Enuresis bei Kindern, zystische Veränderungen der Ovarien;
Immunsystem: s. Haut und Kollagenosen;
Sonstiges: bei Diabetikern mit Verdacht auf Ketoazidose falsch-positive Reaktion auf Ketonkörper möglich

Wechselwirkungen:

Azethylsalizylsäure →111, →85: erhöhte Blutungsneigung, Anteil der freien Valproinsäure durch ASS erhöht; TDM, Überwachung der Blutgerinnung,
Alkohol: zentrale Dämpfung verstärkt, erhöhte Lebertoxizität nicht auszuschließen,
Antidepressiva →277: zentraldämpfende Wirkung verstärkt,
Antikoagulanzien →76: erhöhte Blutungsneigung durch antiaggregatorischen Effekt von Valproinsäure,
Arzneimittel, hepatotoxische →315: erhöhte Lebertoxizität nicht auszuschließen,
Barbiturate →253: zentraldämpfende Wirkung verstärkt, beschleunigter Abbau von Valproinsäure, verminderter Abbau von Phenobarbital; TDM, Dosisanpassung,
Benzodiazepine →245: gegenseitige Verstärkung der antikonvulsiven Wirkung,

554 v.a. bei höherer Dosierung oder in Kombinationstherapie mit anderen Antiepileptika
555 dosisunabhängig, insbesondere bei Kindern unter Kombinationstherapie mit anderen Antiepileptika

Carbamazepin →257: beschleunigter Abbau von Valproinsäure, verminderter Abbau von CBZ; TDM, Dosisanpassung,
Clonazepam →245: Anfallsprovokation bei Kombination von Clonazepam und Valproinsäure,
Codein →105: Beeinflussung von Metabolismus und Proteinbindung des Codeins,
Felbamat: verminderter Abbau sowohl von Valproinsäure als auch von Felbamat; TDM, Dosisanpassung,
Lamotrigin: Hemmung des Metabolismus von Lamotrigin,
Makrolide →210: verminderter Abbau von Valproinsäure; TDM, Dosisanpassung,
Mefloquin →240: beschleunigter Abbau von Valproinsäure; TDM, Dosisanpassung,
Neuroleptika →293: zentraldämpfende Wirkung verstärkt,
Phenytoin →52, →262: verminderter Abbau von DPH[556], beschleunigter Abbau von Valproinsäure; TDM, Dosisanpassung,
Primidon →253: zentraldämpfende Wirkung verstärkt, verstärkter Abbau von Valproinsäure, erhöhte Konzentrationen von Phenobarbital; TDM, Dosisanpassung
Tiagabin: verminderte Wirkung von Valproinsäure

10.3 Antiparkinsonmittel

10.3.1 Dopaminerge Verbindungen

- **Vertreter:**

Levodopa[557] *(Madopar, Isicom, Nacom, Striaton),*
Amantadin *(Amixx,Tregor, Viregyt, PK-Merz),*
Bromocriptin *(Kirim, Pravidel)*
Selegilin *(Antiparkin, Deprenyl, Movergan)* [558]

556 außerdem Verdrängung aus der Plasmaeiweißbindung, d.h. höhere Konzentration an freiem DPH im Serum ohne Erhöhung der Gesamtkonzentration an DPH – enn möglich freies DPH zur Therapiekontrolle bestimmen

557 kombiniert mit einem Dekarboxylasehemmstoff (Carbidopa, Benserazid) zur Verhinderung der peripheren Umsetzung zu Dopamin. Catechol-O-Methyltransferase-Hemmstoffe (COMT-Hemmer, nur zugelassen als zusätzlicher Kombinationpartner bei Versagen der Decarboxylasehemmung) Entocapon (Comtess®) oder Tolcapon (Tasmar®, Zulassung ruht) hemmen ebenfalls Abbau von L-Dopa in der Peripherie.

- **Wirkung:**
  Wiederherstellung des Gleichgewichts zwischen cholinergen und dopaminergen Einflüssen im Striatum durch vermehrte exogene (L-Dopa als Synthesevorstufe) oder endogene Bereitstellung (Steigerung der Synthese, Freisetzung oder Hemmung der Wiederaufnahme durch Amantadin) von Dopamin an den dopaminergen Synapsen, direkter Dopaminrezeptoragonismus (Bromocriptin). Bei Selegilin (MAO-B-Hemmer) durch Abbauhemmung vermehrte Bereitstellung von Dopamin.
- **Kontraindikationen und Anwendungsbeschränkungen:**
  Überempfindlichkeit gegen die eingesetzten Wirk- und Hilfsstoffe, Thyreotoxikose[559], Tachykardien[559], Phäochromozytom[559], schwere Herz- und Lebererkrankungen[559], schwere Störungen[559] des hämatopoetischen Systems, schwere Psychosen[559], Melanom[559], melanomverdächtige Hautveränderungen[559], Magen-Darm-Ulzera[559], schwere Nierenerkrankungen[559], Engwinkelglaukom[559,560], Osteomalazie[47], Prostatahypertrophie[560], Niereninsuffizienz[560], Erregungs- und Verwirrtheitszustände[560], delirante Syndrome sowie exogene Psychosen in der Anamnese[560], hirnorganisches Psychosyndrom und zerebrale Anfallsleiden in der Anamnese[560], gleichzeitige Behandlung mit MAO-A-Hemmstoffen[559], Memantine[560] oder Diuretika vom Typ der Kombination Triamteren/Hydrochlorothiazid[560], Bluthochdruck[561], Schwangerschaftstoxikose[561], koronare Herzkrankheit[561], andere schwere Herz-Kreislauf-Erkrankungen[561], psychische Störungen[561], Magen- und/oder Zwölffingerdarmgeschwür oder gastrointestinale Blutungen[561], Behandlung mit blutdrucksenkenden Arzneimitteln, gleichzeitige Einnahme von Bromocriptin gemeinsam mit Vasokonstriktoren oder anderen Mutterkornalkaloiden nach der Geburt und im Wochenbett[561], Patienten mit unklaren pleuropulmonalen Symptomen[561], Patienten < 25 Jahre[559], Kinder ab 5 Jahren nur zur Prophylaxe und Behandlung der Virusgrippe Typ A[560], **Schwangerschaft** – Kontraindikation (tierexperimentelle Hinweise auf fruchtschädigende Wirkungen[559]; mangelnde Datenlage[560]; nur bei zwingender Notwendigkeit[561], die Therapie fortzuführen, keine Hinweise auf fruchtschädigende Wirkungen bei Mensch und Tier[561], Behebung einer prolaktinbedingten Sterilität[561]), **Stillzeit** – Kontraindikation (Hem-

558 direkte Dopaminagonisten Lisurid (Dopergin®), Pergolid (Parkotil®), Pramipexol (Sifrol®), Ropinirol (ReQuip®), Cabergolin (Cabaseril®) im Wirkungs- und Nebenwirkungsprofil ähnlich wie Bromocriptin
559 Levodopa
560 Amantadin
561 Bromocriptin

mung der Milchproduktion[559,561], Übergang[560] der Substanz in die Milch, Säugling klinisch überwachen)

- **Unerwünschte Wirkungen:**

Haut: Pruritus[559], Hautrötung[559], Livedo reticularis[560,562], allergische Hautreaktionen[561], Haarausfall[561];
Muskel- und Skelettsystem, Kollagenosen: Krämpfe[561] in den Beinen;
Nervensystem, Psyche, Sinnesorgane: Hyperkinesen[559], Myoklonien[559] der Gesichtsmuskulatur, On-off-Phänomene[559], Unruhe[559], Ängstlichkeit[559], Aggressivität[559], Halluzinationen[559], Wahnideen[559], depressive Verstimmungen[559], hypomanische Zustände[559], zeitliche Desorientiertheit[559], Schlafstörungen[559,560], Änderungen des Geschmacksempfindens[559], motorische und psychische Unruhe[560], paranoid gefärbte, mit optischen Halluzinationen einhergehende exogene Psychosen[560,561,563], Schwindel[560,561], epileptische Anfälle, Kopfschmerzen[560,561], Müdigkeit[561], psychomotorische Unruhe[561], Verwirrtheit[561], Dyskinesie[561], Nervosität[560,564], Gedächtnis-, Konzentrations-, Schlafstörungen[560,561,564], Stimmungsveränderungen[560,564], Alpträume[560,564], Krampfanfälle[561,566], Schlaganfall[561,566], psychische Störungen[561,566], Wahnwahrnehmungen leichteren Grades[560,564], Verschwommensehen[560], vorübergehender Visusverlust[560], gesteigerte Lichtempfindlichkeit[560], Sehstörungen[561];
Gastrointestinaltrakt, Leber, Galle, Pankreas: Übelkeit, Mundtrockenheit[560,561], Appetitlosigkeit[559,561], Anorexie[560], Erbrechen[560,561], Durchfall[559,560], Obstipation[559,561], Magenschmerzen[560], Magen- und Zwölffingerdarmgeschwüre[561], gastrointestinale Blutungen[559,561], passagere Erhöhung[559] von SGOT, SGPT und AP;
Wasser- und Elektrolythaushalt: Ödeme in den Beinen[561];
Stoffwechsel, Endokrinium: Hypersexualität[559];
Herz, Kreislauf, Gefäße: Arrhythmien[559,560], Herzklopfen[559], EKG-Veränderungen[559], Tachykardie[560], Bradykardie[561], orthostatische Regulationsstörungen, Angina-pectoris-Anfälle[561], durch Kälte ausgelöste, vasospastisch bedingte Durchblutungsstörungen der Finger und Zehen[561,565], Bluthochdruck[561,566], Herzinfarkt[561,566];

---

562 verbunden mit Ödemen im Unterschenkel- und Knöchelbereich
563 ältere Patienten und bei Kombinationen mit anderen Parkinsonmitteln (L-Dopa, Bromocriptin)
564 bei Anwendung von Amantadin zur Prophylaxe der Virusgrippe A
565 insbesondere bei Morbus Raynaud in der Anamnese

Atemwege: Gefühl der verstopften Nase[561], Pleuraergüsse[561], pleuropulmonale Fibrosen[561];
Blut: passagere Blutbildveränderungen[559] (Leuko-, Thrombopenien), hämolytische Anämie[47], Verkürzung der Thromboplastinzeit[47];
Urogenitaltrakt: passagere Erhöhung[559] von Harnstoff, Harnsäure, Harnretention bei Prostatahypertrophie[560], Miktionsbeschweren[561];
Immunsystem: s. Haut, Blut;
Sonstiges: falsch-positiver Coombs-Test[559], falsch-positive Ergebnisse[559] von Streifentests auf Ketonkörper im Urin und dem Nachweis von Glukose im Urin mittels Glukose-Oxidase-Methode, Störungen[559] von Labortests auf Katecholamine, SGOT, SGPT, AP, Bilirubin, Kreatinin, Harnsäure und Glukose, Retroperitonealfibrose[561]

Wechselwirkungen:

Alkohol: Verminderung der Alkoholtoleranz bei gleichzeitiger Einnahme von Amantadin und Alkohol, verminderte Verträglichkeit von Bromocriptin bei gleichzeitiger Alkoholaufnahme,
Anticholinergika →91 →274 →185**:** Verstärkung der UAW der Anticholinergika, z.B. Verwirrtheitszustände und Halluzinationen, durch Amantadin,
Antidepressiva, tri- und tetrazyklische →277**:** Hyperaktivität des Sympathikus mit Blutdruckanstieg und Tachykardie bei gleichzeitiger Gabe von tri- bzw. tetrazyklischen Antidepressiva und Levodopa,
Antihypertensiva →18**:** Blutdrucksenkung bei gleichzeitiger Gabe von Levodopa verstärkt,
Antiparkinsonmittel →269**:** Verstärkung der UAW[567] von Amantadin, z.B. psychotische Reaktionen; evt. Dosisanpassung innerhalb der Kombination,
Arzneimittel, zentral dämpfende →315**:** verstärkte Sedierung bei gleichzeitiger Gabe von Levodopa,
Arzneimittel, zentral stimulierende →315**:** Verstärkung der zentral erregenden Effekte durch gleichzeitige Gabe von Amantadin,
Diazepam →245**:** Hemmung der Wirkung von Levodopa,
Disopyramid →48**:** Verstärkung der zentralen Dämpfung,
Diuretika →34**:** Reduktion der Plasmaclearance von Amantadin; verstärkte Blutdrucksenkung,

566 selten postpartal bzw. im Wochenbett, Zusammenhang mit Bromocriptin nicht gesichert
567 Unerwünschte Wirkungen

Furazolidon: Blutdruckanstieg bei gleichzeitiger Gabe von Furazolidon und Levodopa, da Furazolidon MAO-hemmend wirkt,
Glukokortikoide →129: zusätzliche Steigerung des Augeninnendruckes möglich,
Griseofulvin →236: Wirkung von Bromocriptin aufgehoben,
Guanethidin: Arrhythmien bei gleichzeitiger Gabe von Levodopa häufiger,
Katecholamine →64: Wirkung der Katecholamine durch gleichzeitige Gabe von Levodopa verstärkt, gegenseitige Verstärkung der therapeutischen Wirkung bei Kombination von Levodopa und Amantadin, verminderte Absorption von Levodopa,
Makrolide →210: verminderter Abbau von Bromocriptin durch gleichzeitige Gabe von Makrolidantibiotika,
MAO-A-Hemmstoffe →287: hypertensive Krisen bei gleichzeitiger Gabe von z.B. Tranylcypromin und Levodopa,
Memantin: Verstärkung der Wirkung und UAW von Amantadin; Anwendungsbeschränkungen beachten,
Metoclopramid (MCP) →191: verstärkte Absorption von Levodopa,
Neuroleptika →293: Wirkung von Levodopa bzw. Bromocriptin und Neuroleptika bei Kombination vermindert, Risiko eines lebensbedrohlichen malignen neuroleptischen Syndroms bei gleichzeitiger Gabe von Neuroleptika und Amantadin,
Octeotrid: erhöhte Bioverfügbarkeit von Bromocriptin,
Opioide →121: Levodopawirkung vermindert,
Procarbazin: Blutdruckanstieg bei gleichzeitiger Gabe von Procarbazin und Levodopa, da Procarbazin MAO-hemmend wirkt,
Pyridoxin (Vitamin B): Levodopawirkung vermindert,
Reserpin: Levodopawirkung vermindert,
Sympathomimetika, indirekt zentral wirkende: Verstärkung der zentralen Wirkung von Amantadin

10.3.2 Anticholinergika, zentrale

- **Vertreter:**
  Biperiden *(Akineton)*,
  Benzatropin *(Congentinol)*,
  Bornaprin *(Sormodren)*,
  Metixen *(Tremarit)*,
  Procyclidin *(Osnervan)*,
  Trihexyphenidyl *(Artane, Parkopan)* **(Auswahl)**
  [s. Anticholinergika →91, →185**]**
- **Wirkung:**
  Wiederherstellung des Gleichgewichts zwischen cholinergen und dopaminergen Einflüssen im Striatum durch Blockade der zentralen muskarinergen Rezeptoren
- **Kontraindikationen und Anwendungsbeschränkungen:**
  Überempfindlichkeit gegen die eingesetzten Wirk- und Hilfsstoffe, Engwinkelglaukom, Blasenentleerungsstörungen mit Restharnbildung, mechanische Stenosen im Bereich des Magen-Darm-Kanals, Erkrankungen, die zu schweren Tachykardien führen können, Tachyarrhythmie, Megakolon, akutes Lungenödem, Ileus, akuter Myokardinfarkt[568], **Schwangerschaft** – strenge Indikationsstellung im letzten Trimenon und unter der Geburt (Arrhythmien des Feten und des Neugeborenen, keine Hinweise auf erhöhtes Fehlbildungsrisiko), **Stillzeit** – Kontraindikation (Übergang der Substanzen in die Milch, in Abhängigkeit von der Art der Anwendung, der Dosis und der Behandlungsdauer Vergiftungen des Säuglings möglich, Hemmung der Milchproduktion)
- **Unerwünschte Wirkungen[569]:**
  Haut: Abnahme der Schweißdrüsensekretion (Wärmestau), Hautrötung, Photosensibilisierung, allergische Exantheme[570];
  Nervensystem, Psyche, Sinnesorgane: Unruhe[571], Halluzinationen[571], Müdigkeit,

568 Trihexyphenidyl
569 Im Gegensatz zu Atropin sind die peripheren parasympatholytischen Effekte weniger ausgeprägt, aber bei langzeitiger Anwendung hoher Dosierungen, Überdosierungen und Intoxikationen zu erwarten
570 Biperiden
571 vorwiegend bei Überdosierungen oder Intoxikationen

Benommenheit, Schwindel, Erregung, Schlafstörungen, Angst, Kopfschmerzen, Euphorie, Verwirrtheit, Delir, gelegentlich Gedächtnisstörungen, Dyskinesien, Ataxie, Muskelzuckungen, Sprechstörungen, Mydriasis mit Photophobie, Akkommodationsstörungen, Glaukomauslösung (Engwinkelglaukom);
Gastrointestinaltrakt, Leber, Galle, Pankreas: Mundtrockenheit, Magenbeschwerden, Obstipation;
Herz, Kreislauf, Gefäße: Tachykardie oder sehr selten Bradykardie;
Urogenitaltrakt: Miktionsbeschwerden;
Immunsystem: s. Haut

Wechselwirkungen:

Alkohol: zentrale Dämpfung verstärkt,
Amantadin →269: anticholinerge Wirkung verstärkt,
Antidepressiva, tri- und tetrazyklische →277: anticholinerge Wirkung verstärkt,
Antihistaminika →107: Verstärkung der anticholinergen Wirkungen der Antihistaminika durch zentrale Anticholinergika,
Antiparkinsonmittel →269: gegenseitige Verstärkung sowohl der zentralen als auch der vegetativen Effekte,
Arzneimittel, anticholinerge →315: gegenseitige Wirkungsverstärkung,
Chinidin →48: anticholinerge Wirkung verstärkt, v.a. hinsichtlich der atrioventrikulären Überleitung,
Disopyramid →48: anticholinerge Wirkung verstärkt, v.a. hinsichtlich der atrioventrikulären Überleitung,
Levodopa →269: gegenseitige Verstärkung der therapeutischen Wirkung, aber auch der Levodopa-bedingten Dyskinesien durch zentrale Anticholinergika,
Memantin: anticholinerge Wirkung verstärkt,
Neuroleptika →293: anticholinerge Wirkung verstärkt, erhöhtes Risiko für das Auftreten neuroleptika- bedingter Spätdyskinesien, verminderte antipsychotische Wirkung der Phenothiazine u.a. durch verminderte Absorption, Gefahr eines paralytischen Ileus, der Entwicklung eines Wärmestaus,
Paracetamol →116: verzögerte Absorption des Analgetikums,
Pethidin →121: Verstärkung der zentralnervösen Effekte von Pethidin durch zentrale Anticholinergika,
Prokinetika →191: gegenseitige Abschwächung der Wirkung auf die Motilität des Magen-Darm-Trakts,
Spasmolytika: Verstärkung der anticholinergen Wirkungen der Spasmolytika durch zentrale Anticholinergika

10.3.3 Hemmstoffe der Monoaminoxidase B (MAO-B-Hemmer)

- **Vertreter:**
  Selegilin *(Antiparkin, Deprenyl, Movergan)*

- **Wirkung:**
  Wiederherstellung des Gleichgewichts von cholinergen und dopaminergen Einflüssen im Striatum durch Verminderung des Abbaus von Dopamin durch irreversible Hemmung der Monoaminoxidase B

- **Kontraindikationen und Anwendungsbeschränkungen:**
  Überempfindlichkeit gegenüber Selegelin oder den eingesetzten Hilfsstoffen, Kombination mit Antidepressiva[572], Hypertonie[573], Thyreotoxikose[573], Phäochromozytom[573], Engwinkelglaukom[573], Prostataadenom mit Restharnbildung[573], Tachykardie und andere Arrhythmien[573], schwere Angina pectoris[573], Psychosen[573], fortgeschrittene Demenz[573], Magen-Darm-Ulzera, **Schwangerschaft** – Kontraindikation (keine tierexperimentellen Hinweise auf fruchtschädigende Wirkung, unzureichende Datenlage für den Menschen), **Stillzeit** – Kontraindikation (Übergang von Selegilin in die Milch)

- **Unerwünschte Wirkungen[574]:**
  Nervensystem, Psyche, Sinnesorgane: vermindertes Reaktionsvermögen, Schlafstörungen;
  Gastrointestinaltrakt, Leber, Galle, Pankreas: Mundtrockenheit, Übelkeit, Transaminasenanstieg[575]

- **Wechselwirkungen[574]:**
  Alkohol: Verstärkung der zentralen Dämpfung,
  Amantadin →269: gegenseitige Verstärkung von Wirkungen und UAW,

---

572 Keine Kombination mit Antidepressiva, Zeitintervall zwischen Fluoxetin-Gabe und Behandlungsbeginn mit Selegilin 5 Wochen

573 Kontraindikationen bei Kombination von Selegilin und Levodopa

574 Bei Kombination von Selegilin und Levodopa ist mit den typischen UAW und Interaktionen von Levodopa zu rechnen (s. dort).

575 Einzelfälle, ohne Krankheitswert

Anticholinergika →91 →274 →185: gegenseitige Verstärkung von Wirkungen und UAW,
Antidepressiva, tri- und tetrazyklische →277: v.a. Verstärkung von UAW,
Arzneimittel, zentral dämpfende →315: Verstärkung der zentralen Dämpfung,
Fluoxetin →283: Kombination meiden, zwischen Absetzen von Selegilin und Beginn einer Fluoxetintherapie mindesten 14 Tage Abstand[572],
MAO-Hemmer, selektive und nichtselektive →287, →276: gegenseitige Verstärkung von Wirkungen und UAW,
Pethidin →121: Interaktionen in Art und Ausmaß nicht vorhersehbar, Kombination meiden,
SSRI →283: v.a. Verstärkung von UAW

10.4 Antidepressiva

10.4.1 Tri- und tetrazyklische Antidepressiva

- **Vertreter:**

Tricyclische (Amitriptylin-Typ)
Amitriptylin *(Amineurin, Novoprotect, Saroten)*,
Dosulepin *(Idom)*,
Doxepin *(Aponal, Doneurin, Mareen, Sinquan)*
Trimipramin *(Herphonal, Stangyl)*

Tricyclische (Imipramin-Typ)
Clomipramin *(Anafranil, Hydiphen)*,
Dibenzepin *(Noveril)*,
Imipramin *(Pryleugan, Tofranil)*,

Tricyclische (Desipramin-Typ)
Desipramin *(Pertofran, Petylyl)*,
Lofepramin *(Gamonil)*,
Nortriptylin *(Nortrilen)*

Tetracyclische
Maprotilin *(Aneural, Deprilept, Ludiomil, Mirpan, Psymion, Maprolu, Mirpan, Psymion)*,
Mianserin *(Hopacem, Mianeurin, Prisma, Tolvin)*

Wirkung:

Verstärkung der Wirkungen der biogenen Amine durch Hemmung verschiedener Inaktivierungswege, hauptsächlich Hemmung der Wiederaufnahme von Noradrenalin in die Neuronen, aber auch des Serotonin-Reuptake, zusätzlich anticholinerge Effekte

Kontraindikationen und Anwendungsbeschränkungen:

Überempfindlichkeit gegen die eingesetzten Wirk- und Hilfsstoffe, Kombination mit MAO-Hemmern[576], akute Intoxikationen mit zentraldämpfenden Pharmaka und Alkohol, akute Delirien, Engwinkelglaukom, schwere Überleitungsstörungen (Schenkelblock, AV-Block 3. Grades), Stenosen im Bereich des Magen-Darm-Kanals, Blasenentleerungsstörungen mit Restharnbildung, Prostatahypertrophie ohne Restharnbildung[577], akute Harnverhaltung[578], paralytischer Ileus[577], chronische schwere Obstipation[579], vorgeschädigtes Herz, unbehandelte Regulationsstörungen des Blutdrucks[578], akutes Stadium nach Myokardinfarkt, schwere Leberfunktionsstörungen, schwere Nierenfunktionsstörungen[578,579,583], Tumoren des Nebennierenmarks[580], Blutbildungsstörungen in der Anamnese[578,580], erhöhte zerebrale Krampfbereitschaft, ältere Patienten und Patienten mit hirnorganischem Psychosyndrom[580], Kinder unter 12 Jahren[579,580], Jugendliche < 14–16 Jahren[578,581], **Schwangerschaft**[582] – strenge Indikationsstellung – Kontraindikation (in Abhängigkeit von der Substanz tierexperimentelle Hinweise auf fruchtschädigende Wirkungen, UAW der Antidepressiva auf den Feten, z.B. Tachyarrhythmien), **Stillzeit** – strenge Indikationsstellung - Kontraindikation (dosisabhängige Beeinträchtigung der Befindlichkeit des Säuglings)

576 Bei Therapiewechsel Zeitintervall von mindestens 14 Tagen
577 trizyklische Verbindungen
578 Amitriptylin
579 Desipramin
580 Imipramin
581 Dosulepin
582 zur Vermeidung von Entzugssymptomen beim Neugeborenen ca. 7 Wochen vor dem errechneten Termin die Therapie möglichst beenden

Unerwünschte Wirkungen:

Haut: Exantheme, Urtikaria, Schwitzen, Haarausfall[580,583], Pruritus[580,583], kleinfleckige Hautblutungen[580,583], Photosensibilität[579,580,583];
Muskel- und Skelettsystem, Kollagenosen: Muskeltremor, Akathisie[577] Dyskinesien[577], Abfall der Muskelspannung[583], Myoklonien[580,583], Ataxie[580,583], Gelenkschmerzen und -schwellungen[584];
Nervensystem, Psyche, Sinnesorgane: Sedierung, Schwindel, Kopfschmerzen, Unruhe, Schlafstörungen, Verwirrtheit, zerebrale Krampfanfälle oder erhöhte Krampfbereitschaft, Neuropathie, delirante Zustände[585], Benommenheit[578,583], Schläfrigkeit[581,583], Schwäche[581,583], Tagesmüdigkeit[581,583]; innere Unruhe[581]; Verstärkung der produktiven Symptomatik bei Schizophrenie[577]; Aggressivität[580,583], Erregungszustände[577,583], Alpträume[583], Verstärkung[583] der depressiven Krankheitszeichen, Gedächtnis- und Konzentrationsstörungen[581,583], Nervosität[583], Parästhesien[583], Auslösung von Psychosen[583], unterschwellige bis ausgeprägte Manie[577,583,584], EEG-Veränderungen[580,583], Depersonalisation[583], bipolare Depressionen[584], Suizidtendenz[586], verstärkte Angst[579,580], Parästhesien[579,580], Hyperpyrexie[580], Sprachstörungen[579,580,583], Hörstörungen[583], Tinnitus[579,580,583], Akkommodationsstörungen, Glaukomauslösung (Engwinkel), Einschränkung des Tränenflusses (Kontaktlinsenträger!);
Gastrointestinaltrakt, Leber, Galle, Pankreas: Appetitsteigerung, Gewichtszunahme, Anorexie[579,580], Stomatitis[580,583], Glossitis[580], Geschmacksstörungen[579,583], Mundtrockenheit, Übelkeit, Erbrechen, Obstipation, Diarrhö[580,583], (passagerer) Anstieg[577,583] von SGOT, SGPT, AP und γ-GT, Leberfunktionsstörungen[577,584], Hepatitis[579,580,583], paralytischer Ileus[577];
Wasser- und Elektrolythaushalt: Durstgefühl[577], lokale oder generalisierte Ödeme[580];
Stoffwechsel, Endokrinium: Gynäkomastie, Galaktorrhö, Amenorrhö[580], sexuelle Störungen, Änderungen des Blutzuckerspiegels, der Glukosetoleranz, SIADH[579,580,583];
Herz, Kreislauf, Gefäße: Erregungsleitungsstörungen, Herzinsuffizienz bzw. Verstärkung einer Herzinsuffizienz, Blutdrucksenkung, in Einzelfällen

583 Maprotilin
584 Mianserin
585 psychomotorische Agitiertheit, Beschäftigungsdrang, Nesteln, lebhafte (meist optische) Halluzinationen
586 bei Substanzen, durch die vor der Stimmungsaufhellung bereits der Antrieb gesteigert wird!

Blutdrucksteigerung, orthostatische Regulationsstörungen, Tachykardie, Palpitationen[579,580,583], kardiovaskuläre Störungen[581], periphere vasospastische Reaktionen[580], allergisch bedingte Myokarditis[578], Vaskulitis;
Atemwege: verstopfte Nase[577,583], pulmonale Eosinophilie (Löffler-Syndrom)[580], Bronchospasmen[579,583], allergische Alveolitis[579,580,583];
Blut: Leukopenien, Agranulozytose, Eosinophilie[579,580], Thrombopenie[579,580,583];
Urogenitaltrakt: Miktionsstörungen, Harnsperre[577], Hodenschwellung[579];
Immunsystem: anaphylaktische oder anaphylaktoide Reaktionen[580], Arzneimittelfieber[579,580,583], Überempfindlichkeitsreaktionen an Haut, Gefäßen und Atemwegen;
Sonstiges: Absetzsyndrom (Unruhe, Angst, Schweißausbrüche, Übelkeit, Erbrechen, Diarrhö, selten Manie)

Wechselwirkungen:

α_2-Agonisten, zentrale →24: Verstärkung der zentralen Dämpfung,
Alkohol: zentraldämpfende Wirkung verstärkt, verstärkt gastrointestinale UAW, verminderte Alkoholtoleranz bei gleichzeitiger Gabe von Amitriptylin,
Alprazolam →245: erhöhte Konzentrationen von trizyklischen Antidepressiva; bei gleichzeitiger Gabe von Desipramin bzw. Imipramin Anstieg der Konzentration von Alprazolam,
Amphetamin: Verstärkung der sympathomimetischen Effekte von Amphetamin,
α_1-Antagonisten →22: Verstärkung der zentralen Dämpfung,
Antiarrhythmika, Klasse Ia →48: verstärkte Erregungsleitungsstörungen; bei gleichzeitiger Gabe von Disopyramid Verstärkung der zentralen Dämpfung,
Antiarrhythmika, Klasse Ic →54: verstärkt Erregungsleitungsstörungen,
Antiarrhythmika, Klasse III →57: verstärkte Erregungsleitungsstörungen,
Antidiabetika, orale →138: verstärkte antidiabetische Wirkung durch gleichzeitige Gabe von trizyklischen Antidepressiva möglich,
Antihypertensiva →18: verstärkte Blutdrucksenkung,
Antikoagulanzien, orale →76: verstärkte Gerinnungshemmung bei gleichzeitiger Gabe von tri- bzw. tetrazyklischen Antidepressiva,
Antikonvulsiva →253: Anstieg der Serumkonzentration von Mianserin bei Kombination mit Phenobarbital, CBZ und/oder DPH,
Arzneimittel, anticholinerge →315: zentrale v.a. Delir! und periphere anticholinerge Wirkungen verstärkt,
Arzneimittel, zentral dämpfende →315: Verstärkung der zentralen Dämpfung,

Barbiturate →253: verstärkte atemdepressorische Wirkung von Maprotilin bei gleichzeitiger Gabe von hohen Barbituratdosen,
Benzodiazepine →245: bei abrupter Reduktion der Benzodiazepindosis erhöhtes Krampfrisiko bei gleichzeitiger Gabe von Maprotilin,
β-Rezeptorenblocker, lipophile →27: erhöhte Krampfneigung durch verminderten Abbau von Maprotilin, verstärkte antidepressive Wirkung von Amitriptylin,
β_2-Sympathomimetika →93: Verstärkung der kardialen und Kreislaufwirkungen der β_2-Sympathomimetika,
Carbamazepin →257: gegenseitige Verstärkung anticholinerger Wirkungen, verminderte Konzentrationen von Imipramin bei gleichzeitiger Gabe von CBZ, erhöhte Konzentration von CBZ bei gleichzeitiger Gabe von trizyklischen Antidepressiva; TDM, Dosisanpassung,
Cimetidin →178: verminderter Abbau der Antidepressiva,
Clonidin →24: blutdrucksenkende Wirkung abgeschwächt, im weiteren Verlauf Hochdruckkrisen, Verstärkung eines Clonidin-Entzugshochdrucks durch tri- und tetrazyklische Antidepressiva,
Dimenhydrinat →107: gegenseitige Verstärkung anticholinerger Effekte,
Disulfiram: erhöhte Serumkonzentrationen von trizyklischen Antidepressiva,
Dopaminantagonisten →191: gegenseitige Verstärkung extrapyramidalmotorischer Störungen,
Enfluran: Krampfanfälle bei gleichzeitiger Gabe von Enfluran und Amitriptylin beschrieben,
Enzyminduktoren →315: beschleunigter Abbau trizyklischer Antidepressiva, Dosisanpassung,
Estrogene →154: verzögerter Metabolismus der Antidepressiva, verstärkt UAW,
Guanethidin: blutdrucksenkende Wirkung abgeschwächt[587],
Heparin →80: Inaktivierung von Heparin durch Salzbildung,
Herzglykoside →59: Gefahr von Rhythmusstörungen erhöht,
Insulin →146: verstärkte antidiabetische Wirkung durch gleichzeitige Gabe von trizyklischen Antidepressiva möglich,
Katecholamine[588] →64: sympathomimetische Wirkung verstärkt,
Kontrazeptiva, orale →159: Verstärkung oder Abschwächung der Wirkungen und UAW der trizyklischen Antidepressiva möglich,

587 Maprotilin mit geringem, Mianserin ohne Einfluß auf die Blutdrucksenkung
588 auch als Zusatz zu Lokalanästhetika!

Levodopa →269: Sympathikus-Hyperaktivität bei gleichzeitiger Gabe von tri- bzw. tetrazyklischen Antidepressiva und Levodopa,
Lithium →291: gegenseitige Verstärkung antidepressiver Wirkungen bei gleichzeitiger Gabe von Lithium und Dosulepin,
MAO-Hemmer →287, →276: Gefahr schwerer UAW in Form eines Serotoninsyndroms mit Erregung, Delir, Koma, Hyperpyrexie, Krampfanfällen und starken Blutdruckschwankungen bei gleichzeitiger Gabe von MAO-Hemmern und tri- bzw. tetrazyklischen Antidepressiva,
Mefloquin →240: verstärkte QT_c-Verlängerung,
α-Methyldopa →24: blutdrucksenkende Wirkung bei gleichzeitiger Gabe von trizyklischen Antidepressiva abgeschwächt oder aufgehoben, Verstärkung der zentral dämpfenden Effekte von Methyldopa durch Maprotilin,
Methylphenidat: Verstärkung der sympathomimetischen Effekte von Methylphenidat durch Amitriptylin, Desipramin, Maprotilin,
Moxonidin →24: verminderte Blutdrucksenkung,
Neuroleptika →293: erhöhte Plasmakonzentration des Antidepressivums, verstärkte Sedierung, erniedrigte Krampfschwelle,
Nikotin: verminderte antidepressive Wirkung von Amitriptylin,
Nitrate, organische →71: verstärkte Wirkung von Maprotilin, verstärkte antidepressive Wirkung von Amitriptylin,
Opioide →121: bei gleichzeitiger Gabe von Opioiden und Maprotilin Atemfunktion überwachen, erhöhtes Risiko einer Atemdepression,
Phenothiazine →293: erhöhte Krampfneigung bei gleichzeitiger Gabe von Maprotilin,
Phenytoin →52, →262: erhöhte Konzentrationen von DPH bei gleichzeitiger Gabe von Desipramin möglich; TDM, Dosisanpassung von DPH,
Propafenon →54: Anstieg der Konzentration sowohl von Propafenon als auch von Desipramin,
Reserpin: Verstärkung des zentral dämpfenden Effekts von Reserpin durch Maprotilin,
Schilddrüsenhormone →169: Anstieg des Risikos kardialer UAW bei gleichzeitiger Gabe von Schilddrüsenhormonen und Maprotilin,
Sparfloxacin →217: Risiko schwerer Arrhythmien,
SSRI[589] →283: verminderter Abbau von tri- bzw. tetrazyklischen Antidepressiva, verstärkt UAW, additive Effekte im serotonergen System,

589 v.a. Fluoxetin und Fluvoxamin

Substanzen, alkalisierende: Verminderung der renalen Elimination von Maprotilin bei Alkalisierung des Urins,
Substanzen, saure: Beschleunigung der renalen Elimination von Maprotilin bei Ansäuerung des Urins,
Sumatriptan →310: verstärkt serotonerge UAW bei gleichzeitiger Gabe von Desipramin möglich,
Sympathomimetika, direkte →64: verstärkte sympathomimetische Wirkung, auch bei gleichzeitiger Gabe von Pholedrin und Etilefrin,
Sympathomimetika, indirekte: erst verstärkte, dann verminderte sympathomimetische Wirkung bei gleichzeitiger Gabe von Antidepressiva,
Thioridazin →293: Risiko schwerer Arrhythmien bei gleichzeitiger Gabe von Thioridazin und tri- bzw. tetrazyklischen Antidepressiva

10.4.2 Spezif. Serotonin-Wiederaufnahmehemmer (Serotonin-Reuptake-Inhibitoren, SSRI)

Vertreter:

Citalopram *(Cipramil)*,
Fluoxetin *(Fluctin)*,
Fluvoxamin *(Fevarin)*,
Paroxetin *(Seroxat, Tagonis)*,
Sertralin *(Gladem, Zoloft)*

Wirkung:

vermehrte Bereitstellung von Serotonin durch Hemmung der Wiederaufnahme von Serotonin; in Abhängigkeit von der Substanz wird in unterschiedlichem Umfang auch die Wiederaufnahme von Noradrenalin und γ-Aminobuttersäure (GABA) gehemmt.

Kontraindikationen und Anwendungsbeschränkungen:

Überempfindlichkeit gegen die eingesetzten Wirk- und Hilfsstoffe, gleichzeitige Behandlung oder zu kurzes zeitliches Intervall seit einer Therapie mit MAO-Hemmern, Kinder und Jugendliche < 18 Jahren[590,591], gleichzeitige Behandlung mit

590 fehlende klinische Erfahrung

Sumatriptan, Serotoninvorstufen[592] oder anderen serotonergen Substanzen (z.B. Fenfluramin), Lithium[593], Antikoagulanzien[594], Elektrokrampftherapie[590], Krampfanfälle in der Anamnese, Diabetes mellitus, Patienten mit Engwinkelglaukom[594], eingeschränkter Herz- und/oder Atemfunktion[595], eingeschränkte Nieren- und/ oder Leberfunktion, **Schwangerschaft** – Kontraindikation (mangelnde Datenlage, keine tierexperimentellen Hinweise auf fruchtschädigende Wirkungen), **Stillzeit** – Kontraindikation (Verhalten der Substanz in der Milch nicht bekannt[596,597], Übergang der Substanz in die Milch[593,594,595])

- **Unerwünschte Wirkungen:**

Haut: verstärkte Schweißneigung, Exantheme, Pruritus, angioneurotisches Ödem[595], Haarausfall[595], Photosensibilität[594,596,597];
Muskel- und Skelettsystem, Kollagenosen: Myalgie, Arthralgie[595,597], EPS-Störungen;
Nervensystem, Psyche, Sinnesorgane: Kopfschmerzen, Tremor, Somnolenz, Schlaflosigkeit, Schwindel, Nervosität, Angst, Agitiertheit, Apathie, Asthenie, verändertes Träumen, Somnambulismus[594], Parästhesie, Verwirrtheit, Gähnen, Konzentrationsstörungen, Denkstörungen[595], Suizidgedanken[595], gestörtes Allgemeinbefinden, Erschöpfung, Euphorie[596], aggressive Reaktion, Hypomanie oder Manie, Serotonin-Syndrom, malignes neuroleptisches Syndrom[594,595], Schlaganfall[595], Krampfanfälle[596], Tinnitus[596], Geschmacksstörungen, Sehstörungen, Mydriasis[594], Glaukomanfall[594];
Gastrointestinaltrakt, Leber, Galle, Pankreas: Mundtrockenheit, vermehrter Speichelfluß, Anorexie, Gewichtszu- oder -abnahme, Diarrhö, Obstipation, Übelkeit[595,597], Erbrechen, Abdominalschmerzen, Verdauungsstörungen, Flatulenz, gastrointestinale Blutungen[595], Pankreatitis[595], Anstieg von SGOT und SGPT, Leberfunktionsstörungen[595,597], Ikterus[595,597];
Wasser- und Elektrolythaushalt: Hyponatriämie, periphere und faziale Ödeme[594],

591 bei Kindern und Jugendlichen zwischen 6 und 17 Jahren keine Unterschiede in der Pharmakokinetik von Sertralin im Vergleich zur Kinetik des Erwachsenen
592 Tryptophan, Oxitriptan
593 Sertralin
594 Paroxetin
595 Fluoxetin
596 Citalopram
597 Fluvoxamin

Stoffwechsel, Endokrinium: Libidoabnahme, Menstruationsstörungen, weibliche Orgasmusstörungen, Brustschmerzen oder -schwellung[595], Hyperprolaktinämie[593,594,595], Galaktorrhö[593,594], SIAD[593,594];
Herz, Kreislauf, Gefäße: lageabhängige Hypotonie, Herzklopfen, Tachykardie, Bradykardie, Herzrhythmusstörungen[595], Synkope, allergische Vaskulitis[595];
Atemwege: Nasenbluten[595], Rhinitis[596], Husten[596], Atemnot, Bronchospasmen[595], entzündliche oder fibrotische Veränderungen der Lunge[595], eosinophile Pneumonie[595];
Blut[598]: Leukozytose[595], Leuko-[595], Thrombo-[595], Panzytopenie[595], thrombozytopenische Purpura[595], aplastische oder hämolytische Anämie[595], veränderte Thrombozytenfunktion[593,594,595], Blutungsneigung[594];
Urogenitaltrakt: Miktionsstörungen, Harnretention[594], Priapismus[594], Ejakulationsstörungen, Impotenz, Vaginalblutungen nach Absetzen des Präparates[595];
Immunsystem: allergische und anaphylaktoide Reaktionen, Fieber[595]; s. Haut, Atemwege;
Sonstiges: Entzugssyndrom mit Schwindel, Übelkeit und Parästhesien

Wechselwirkungen:

α_2-Agonisten, zentrale →24: Verstärkung der zentralen Dämpfung,
Alkohol: synergistische Verstärkung der zentralen Dämpfung, verstärkt gastrointestinale UAW; bei chronischem Alkoholkonsum verminderte antidepressive Wirksamkeit,
α_1-Antagonisten →22: Verstärkung der zentralen Dämpfung,
Antiarrhythmika, Klasse Ic →54: verzögerte Elimination der Antiarrhythmika bei gleichzeitiger Gabe von Fluoxetin bzw. Paroxetin,
Antidepressiva, trizyklische →277: verzögerte Elimination der TCA bei gleichzeitiger Gabe von Fluoxetin, Fluvoxamin bzw. Paroxetin,
Antidiabetika, orale →138: durch Eingriff der SSRI in den Glukose- und/oder Insulinstoffwechsel nicht vorhersehbare Wechselwirkung, Therapieüberwachung und Dosisanpassung zu Beginn und nach Abschluß der SSRI-Therapie[599],
Antihypertensiva →18: verstärkte Blutdrucksenkung,
Antikoagulanzien, orale →76: verstärkte Gerinnungshemmung bei gleichzeitiger Gabe von Fluoxetin, Fluvoxamin, Paroxetin bzw. Sertralin; Dosisanpassung,

598 Kausalzusammenhang zum jeweiligen Arzneistoff nicht immer geklärt
599 lange Halbwertszeiten der SSRI beachten

Antipyrin: Verkürzung der Halbwertszeit von Antipyrin bei gleichzeitiger Gabe von Sertralin; enzyminduktorischer Effekt klinisch nicht relevant,
Arzneimittel, zentral dämpfende →315**:** gegenseitige Verstärkung der zentralen Dämpfung und/oder Atemdepression,
Benzodiazepine[600] →245**:** verzögerte Elimination von Diazepam bei gleichzeitiger Gabe von Fluoxetin bzw. Fluvoxamin, verminderte Clearance von Diazepam bei gleichzeitiger Gabe von Sertralin,
Carbamazepin →257**:** verzögerte Elimination von CBZ bei gleichzeitiger Gabe von Fluoxetin bzw. Fluvoxamin; TDM, Dosisanpassung,
Cimetidin →178**:** moderater Anstieg der Konzentrationen von Citalopram, Paroxetin bzw. Sertralin; Vorsicht bei gleichzeitiger Gabe beider Substanzen,
Codein →105**:** Erregungszustände, Fieber, Veränderungen der Atmungs- und Kreislauffunktion bei gleichzeitiger Gabe von SSRI,
Dextromethorphan →105**:** Erregungszustände, Fieber, Veränderungen der Atmungs- und Kreislauffunktion bei gleichzeitiger Gabe von SSRI,
Digitoxin →59**:** Verdrängung aus der PPB durch Fluoxetin denkbar,
Disopyramid →48**:** Verstärkung der zentralen Dämpfung,
Diuretika →34**:** u.U. Verstärkung der seltenen Hyponatriämie durch SSRI; verstärkte Blutdrucksenkung,
5-HT-Antagonisten →310**:** additive serotonerge Effekte möglich,
Insulin →146**:** durch Eingriff der SSRI in den Glukose- und/oder Insulinstoffwechsel nicht vorhersehbare Wechselwirkung, Therapieüberwachung und Dosisanpassung zu Beginn und nach Abschluß der SSRI-Therapie,
Lithium →291**:** pharmakodynamische Interaktion an der serotonergen Neurotransmission nicht ausgeschlossen, bei gleichzeitiger Gabe von Citalopram und Lithium Therapie sorgfältig überwachen; erhöhte Lithiumkonzentrationen bei gleichzeitiger Gabe von Fluoxetin,
L-Tryptophan: additive Effekte auf die Serotoninkonzentration, Provokation eines Serotonin-Syndroms,
MAO-Hemmer →287**,** →276**:** Provokation eines Serotonin-Syndroms,
Metoprolol →27**:** Verdoppelung der Metoprololkonzentrationen bei gleichzeitiger Gabe von Citalopram möglich[601],

600 Ausscheidung vorwiegend über Phase-I-Reaktionen (oxidativer Metabolismus)
601 wahrscheinlich durch Beeinflussung von CYP2D6 durch Citalopram, Fluoxetin bzw. Paroxetin, Verstärkung dieses Effektes bei „poor metabolizern" von CYP2D6 (Debrisoquin/ Spartein-Polymorphismus) zu erwarten

Neuroleptika →293: verzögerte Elimination der Neuroleptika bei gleichzeitiger Gabe von Fluoxetin, Fluvoxamin bzw. Paroxetin, verstärkt extrapyramidale Störungen,
Opioide →121: verstärkter analgetischer Effekt der Opioide bei gleichzeitiger Gabe von Citalopram,
Oxitriptan: additive Effekte auf die Serotoninkonzentration, Provokation eines Serotonin-Syndroms,
Phenytoin →52, →262: verzögerte Elimination von DPH bei gleichzeitiger Gabe von Fluoxetin bzw. Fluvoxamin; TDM, Dosisanpassung, beschleunigte Elimination von Paroxetin bei gleichzeitiger Gabe von DPH,
Procyclidin: signifikante Erhöhung der Plasmakonzentration von Procyclidin bei gleichzeitiger Gabe von Paroxetin, verstärkt anticholinerge Effekte,
Propranolol →27: verzögerte Elimination bei gleichzeitiger Gabe von Fluvoxamin,
Ropinirol: verzögerte Elimination von Ropinirol bei gleichzeitiger Gabe von Fluvoxamin,
Sulfonylharnstoffe →138: verminderter Abbau der Sulfonylharnstoffe bei gleichzeitiger Gabe von Fluoxetin,
Tacrolimus: verzögerte Elimination von Tacrolimus bei gleichzeitiger Gabe von Fluvoxamin,
Theophyllin →96: verzögerte Elimination von Theophyllin bei gleichzeitiger Gabe von Fluvoxamin; TDM, Dosisanpassung,
Tolbutamid →138: verminderte Clearance von Tolbutamid bei gleichzeitiger Gabe von Sertralin,
Vinblastin: verzögerte Elimination von Vinblastin bei gleichzeitiger Gabe von Fluoxetin,
Zolmitriptan →310: verminderter Abbau von Zolmitriptan bei gleichzeitiger Gabe von Fluvoxamin nicht ausgeschlossen

10.4.3 MAO-A-Hemmer

Vertreter:

Moclobemid *(Aurorix)*,
Tranylcypromin *(Jatrosom N)*

- **Wirkung:**

  Hemmstoffe der Monoaminoxidase A (MAO-A-Hemmer): verstärkte Bereitstellung der Neurotransmitter Serotonin, Noradrenalin und Dopamin durch Blockade der Monoaminoxidase, d.h. reversible Hemmung der Monoaminoxidase A durch Moclobemid, irreversible nichtselektive Monoaminoxidasehemmung und bei Langzeitanwendung Down-Regulation von β- und 5-HT_2-Rezeptoren im ZNS durch Tranylcypromin

- **Kontraindikationen und Anwendungsbeschränkungen:**

  schwere Erkrankungen des Herz-Kreislauf-Systems[602], extreme Formen des Bluthochdrucks[602], Phäochromozytom, Blutdruckkrisen[602], Zerebralsklerose[602], Angina pectoris[602], schwere Leberschäden[602],akute Vergiftung[602] mit Alkohol, Schlafmitteln, Psychopharmaka und Analgetika, akute Delirien, maligne Hyperthermie[602], schwere Nierenschäden[602], Diabetes insipidus[602], Porphyrie[602], Diabetes mellitus[602], Epilepsie[602], Patienten mit gestörter Blutdruckregulation[602], Hyperthyreoidismus, Kombination mit Pethidin, Selegilin, Clomipramin und serotonerg wirksamen Arzneimitteln[603], Kinder und Jugendliche < 16 Jahren, Verzehr von tyraminhaltigen Lebens- und Genußmitteln[602,604], **Schwangerschaft** – strenge Indikationsstellung (mangelnde Datenlage[602], tierexperimentell kein Hinweis auf fruchtschädigende Wirkungen[603]), **Stillzeit** – strenge Indikationsstellung (Übergang der Substanz in die Milch, in Abhängigkeit von der Art der Anwendung, der Behandlungsdauer und der Dosierung Beeinträchtigungen des Säuglings nicht ausgeschlossen[602], Schädigungen des Säuglings bislang unbekannt[603])

- **Unerwünschte Wirkungen:**

  Haut: Juckreiz[603], Hautausschlag[603], Urtikaria[603], Hitzegefühl[603];
  Muskel- und Skelettsystem, Kollagenosen: Muskelspasmen[602], Muskel- und Gelenkschmerzen[602];
  Nervensystem, Psyche, Sinnesorgane: Schlafstörungen, Unruhe[602], Schwindel, Müdigkeit[602], Schläfrigkeit[603], Angstzustände[602], Kopfschmerz, Polyneuropathien[602], Halluzinationen[602], zerebrale Krampfanfälle[602], Verwirrtheitszustände, Erregung[603], psychische Abhängigkeit[602], maligne

---

602 Tranylcypromin
603 Moclobemid
604 Käse, mit Ausnahme von Frischkäse, Hefe- oder Fleischextrakte, Fischzubereitungen (Halbkonserven), Geflügelleber, kakaohaltige Nahrungsmittel, dicke Bohnen (Saubohnen), alkoholische Getränke sowie übermäßige Mengen koffeinhaltiger Getränke (einen Tag vor bis 14 Tage nach Gabe von MAO-Hemmern)

Hyperthermie[602,605], Auftreten einer manischen Verstimmung[602], Auftreten akut produktiver Symptome bei Schizophrenie, Parästhesien[603], Tremor[603], Akkommodationsstörungen[602], Sehstörungen[603];
Gastrointestinaltrakt, Leber, Galle, Pankreas: Mundtrockenheit, Gewichtszu- oder -abnahme[602], epigastrische Beschwerden[603], Übelkeit[603], Erbrechen[602], Obstipation, Diarrhö, Leberfunktionsstörungen[602], Anstieg von SGOT, SGPT[602];
Wasser- und Elektrolythaushalt: Ödeme[602],
Stoffwechsel, Endokrinium: Anorgasmie[602], Ejakulationsstörungen[602], Impotenz[602], geringer Anstieg des Prolaktinspiegels im Plasma[603];
Herz, Kreislauf, Gefäße: Palpitationen[602], Blutdrucksenkung[602], Blutdrucksteigerung oder hypertensive Krise mit Okzipitalkopfschmerz, orthostatische Dysregulation;
Blut: Blutbildveränderungen[602];
Urogenitaltrakt: verminderte Diurese[602];
Immunsystem: Überempfindlichkeitsreaktionen[603] z.T. mit Ödembildung oder Dyspnoe; s. Haut;
Sonstiges: Blutungen in der Schädelhöhle[602,606], Absetzreaktionen mit Angst, Unruhe, Schlaflosigkeit, Benommenheit, Halluzinationen oder Delirien

Wechselwirkungen[607]:

α_2-Agonisten, zentrale →24: Verstärkung der zentralen Dämpfung,
Alkohol: gegenseitige Verstärkung der zentralen Dämpfung und/oder Atemdepression,
4-Aminochinoline →240: verstärkt UAW,
α_1-Antagonisten →22: Verstärkung der zentralen Dämpfung,
Antidepressiva, tri- und tetrazyklische →277: Provokation eines Serotonin-Syndroms[608],
Antidiabetika, orale →138: antidiabetische Wirkung durch gleichzeitige Gabe von Tranylcypromin verstärkt,
Antihistaminika →107: Verstärkung anticholinerger Effekte,

605 bei Überdosierungen und Mehrfachintoxikationen
606 bei Nichtbeachtung diätetischer Auflagen oder im Zusammenhang mit Arzneimittelinteraktionen
607 Interaktionen bei Einsatz reversibler und selektiver MAO-Hemmstoffe, z.B. Moclobemid, meist geringer ausgeprägt, von Kombinationen ist in erster Linie aus Vorsichtsgründen abzuraten
608 Symptome: Verwirrtheit, Erregung, Hypomanie, Hyperthermie, Myoklonie, Hyperreflexie, Tremor, Diarrhö und Blutdruckanstieg

Antihypertensiva →18: Verstärkung der Blutdrucksenkung bei gleichzeitiger Gabe von Tranylcypromin, seltener Erregung und Blutdruckanstieg,
Antiparkinsonmittel →269: Antiparkinson-Wirkung verstärkt, evtl. RR-Anstieg und Hyperpyrexie bei Kombination von Tranylcypromin mit Levodopa,
Arzneimittel, zentral dämpfende →315: gegenseitige Verstärkung der zentralen Dämpfung und/oder Atemdepression,
β-Rezeptorenblocker →27: überschießender Blutdruckanstieg,
β_2-Sympathomimetika →93: verstärkte Herz-Kreislaufwirkungen der β_2-Sympathomimetika,
Buspiron: starker Blutdruckanstieg bei gleichzeitiger Gabe von Tranylcypromin,
Carbamazepin →257 : verstärkt UAW von CBZ, Kombination vermeiden,
Chlorprothixen →297: Verstärkung der neurolept. Wirkung von Chlorprothixen,
Cimetidin →178: verminderte Ausscheidung von Moclobemid,
Coffein: Unruhe und Agitiertheit bei gleichzeitiger Gabe von Tranylcypromin und exzessiven Mengen Coffein,
Dextromethorphan →105: Provokation eines Serotonin-Syndroms möglich,
Disopyramid →48: Verstärkung der zentralen Dämpfung,
Disulfiram: nicht vorhersehbare Interaktionen mit Tranylcypromin,
Injektionsanästhetika: nicht vorhersehbare Interaktionen mit Tranylcypromin,
Insulin →146: antidiabetische Wirkung durch gleichzeitige Gabe von Tranylcypromin verstärkt,
Kalziumantagonisten →31: verstärkte Blutdrucksenkung,
α-Methyldopa →24: Blutdruckanstieg, Halluzinationen, Kopfschmerzen,
Opiate/Opioide →121: Wirkung der Opiate bei gleichzeitiger Gabe von MAO-Hemmern verstärkt[609], v.a. Sedierung, Somnolenz, Blutdruckabfall,
Oxitriptan: Provokation eines Serotonin-Syndroms,
Pethidin →121: Provokation eines Serotonin-Syndroms,
Prokinetika (Dopaminantagonisten) →191: gegenseitige Verstärkung extrapyramidalmotorischer Störungen,
SSRI →283: Provokation eines Serotonin-Syndroms,
Sumatriptan →310: Provokation eines Serotinin-Syndroms möglich[610],
Sympathomimetika[611] →64: verstärkte sympathomimetische Wirkung, v.a.

609 Morphin in niedrigen Dosen und unter Überwachung verwendet, scheint für die Patienten am ungefährlichsten zu sein. Für Fentanyl und Alfentanil ist diese Interaktion bislang nicht beobachtet worden
610 Bislang keine Fälle einer derartigen Interaktion beschrieben
611 sowohl direkte als auch indirekte Sympathomimetika betroffen, β_2-Sympathomimetika aufgrund des anderen Abbauweges nicht betroffen

Blutdruckanstieg bis zur hypertonen Krise,
Tryptophan: Provokation eines Serotonin-Syndroms[608],
Zolmitriptan →310: Anstieg der AUC von Zolmitriptan und seinem Metaboliten bei gleichzeitiger Gabe von Moclobemid

10.4.4 Lithium

Vertreter:

Lithium *(Hypnorex, Leukominerase, Quilonum)*

Wirkung:

Mechanismus nicht genau bekannt, wahrscheinlich Verwandtschaft mit Natrium und Kalium für einige der pharmakologischen Effekte verantwortlich, durch intrazelluläre Anreicherung von Lithium Veränderung der elektrophysiologischen Eigenschaften von Neuronen und Membranen

Kontraindikationen und Anwendungsbeschränkungen:

schwere Herzfunktionsstörungen, Herzrhythmusstörungen, Myasthenia gravis, myeloische Leukose, Psoriasis, Epilepsie, perioperative Periode[612], Morbus Addison, Erkrankungen mit gestörtem Natriumhaushalt, kochsalzarme Diät, Niereninsuffizienz (Gefahr der Lithiumintoxikation), Hypothyreose, **Schwangerschaft** – Kontraindikation (kardiovaskuläre Fehlbildung; ca. 1 Woche vor dem errechneten Termin Dosis halbieren, bei Auftreten von Wehen bis einen Tag nach der Entbindung absetzen), **Stillzeit** – Kontraindikation (Konzentration in der Milch ca. 60% der mütterlichen Serumkonzentration)

Unerwünschte Wirkungen:

Haut: psoriasiforme Ausschläge, Exazerbation präexistenter Dermatosen;
Muskel- und Skelettsystem, Kollagenosen: Muskelschwäche;
Nervensystem, Psyche, Sinnesorgane: Initialtremor, zerebrale Krampfanfälle bei vorgeschädigtem ZNS;
Gastrointestinaltrakt, Leber, Galle, Pankreas: gastrointestinale Störungen[613];
Wasser- und Elektrolythaushalt: Durst, Gewichtszunahme;

612 48 Stunden vor der Narkose absetzen und erst nach Stabilisierung der Elektrolytverhältnisse wieder beginnen
613 vorwiegend zu Therapiebeginn, aber auch als Hinweis auf eine Intoxikation

Herz, Kreislauf, Gefäße: EKG-Veränderungen;
Urogenitaltrakt: Polyurie, Nierenschäden;
Immunsystem: Hauterscheinungen

Wechselwirkungen:

ACE-Hemmer →18: verstärkte tubuläre Reabsorption von Li, Intox.gefahr!,
Acetazolamid: Lithiumwirkung vermindert,
Alkohol: verminderte Alkoholtoleranz,
Ammoniumchlorid: Verstärkung der kardio- und neurotoxischen Wirkungen von Lithium, erhöhte Konzentration von Li,
Amphetamine: möglicherweise Hemmung der Amphetaminwirkung,
Antidepressiva, trizyklische →277: u.U. Verstärkung der strumigenen Wirkung von Lithium,
Antirheumatika, nichtsteroidale →111: kardio- und neurotoxische Wirkung von Lithium durch verminderte renale Elimination von Li verstärkt,
Carbamazepin →257: additive neurotoxische und thyreostatische Effekte,
Celecoxib →119: verminderte Lithiumausscheidung bei gleichzeitiger Gabe von Celecoxib; TDM von Lithium bei Therapie mit COX-2-Hemmern;
Diltiazem →31: verstärkte Neurotoxizität von Li, Mechanismus ungeklärt,
Diuretika[614] →34: kardio- und neurotoxische Wirkung von Lithium durch verminderte renale Elimination von Li verstärkt,
Dosulepin →277: gegenseitige Verstärkung der antidepressiven Effekte,
Insulin →146: verminderte Blutzuckersenkung,
Jodverbindungen: strumigene Wirkung verstärkt,
α-Methyldopa →24: kardio- und neurotoxische Wirkung von Lithium verstärkt,
Natriumchlorid, erhöhte Zufuhr: Li-Wirkung durch Konzentr.abfall vermindert,
Neuroleptika →293: Potenzierung der Neuroleptika-UAW durch Lithium möglich,
Nitroimidazole →226: Anstieg der Konzentration von Li möglich,
Phenothiazine →293: additive Hyperglykämie nicht ausgeschlossen,
Prokinetika (Dopaminantagonisten) →191: verstärkte Absorption von Lithium,
SSRI →283: gegenseitige Verstärkung neurotoxischer Effekte,
Stoffe, alkalisierende: verstärkte Ausscheidung von Lithium,
Theophyllin →96: Wirkung v. Lithium durch verstärkte Elimination vermindert,
Verapamil und Analoga →31: verstärkte Neurotoxizität von Li, Mechanismus ungeklärt

614 Saluretika und Schleifendiuretika

10.5 Neuroleptika

10.5.1 Phenothiazine

- **Vertreter:**

Chlorpromazin *(Propafenin)*,
Fluphenazin *(Dapotum, Lyogen, Omca)*,
Levomepromazin *(Neurocil, Tiscerin)*,
Perphenazin *(Decentan)*,
Promethazin *(Atosil)*,
Thioridazin *(Melleril, Melleretten)*
Triflupromazin *(Psyquil)*

- **Wirkung:**

Eingriff in verschiedene Transmittersysteme, für die antipsychotische Wirkung ist vermutlich der Antagonismus an zentralen Dopaminrezeptoren (Striatum, mesolimbische und mesokortikale Regionen) verantwortlich, wobei die einzelnen Substanzen die Rezeptorsubtypen in unterschiedlichem Maße beeinflussen; in geringerem Maße werden cholinerge (Muskarinrezeptoren), adrenerge (α_1-Rezeptoren), Histamin- und Serotoninrezeptoren in zentralnervösen und peripheren Strukturen beeinflußt; schwach neuroleptische Phenothiazine werden auch als Schlafmittel (antihistaminerge Effekte) und Antiemetika (antidopaminerge und anticholinerge Effekte) verwendet

- **Kontraindikationen und Anwendungsbeschränkungen:**

Überempfindlichkeit gegen die eingesetzten Wirk- und Hilfsstoffe, akute Intoxikationen mit zentraldämpfenden Pharmaka und Alkohol, vorgeschädigtes Herz, schwere Leberfunktionsstörungen, Niereninsuffizienz, prolaktinabhängige Tumoren, Mammakarzinome[615], Phäochromozytom, ausgeprägte Hypotonie, orthostatische Kreislaufregulationsstörungen, Stammhirnerkrankungen (z.B. Morbus Parkinson), chronische Atembeschwerden und Asthma, Engwinkelglaukom, Blasenentleerungsstörungen mit Restharnbildung, Stenosen im Magen-Darm-Kanal, depressive Syndrome, vorbestehende Hämatopoesestörungen[615,616,617],

615 Fluphenazin
616 Perphenazin

Leberschäden[615], subkortikale Hirnschäden[615], Koma[615,617], Hypertonie[615], zerebrale Arteriosklerose[615], schwere Herz-Kreislauf-Erkrankungen[617], Störungen der Blutdruckregulation[615], chronisch-obstruktive Atemwegserkrankungen[615], Krampfanfälle in der Anamnese[615], Exposition gegen extreme Hitze oder phosphorhaltige Insektizide[615], Kinder < 12 Jahren[615], Kinder < 5 Jahren[617], alte und/oder im Allgemeinzustand reduzierte Patienten[616], **Schwangerschaft** – strenge Indikationsstellung (keine Hinweise auf fruchtschädigende Wirkungen, im letzten Trimenon zur Vermeidung unerwünschter Wirkungen beim Neugeborenen so niedrig wie möglich dosieren), **Stillzeit** – strenge Indikationsstellung (Übergang der Substanz in die Milch, Schädigungen des Säuglings bislang nicht bekannt[615,617,618], in Abhängigkeit von Art und Dauer der Anwendung sowie der Dosierung zumindest vorübergehende Beeinträchtigung des Säuglings möglich[616])

- **Unerwünschte Wirkungen:**

Haut: allergotoxische Hautreaktionen, Photosensibilisierung, Sekretionsstörungen der Schweißdrüsen, Pigmenteinlagerungen[615], angioneurotische Ödeme[615]; **Muskel- und Skelettsystem, Kollagenosen:** Früh- und Spätdyskinesien, Parkinsonoid, Akathisie, Lupus-erythematosus-like syndrome; **Nervensystem, Psyche, Sinnesorgane:** Provokation epileptiformer Anfälle, malignes neuroleptisches Syndrom[619], Unruhe, Erregung, Schwindel, Kopfschmerzen, depressive Verstimmung, Lethargie, delirante Syndrome[620], Reaktivierung oder Verschlechterung von psychotischen Prozessen[615], verworrene Träume[615], Veränderungen im EEG und Liquoreiweiß[615], Hirnödeme[615], Agnosie[615], gestörte Temperaturregulation[615], Kornea- oder Linseneinlagerungen, Akkommodationsstörungen, Glaukomanfallauslösung (Engwinkelglaukom); **Gastrointestinaltrakt, Leber, Galle, Pankreas:** Mundtrockenheit, Appetitsteigerung[615], gastrointestinale Störungen, Obstipation, paralytischer Ileus, Cholestase, passagere Leberfunktionsstörungen[615,616], Ikterus[615]; **Stoffwechsel, Endokrinium:** Menstruationsstörungen, Galaktorrhö[615,617], Gynäkomastie[615,617], sexuelle Störungen, Gewichtszunahme, Störungen des Glukosestoffwechsels; **Herz, Kreislauf, Gefäße:** Erregungsleitungsstörungen, Tachykardie, Hypotonie, orthostatische Regulationsstörungen, Hypertonie[615], Bein- und Beckenvenenthrombosen[615];

617 Thioridazin
618 Chlorpromazin
619 Fieber, Rigor, Akinese, vegetative Entgleisung, Bewußtseinstrübung bis zum Koma
620 besonders in Kombination mit anticholinerg wirkenden Substanzen

Atemwege: Larynxödem, Asthma, Bronchopneumonie[615], „verstopfte Nase"[617];
Blut: Störungen der Hämatopoese (Leuko-, Thrombo-, Panzytopenie, Agranulozytose, Eosinophilie);
Urogenitaltrakt: Miktionsstörungen;
Immunsystem: s. Haut;
Sonstiges: anticholinerge Wirkungen (s. Sinnesorgane, Gastrointestinal-, Urogenitaltrakt, Herz-Kreislauf-System), falsch-positiver Schwangerschaftstest[615]

Wechselwirkungen:

Adrenalin →64: Blutdruckabfall[621],
Alkohol: gegenseitige Wirkungsverstärkung,
Amantadin →269: erhöhtes Risiko eines malignen neuroleptischen Syndroms,
Amphotericin B →230: vermehrt Blutbildstörungen,
α_1-Antagonisten →22: Verstärkung der zentralen Dämpfung,
Antazida, aluminiumhaltige →188: Bioverfügbarkeit von Fluphenazin, Thioridazin vermindert,
Anthelminthika, piperazinhaltige →243: erhöhtes Risiko von extrapyramidalmotorischen Störungen bei gleichzeitiger Gabe von Anthelminthika und Fluphenazin,
Anticholinergika →91 →274 →185: anticholinerge Wirkung verstärkt, antipsychotischer Effekt der Phenothiazine abgeschwächt,
Antidepressiva, tri- und tetrazyklische →277: gegenseitige Plasmaspiegelerhöhung,
Antidiarrhoika: abgeschwächte Wirkung von Thioridazin,
Antihypertensiva →18: Blutdrucksenkung verstärkt,
Antikoagulanzien, orale →76: gerinnungshemmende Wirkung bei gleichzeitiger Gabe von Fluphenazin verstärkt,
Arzneimittel, zentral dämpfende →315: gegenseitige Verstärkung der zentralen Dämpfung und/oder Atemdepression,
Carbamazepin →257: erhöhtes Risiko neurologischer UAW,
Chinidin →48: Verstärkung der Chinidin-bedingten negativen Inotropie und der anticholinergen Effekte bei gleichzeitiger Gabe von Thioridazin,
Chloramphenicol →228: vermehrt Blutbildstörungen,
Clonidin →24: verminderte Blutdrucksenkung, Verstärkung der zentralen Dämpfung,

621 Adrenalinumkehr

Clozapin →305: erhöhtes Risiko von Blutbildstörungen bei Kombination von Clozapin und Fluphenazin,
Coffein: Wirkungsabschwächung von Neuroleptika,
Dimenhydrinat →107: Abschwächung der Phenothiazin-bedingten extrapyramidalmotorischen Störungen,
Disopyramid →48: Verstärkung der anticholinergen Effekte und der zentralen Dämpfung,
Disulfiram: abgeschwächte Antabus-Alkohol-Wirkung bei Kombination mit Neuroleptika,
Dopaminagonisten[622] →269: Wirkung der Agonisten abgeschwächt,
Dopaminantagonisten[623] →191: extrapyramidale Nebenwirkungen verstärkt,
Enzyminduktoren →315: Metabolisierung des Neuroleptikums beschleunigt,
Gonadorelin: verminderte Gonadorelinwirkung infolge Prolaktinerhöhung durch gleichzeitige Gabe von Fluphenazin,
Guanethidin: Blutdrucksenkung vermindert,
Insulin →146: unter Fluphenazin gegebenenfalls Neueinstellung der Insulintherapie nötig,
Lithium →291: gegenseitige Plasmaspiegelerhöhung, Gefahr neurotoxischer Symptome, additive Hyperglykämien nicht ausgeschlossen,
MAO-Hemmer →287, →276: wegen mangelnder Erfahrungen nicht mit Thioridazin kombinieren,
Maprotilin →277: erhöhte Krampfneigung,
Mefloquin →240: QT_c-Verlängerung,
Metformin →142: verminderte Blutzuckersenkung,
α-Methyldopa →24: Blutdrucksenkung vermindert, Verstärkung der zentralen Dämpfung,
Pentetrazol: erhöhte Krampfneigung,
Phenytoin →52, →262 : erhöhte DPH-Konzentration; TDM, Dosisanpassung,
Pholedrin →45: verminderte Wirkung von Pholedrin,
Piracetam: verstärkt Hyperkinesien bei gleichzeitiger Gabe von Piracetam und Neuroleptika,
Polypeptidantibiotika[624]: zentrale Atemdepression durch gleichzeitige Gabe von Fluphenazin verstärkt,
Procarbazin: möglicherweise verstärkte Wirkung der Phenothiazine,

622 z. B. Bromocriptin, Amantadin, Levodopa
623 Metoclopramid, Bromoprid, Alizaprid
624 z. B. Capreomycin, Colistin, Polymyxin B

Propranolol →27: verstärkte Wirkung von Chlorpromazin, Thioridazin,
Psychostimulanzien: verminderte Stimulation bei gleichzeitiger Gabe von Thioridazin,
Sparfloxacin →217: erhöhtes Risiko schwerer Arrhythmien bei gleichzeitiger Gabe von Phenothiazinen,
SSRI →283: verstärkt extrapyramidale Störungen bei Kombination von SSRI und Neuroleptika,
Valproinsäure →267: Verstärkung der zentralen Dämpfung

10.5.2 Thioxanthene

Vertreter:

Chlorprothixen *(Truxal)*,
Clopenthixol *(Ciatyl)*,
Flupentixol *(Fluanxol)*,
Zuclopenthixol *(Ciatyl-Z)*

Wirkung:

Eingriff in verschiedene Transmittersysteme, für die antipsychotische Wirkung ist vermutlich der Antagonismus an zentralen Dopaminrezeptoren (Striatum, mesolimbische und mesokortikale Regionen) verantwortlich, wobei die einzelnen Substanzen die Rezeptorsubtypen in unterschiedlichem Maße beeinflussen; in geringerem Maße werden cholinerge (Muskarinrezeptoren), adrenerge (α_1-Rezeptoren), Histamin- und Serotoninrezeptoren in zentralnervösen und peripheren Strukturen beeinflußt

Kontraindikationen und Anwendungsbeschränkungen:

Überempfindlichkeit gegen die eingesetzten Wirk- und Hilfsstoffe, akute Intoxikationen mit zentraldämpfenden Pharmaka und Alkohol, vorgeschädigtes Herz, schwere Leberfunktionsstörungen, Niereninsuffizienz, prolaktinabhängige Tumoren, Phäochromozytom, ausgeprägte Hypotonie, orthostatische Kreislaufregulationsstörungen, Stammhirnerkrankungen (z.B. Morbus Parkinson), anamnestisch bekanntes malignes neuroleptisches Syndrom[625], chronische Atembeschwerden und Asthma, Engwinkelglaukom, Blasenentleerungsstörungen mit Restharnbildung, Stenosen im Magen-Darm-Kanal, depressive Syndrome, vorbestehende Schädigungen der Hämatopoese[625,628], vorbestehende zerebrale Krampfanfälle[625], Kreislaufschock[626,627,628], Koma[626,627,628], **Schwangerschaft** – strenge Indikationsstellung im 1. Trimenon – Kontraindikation (keine Hinweise auf fruchtschädigende Wirkungen), **Stillzeit** – Kontraindikation (Verhalten in der Milch nicht bekannt[625,626,627], Substanz geht in die Milch über, Schädigungen des Säuglings bislang nicht bekannt[628])

- **Unerwünschte Wirkungen:**

Haut: allergotoxische Hautreaktionen, Photosensibilisierung, Sekretionsstörungen der Schweißdrüsen;
Muskel- und Skelettsystem, Kollagenosen: Früh- und Spätdyskinesien, Parkinsonoid, Akathisie, Lupus-erythematosus-like syndrome;
Nervensystem, Psyche, Sinnesorgane: Provokation epileptiformer Anfälle, malignes neuroleptisches Syndrom[629], Regulationsstörungen der Körpertemperatur[625], Müdigkeit[630], Schlaflosigkeit[625], Hyperaktivität[625], Unruhe, Erregung, Schwindel, Kopfschmerzen, depressive Verstimmung, Lethargie, delirante Syndrome[631], Hirnödem[628], Kornea- oder Linseneinlagerungen, vermehrter Tränenfluß[625,627], Akkommodationsstörungen, Glaukomanfallauslösung (Engwinkelglaukom);
Gastrointestinaltrakt, Leber, Galle, Pankreas: Mundtrockenheit, gastrointestinale Störungen, Obstipation, paralytischer Ileus, Cholestase;
Wasser- und Elektrolythaushalt: Durstgefühl[625];
Stoffwechsel, Endokrinium: Menstruationsstörungen, sexuelle Störungen, Galaktorrhö, Gewichtszunahme, Störungen des Glukosestoffwechsels;
Herz, Kreislauf, Gefäße: Erregungsleitungsstörungen, Tachykardie, Hypotonie, orthostatische Regulationsstörungen, Bein- und Beckenvenenthrombosen[625,627,628];
Atemwege: Larynxödem, Asthma, Bronchopneumonien[628];
Blut: Störungen der Hämatopoese (Agranulozytose, Eosinophilie, Leuko-, Thrombo-, Panzytopenie, hämolytische Anämie);
Urogenitaltrakt: Miktionsstörungen, Inkontinenz[625];

625 Chlorprothixen
626 Clopenthixol
627 Flupentixol
628 Zuclopenthixol
629 Fieber, Rigor, Akinese, vegetative Entgleisung, Bewußseinstrübung bis zum Koma
630 v.a. zu Therapiebeginn
631 besonders in Kombination mit anticholinerg wirkenden Substanzen

Immunsystem: s. Haut;
Sonstiges: anticholinerge Wirkungen (s. Sinnesorgane, Gastrointestinal-, Urogenitaltrakt, Herz-Kreislauf-System), falsch-positive Resultate im PKU-Test[625] oder eines Schwangerschaftstests[628]

Wechselwirkungen:

Adrenalin →64: Blutdruckabfall[632],
Alkohol: gegenseitige Wirkungsverstärkung,
Amantadin →269: erhöhtes Risiko eines malignen neuroleptischen Syndroms,
Aminogluthetimid →161: verminderte Wirkung von Chlorprothixen,
Analgetika →312: verstärkte Wirkung von Chlorprothixen, Clopenthixol,
α_1-Antagonisten →22: Verstärkung der zentralen Dämpfung,
Anthelminthika, piperazinhaltige →243: verstärkt extrapyramidale Störungen bei gleichzeitiger Gabe von Anthelmintika und Thioxanthenen,
Anticholinergika →91 →274 →185: anticholinerge Wirkung verstärkt,
Antidepressiva, tri- und tetrazyklische →277: gegenseitige Plasmaspiegelerhöhung,
Antihypertensiva →18: Blutdrucksenkung verstärkt,
Arzneimittel, zentral dämpfende →315: gegenseitige Verstärkung der zentralen Dämpfung und/oder atemdepressiver Wirkungen,
Carbamazepin →257: erhöhtes Risiko neurologischer UAW,
Chloramphenicol →228: verstärkte Wirkung von Chlorprothixen,
Clonidin →24: Blutdrucksenkung vermindert, Verstärkung der zentralen Dämpfung,
Coffein: Wirkungsabschwächung von neuroleptika,
Disopyramid →48: Verstärkung anticholinerger Effekte und der zentralen Dämpfung,
Disulfiram: abgeschwächte Antabus-Alkohol-Wirkung bei Kombination mit Neuroleptika, verstärkte Wirkung von Chlorprothixen,
Dopaminagonisten[633] →269: Wirkung der Agonisten abgeschwächt,
Dopaminantagonisten[634] →191: extrapyramidale Nebenwirkungen verstärkt,
Doxycyclin →214: verminderte Wirkung von Chlorprothixen,
Enzyminduktoren →315: Metabolisierung des Neuroleptikums beschleunigt,

632 Adrenalinumkehr
633 z. B. Bromocriptin, Amantadin, Levodopa
634 Metoclopramid, Bromoprid, Alizaprid

Gonadorelin: abgeschwächte Reaktion auf Gonadorelin wegen der Neuroleptika-bedingten Hyperprolaktinämie,
Griseofulvin →236: verminderte Wirkung von Chlorprothixen,
Guanethidin: Blutdrucksenkung vermindert,
Isoniazid: verstärkte Wirkung von Chlorprothixen,
Kontrazeptiva, orale →159: verstärkte Wirkung von Chlorprothixen,
Levodopa →269: abgeschwächte Wirkung von L-Dopa bei gleichzeitiger Gabe von Clopenthixol,
Lithium →291: gegenseitige Plasmaspiegelerhöhung, Gefahr neurotoxischer Symptome,
MAO-Hemmer →287, →276: verstärkte Wirkung von Chlorprothixen,
a-Methyldopa →24: Blutdrucksenkung vermindert, Verstärkung der zentralen Dämpfung,
Noradrenalin: Verminderung der Chlorprothixen-induzierten Hypotonie,
Pentetrazol: erhöhte Krampfneigung,
Phenylbutazon →111: verminderte Wirkung von Chlorprothixen,
Phenylephrin: Verminderung der Chlorprothixen-induzierten Hypotonie,
Phenytoin →52, →262: verminderte Wirkung von Chlorprothixen, DPH-Konzentration erhöht; TDM, Dosisanpassung,
Piracetam: verstärkt Hyperkinesien bei gleichzeitiger Gabe von Piracetam und Neuroleptika,
Polypeptidantibiotika[635]**:** Verstärkung der Atemdepression durch Thioxanthene,
Propranolol →27: gegenseitige Plasmaspiegelerhöhung,
Sparfloxacin →217: erhöhtes Risiko schwerer Arrhythmien bei gleichzeitiger Gabe von Sparfloxacin und Thioxanthenen,
SSRI →283: verminderter Abbau der Thioxanthene möglich, verstärkt extrapyramidalmotorische Störungen,
Valproinsäure →267: Verstärkung der zentralen Dämpfung

635 z. B. Capreomycin, Colistin, Polymyxin B

10.5.3 Butyrophenone

- **Vertreter:**
  Droperidol *(Dehydrobenzperidol)*,
  Haloperidol *(Buteridol, Haldol)*,
  Melperon *(Eunerpan)*,
  Pipamperon *(Dipiperon)*
- **Wirkung:**
  Eingriff in verschiedene Transmittersysteme, für die antipsychotische Wirkung ist vermutlich der Antagonismus an zentralen Dopaminrezeptoren (Striatum, mesolimbische und mesokortikale Regionen) verantwortlich, wobei die einzelnen Substanzen die Rezeptorsubtypen in unterschiedlichem Maße beeinflussen; in geringerem Maße werden cholinerge (Muskarinrezeptoren), adrenerge (α_1-Rezeptoren), Histamin- und Serotoninrezeptoren in zentralnervösen und peripheren Strukturen beeinflußt; Droperidol und Pipamperon ohne anticholinerge Effekte, Haloperidol auch antagonistische Wirkungen an Opiatrezeptoren (σ-Subtyp)
- **Kontraindikationen und Anwendungsbeschränkungen:**
  Überempfindlichkeit gegen die eingesetzten Wirk- und Hilfsstoffe, akute Intoxikationen mit zentraldämpfenden Pharmaka, Alkohol bzw. Kokain[637], vorgeschädigtes Herz, schwere Leberfunktionsstörungen, Niereninsuffizienz, prolaktinabhängige Tumoren, Phäochromozytom, ausgeprägte Hypotonie, orthostatische Kreislaufregulationsstörungen, Stammhirnerkrankungen (z. B. Morbus Parkinson), chronische Atembeschwerden und Asthma, Engwinkelglaukom, Blasenentleerungsstörungen mit Restharnbildung, Stenosen im Magen-Darm-Kanal, depressive Syndrome, komatöse Patienten[636,637], anamnestisch bekanntes malignes neuroleptisches Syndrom[637,638], Hyperthyreose[637], neurologisch erkennbare subkortikale Hirnschäden[637], Neigung zu Krampfanfällen[637], Patienten mit organischen Hirnschäden[637], arteriosklerotische Gehirngefäßerkrankungen[637], endogene Depression[637], vorbestehende Reizleitungsstörungen (AV-Block, QT_c-Verlängerung)[636], Hypokaliämie[636], Erkrankungen des hämatopoetischen Systems[637], Kinder < 3 Jahren[637], Kinder < 12 Jahren[638], **Schwangerschaft** –

636 Droperidol
637 Haloperidol
638 Melperon

strenge Indikationsstellung (keine tierexperimentellen Hinweise auf fruchtschädigende Wirkungen[636,638,639,640], tierexperimentelle Hinweise auf fruchtschädigende Wirkungen[637]), **Stillzeit** – Kontraindikation (Übergang der Substanz in die Milch, Schädigungen des Säuglings bislang nicht bekannt[636,638,639], in Abhängigkeit von Art und Dauer der Anwendung sowie der Dosierung beim Säugling extrapyramidale Störungen möglich[637])

Unerwünschte Wirkungen:

Haut: allergotoxische Hautreaktionen, Photosensibilisierung, akneartige Hautveränderungen[637], Haarausfall[637], Stevens-Johnson-Syndrom[639], Sekretionsstörungen der Schweißdrüsen;
Muskel- und Skelettsystem, Kollagenosen: Früh- und Spätdyskinesien, Parkinsonoid, Akathisie, Lupus-erythematosus-like syndrome;
Nervensystem, Psyche, Sinnesorgane: Provokation epileptiformer Anfälle, malignes neuroleptisches Syndrom[641], Unruhe, Erregung, Schwindel, Kopfschmerzen, Schlafstörungen[637], depressive Verstimmung, Lethargie, delirante Syndrome[642], Sedierung[636,637], Regulationsstörungen der Körpertemperatur[636,637,638], Senkung der Krampfschwelle[636,637], Halluzinationen[636,637], Ruhelosigkeit[636], Angst[636], Müdigkeit[637], Benommenheit[637], Kornea- oder Linseneinlagerungen, Akkommodationsstörungen, Glaukomanfallauslösung (Engwinkelglaukom);
Gastrointestinaltrakt, Leber, Galle, Pankreas: Mundtrockenheit, Salivation[637], gastrointestinale Störungen, Inappetenz[637,638], Obstipation, Diarrhö[638], paralytischer Ileus, Cholestase, Ikterus[637,639], Anstieg von SGOT, SGPT, AP und Bilirubin[637,638];
Wasser- und Elektrolythaushalt: periphere Ödeme[637,639], Hyponatriämie[639];
Stoffwechsel, Endokrinium: Menstruationsstörungen, sexuelle Störungen, Gynäkomastie[636,638], Galaktorrhö, Gewichtszunahme, Störungen des Glukosestoffwechsels, Hypo- oder Hyperglykämie[637], Hyperprolaktinämie[636,637,639], SIADH[636,637], Anstieg der Konzentration von Cholesterol[637], Anstieg der Konzentration von Harnsäure[637];
Herz, Kreislauf, Gefäße: Erregungsleitungsstörungen, (reflektorische) Tachykardie, Hypotonie, orthostatische Regulationsstörungen, QT-Verlängerung[636,637], ventrikuläre Arrhythmie[636,637], Asystolie[639];

639 Pipamperon
640 bei Sectio caesarea Droperidol erst nach der Geburt des Kindes verwenden!
641 Fieber, Rigor, Akinese, vegetative Entgleisung, Bewußtseinstrübung bis zum Koma
642 besonders in Kombination mit anticholinerg wirkenden Substanzen

Atemwege: Larynxödem, Asthma, Veränderung von Atemtiefe und -rhythmus[637], „verstopfte Nase"[637,638];
Blut: Störungen der Hämatopoese (Leukopenie, seltener Leukozytose, Eosinophilie, Anämie), Verlängerung der Prothrombinzeit[637], Thromboseneigung bei Immobilisation oder Prädisposition[638];
Urogenitaltrakt: Miktionsstörungen;
Immunsystem: s. Haut;
Sonstiges: anticholinerge Wirkungen (s. Sinnesorgane, Gastrointestinal-, Urogenitaltrakt, Herz-Kreislauf-System); bei hohen Dosen und prädisponierten Patienten plötzliche Todesfälle[636]

Wechselwirkungen:

Adrenalin →64: Blutdruckabfall[643],
Alkohol: gegenseitige Verstärkung der zentralen Dämpfung, verstärkte Blutdrucksenkung,
Amantadin →269: erhöhtes Risiko eines malignen neuroleptischen Syndroms,
a1-Antagonisten →22: Verstärkung der zentralen Dämpfung,
Anticholinergika →91 →274 →185: anticholinerge Wirkung verstärkt, verminderte enterale Absorption von Haloperidol möglich,
Antidepressiva, trizyklische →277: gegenseitige Plasmaspiegelerhöhung,
Antihypertensiva →18: Blutdrucksenkung verstärkt,
Antikoagulanzien →76: veränderte Prothrombinzeit durch Haloperidol, Therapiekontrolle,
Arzneimittel, zentral dämpfende →315: gegenseitige Verstärkung der zentralen Dämpfung oder Atemdepression,
Buspiron: erhöhte Konzentrationen von Haloperidol, Dosisanpassung des Neuroleptikums,
Carbamazepin →257: erhöhtes Risiko neurologischer UAW,
Chinidin →48: erhöhte Konzentrationen von Haloperidol, Dosisanpassung des Neuroleptikums,
Clonidin →24: Blutdrucksenkung vermindert, Verstärkung der zentralen Dämpfung; Verstärkung der arrhythmogenen Effekte von Haloperidol bei gleichzeitiger Gabe von Clonidin,
Coffein: Wirkungsabschwächung von Neuroleptika,
Disopyramid →48: Verstärkung anticholinerger Effekte und der zentralen Dämpfung,

643 Adrenalinumkehr

Disulfiram: abgeschwächte Antabus-Alkohol-Wirkung bei Kombination mit Neuroleptika,
Dopamin →67: Vasodilatation der A. renalis und Vasokonstriktion nach hohen Dosen Dopamin durch Haloperidol antagonisiert,
Dopaminagonisten[644] →269: Wirkung der Agonisten abgeschwächt,
Dopaminantagonisten[645] →191: extrapyramidale Nebenwirkungen verstärkt,
Enzyminduktoren →315: Metabolisierung des Neuroleptikums beschleunigt[646],
Fluoxetin →283: erhöhte Konzentrationen von Haloperidol, Dosisanpassung des Neuroleptikums,
Fluvoxamin →283: erhöhte Konzentration von Haloperidol, Dosisanpassung des Neuroleptikums,
Gonadorelin: Reaktion auf Gonadorelin wegen der neuroleptikabedingten Hyperprolaktinämie vermindert,
Guanethidin: Blutdrucksenkung vermindert,
Kokain: bei Gabe von Haloperidol bei Kokainintoxikation verstärkt extrapyramidal-motorische Störungen möglich,
Lithium →291: gegenseitige Plasmaspiegelerhöhung, Gefahr neurotoxischer Symptome,
α-Methyldopa →24: Blutdrucksenkung vermindert, verstärkte zentralnervöse Effekte bei gleichzeitiger Gabe von α-Methyldopa und Haloperidol, v.a. Dämpfung des ZNS,
Milch : verminderte Absorption von Melperon,
Opiate →121: Verstärkung der atemdepressiven Wirkung bei gleichzeitiger Gabe von Droperidol,
Pentetrazol: erhöhte Krampfneigung,
Phenylephrin: Abschwächung der Phenylephrinwirkung durch Haloperidol, Melperon,
Phenytoin →52, →262: erhöhte DPH-Konzentration; TDM, Dosisanpassung,
Pholedrin →45: verminderte Wirkung von Pholedrin, Piracetam verstärkt Hyperkinesien bei gleichzeitiger Gabe von Piracetam und Neuroleptika,
Polypeptidantibiotika[647]: Verstärkung der Atemdepression durch Haloperidol,
Propranolol →27: gegenseitige Plasmaspiegelerhöhung,

---

644 z. B. Bromocriptin, Amantadin, Levodopa
645 Metoclopramid, Bromoprid, Alizaprid
646 Bedeutung für die klinische Wirkung der Butyrophenone unklar, da es keine klare Korrelation zwischen Substanzkonzentration im Blut und neuroleptischer Wirkung gibt
647 z. B. Capreomycin, Colistin, Polymyxin B

Psychostimulanzien, Amphetamintyp: Verminderung des antipsychotischen Effekts von Haloperidol und der stimulierenden Wirkung von Amphetamin und seinen Verwandten durch Haloperidol, Melperon,
Sympathomimetika →64**:** verminderte sympathomimetische Wirkung bei gleichzeitiger Gabe von Melperon,
Tee, schwarzer: wegen des Gerbstoffgehaltes in schwarzem Tee verminderte Absorption von Haloperidol, Melperon,
Valproinsäure →267**:** Verstärkung der zentralen Dämpfung

10.5.4 Sonstige Neuroleptika

- **Vertreter:**

Clozapin *(Leponex)*,
Risperidon *(Risperdal)*,
Sulpirid *(Arminol, Dogmatil, Meresa)*

- **Wirkung:**

Eingriff in verschiedene Transmittersysteme, für die antipsychotische Wirkung ist vermutlich der Antagonismus an zentralen Dopaminrezeptoren (Striatum, mesolimbische und mesokortikale Regionen) verantwortlich, wobei die einzelnen Substanzen die Rezeptorsubtypen in unterschiedlichem Maße beeinflussen: Clozapin (antagonistisch an α_1-, $5HT_{1c}$-, $5HT_2$-, M_1- und D_4-Rezeptoren, sowie antihistaminerg), Risperidon (antagonistisch an α_1-, α_2-, $5HT_2$-, D_2- und H_1-Rezeptoren), Sulpirid (antagonistisch an mesolimbischen D_2-Rezeptoren)

- **Kontraindikationen und Anwendungsbeschränkungen:**

Überempfindlichkeit gegen die eingesetzten Wirk- und Hilfsstoffe, arzneimittelbedingte Blutbildschäden in der Anamnese[648], vorbestehende Hämatopoesestörungen (besonders des weißen Blutbilds)[648,649], akute Vergiftungen mit zentralwirksamen Substanzen[648,650], medikamentös ungenügend kontrollierte Epilepsie[648], vorbestehende Stammhirnerkrankungen (z.B. Morbus Parkinson)[649,650], Kreislaufkollaps und/oder ZNS-Depression jeglicher Genese[648], vergif-

648 Clozapin
649 Risperidon
650 Sulpirid

tungsbedingte Psychosen und Bewußtseinstrübungen[648], manische Psychosen[650], schizophrene Psychosen mit Erregungs- und Aggressivitätssymptomen[650], organisches Psychosyndrom[650], Krampfanfälle[650] (z. B. Epilepsie), malignes neuroleptisches Syndrom in der Anamnese[650], schwere Erkrankungen des Herzens[651], der Leber, der abführenden Gallenwege[648] und der Niere, bei Darmatonie[648], Pylorusstenose[650], Neigung zu Thrombosen[650], Phäochromozytom[650], Hypertonie/Hypotonie[650], vorbestehende (nicht arzneimittelinduzierte) Hyperprolaktinämie[649,650], prolaktinabhängige Tumoren[649,650], epitheliale Mammatumoren[650], jüngere Frauen mit Zyklusstörungen[650], Engwinkelglaukom[648,650], Kombination mit hämatotoxischen Arzneimitteln[648], ältere und Patienten in schlechtem Allgemeinzustand[648], schwere Hirnleistungsstörungen[648], Prostatahypertrophie[648,650], Harnverhalten[650], Arzneimittelallergien in der Anamnese[648], Kinder und Jugendliche < 16 Jahren, **Schwangerschaft** – Kontraindikation (mangelnde Datenlage[648,650], keine tierexperimentellen Hinweise auf fruchtschädigende Wirkungen[649]), **Stillzeit** – Kontraindikation (in Abhängigkeit von der Art und Dauer der Anwendung sowie der Dosis ist eine Beeinträchtigung des Säuglings nicht ausgeschlossen[648], mangelnde Datenlage[649,650]

Unerwünschte Wirkungen:

Haut: allergotoxische Hautreaktionen, veränderte Schweißsekretion, Photosensibilisierung[648,649], Schwitzen[650];
Muskel- und Skelettsystem, Kollagenosen: Myoklonus, Tremor, Akathisie, Rigor, Muskelschwäche[648,649], Frühdyskinesien[650], Spätdyskinesien[649,650];
Nervensystem, Psyche, Sinnesorgane: EEG-Veränderungen[648], Senkung der Krampfschwelle[648], epileptiforme Krämpfe[648,649], malignes neuroleptisches Syndrom[652], Schwindelgefühl, delirante Zustände[648,653], Schlaflosigkeit[649], Agitation[649,650], Angstzustände[649], Panikreaktion[649], Kopfschmerzen[649,650], Somnolenz[649], Schwäche[649], Benommenheit[649], Konzentrationsstörungen[649,650], Müdigkeit[650], Verlangsamung[650], Nervosität[650], Schlafstörungen[650], Hypothermie[649], Regulationsstörungen der Körpertemperatur[649], Akkommodationsstörungen[648], Sehstörungen[649,650];
Gastrointestinaltrakt, Leber, Galle, Pankreas: nächtliche Hypersalivation, Mundtrockenheit[648,650], Appetitsteigerung[650], Übelkeit, Erbrechen, Obstipation,

651 bei Sulpirid v.a. Herzinsuffizienz und Angina pectoris
652 Fieber, Rigor, Akinese, vegetative Entgleisung, Bewußtseinstrübung bis zum Koma
653 mit anderen Neuroleptika vorbehandelte Patienten; Kausalzusammenhang zu Clozapin nicht bewiesen

Ileus[648], Dyspepsie[649], Bauchschmerzen[649], Anstieg von SGOT, SGPT[648,649], Cholestase[648], Dysphagie[648], akute Pankreatitis[648];
Wasser- und Elektrolythaushalt: Ödembildung[649], Störungen des Wasserhaushaltes[649];
Stoffwechsel, Endokrinium: Gewichtszunahme, Hyperglykämie[648], Anstieg der CPK[648], Hyperprolaktinämie, Galaktorrhö[649,650], Brustschmerzen[650], Spannungsgefühl in der Brust[650], Mastopathie[650], Gynäkomastie[649,650], Menstruationsstörungen[649,650], Orgasmusstörungen[649], verminderte Libido[650], SIADH[649];
Herz, Kreislauf, Gefäße: Tachykardie, orthostatische Dysregulation, Hypertonie, kollaptische Zustände mit Asystolie oder Atemstillstand (1:3000 Patienten)[648], Arrhythmien[648], Peri-, Myokarditis[648], Thrombembolien[648,654];
Atemwege: Aspiration bei Patienten mit Dysphagie oder bei Intoxikation[648], Rhinitis[649];
Blut: Leuko-[648,649], Granulo-[648], Thrombozytopenie[648,649], Agranulozytose[648], Leukozytose und/oder eine Eosinophilie[655,648];
Urogenitaltrakt: Harninkontinenz[648,649], Harnverhalten[648], Miktionsstörungen[650], akute interstitielle Nephritis[648], Priapismus[648,649], erektile Dysfunktion[649,650], Ejakulationsstörungen[649];
Immunsystem: anaphylaktoide Reaktionen bei parenteraler Anwendung[650], s. Haut, Blut;
Sonstiges: plötzliche Todesfälle[648]

Wechselwirkungen:

Adrenalin →64: Blutdruckabfall[656] bei gleichzeitiger Gabe von Clozapin,
α_2-Agonisten, zentrale →21: Verstärkung der zentralen Dämpfung möglich,
Alkohol: gegenseitige Verstärkung der zentralen Dämpfung bei gleichzeitiger Gabe von Clozapin bzw. Risperidon, Wirkung wird in nicht vorhersehbarer Weise bei gleichzeitiger Gabe von Sulpirid verändert oder verstärkt,
Amantadin →269: erhöhtes Risiko eines malignen neuroleptischen Syndroms,
Amiodaron →57: zusätzliche Verlängerung der QT_c-Zeit bei gleichzeitiger Gabe von Sulpirid,
α_1-Antagonisten →22: Verstärkung der zentralen Dämpfung möglich,

654 v.a. durch Gewichtszunahme, Sedierung und bei Immobilisation
655 v.a. zu Therapiebeginn
656 Adrenalinumkehr

Antiarrhythmika, Klasse Ic →54: veränderte Plasmakonzentrationen der Antiarrhythmika oder von Clozapin wegen Konkurrenz im Metabolismus, erhöhtes Risiko von UAW,
Antidepressiva, tri- und tetrazyklische →277: durch Konkurrenz an der PPB und im Metabolismus[657] veränderte freie Konzentrationen der Antidepressiva und/oder von Clozapin, Risperidon[658], erhöhtes Risiko von UAW[648,649],
Antihypertensiva →18: verstärkte oder abgeschwächte Blutdrucksenkung bei gleichzeitiger Gabe von Clozapin möglich, additive Blutdrucksenkung durch gleichzeitige Gabe von Risperidon, Wirkungsabschwächung, krisenhafter Blutdruckanstieg bei gleichzeitiger Gabe von Sulpirid,
Antikoagulanzien, orale →76: durch Konkurrenz an der PPB veränderte freie Konzentrationen der Antikoagulanzien und/oder von Clozapin, erhöhtes Risiko von UAW, Blutungsneigung!,
Arzneimittel, anticholinerge →315: Verstärkung anticholinerger Effekte bei gleichzeitiger Gabe von Clozapin,
Arzneimittel, hämatotoxische →315: erhöhtes Risiko von Hämatopoesestörungen bei gleichzeitiger Gabe von Clozapin,
Arzneimittel, zentral dämpfende →315: gegenseitige Verstärkung der zentralen Dämpfung und/oder Atemdepression,
Arzneimittel, zentral stimulierende[659] →315: Verstärkung von Unruhe, Nervosität, Angst und Erregung,
Benzodiazepine →245: erhöhtes Risiko kollaptischer Zustände mit Atemdepression bei gleichzeitiger Gabe von Benzodiazepinen und Clozapin,
Carbamazepin →257: erhöhtes Risiko neurologischer UAW,
Cimetidin →178: verzögerte Elimination von Clozapin, verstärkt UAW,
Coffein: verminderte antipsychotische Wirkung von Neuroleptika,
Disopyramid →48: Verstärkung der zentralen Dämpfung möglich,
Disulfiram: verminderte Antabus-Alkohol-Reaktion durch gleichzeitige Gabe von Clozapin, Risperidon,

---

657 Konkurrenz an Cytochrom- P450-2D6 (v.a. Antidepressiva wie Amitriptylin, Clomipramin, Desipramin, Nortriptylin; Neuroleptika wie Haloperidol, Fluphenazin, Perphenazin, Thioridazin), besonders bedeutsam für „poor metabolizer" von CYP2D6 (ca. 6–10% der Mitteleuropäer)

658 erhöhte Konzentrationen von Risperidon möglich, aber gleichzeitig Abfall der Konzentration des aktiven Metaboliten 9-Hydroxy-Risperidon, d.h. keine Veränderung der antipsychotisch wirksamen Fraktion insgesamt

659 Appetitzügler, Asthmatherapeutika

Dopaminagonisten[660] →269: verminderte Wirkung der Dopaminagonisten und beeinträchtigte antipsychotische Wirksamkeit der Neuroleptika,
Dopaminantagonisten[661] →191: Verstärkung extrapyramidalmotorischer Störungen bei gleichzeitiger Gabe von Risperidon bzw. Sulpirid,
Enzyminduktoren →315: beschleunigte Elimination von Clozapin, Risperidon, verminderte antipsychotische Wirkung,
Fluoxetin →283: verzögerte Elimination von Clozapin, Risperidon, verstärkt extrapyramidalmotorische UAW,
Fluphenazin →293: Verstärkung hämatotoxischer Effekte bei gleichzeitiger Gabe von Clozapin möglich,
Fluvoxamin →283: verzögerte Elimination von Clozapin, Risperidon, verstärkt extrapyramidalmotorische UAW,
Guanethidin und Verwandte: verminderte Blutdrucksenkung durch gleichzeitige Gabe von Clozapin,
Lithium →291: Verstärkung der zentralen UAW und neurotoxische Symptome bei gleichzeitiger Gabe von Neuroleptika und Lithium, erhöhtes Risiko eines malignen neuroleptischen Syndroms bei gleichzeitiger Gabe von Clozapin und Lithium,
Makrolide →210: verzögerte Elimination von Clozapin, verstärkt UAW,
MAO-Hemmer →287, →276: gegenseitige Verstärkung von Wirkungen und UAW bei gleichzeitiger Gabe von MAO-Hemmstoffen und Clozapin,
Neuroleptika →293: durch Konkurrenz an der PPB und im Metabolismus[657,662] veränderte freie Konzentrationen der Neuroleptika und/oder von Clozapin, erhöhtes Risiko von UAW,
Noradrenalin: verminderter Blutdruckanstieg bei gleichzeitiger Gabe von Clozapin,
Pentetrazol: erhöhte Krampfneigung bei gleichzeitiger Gabe von Neuroleptika,
Piracetam: vermehrt Hyperkinesien bei gleichzeitiger Gabe von Piracetam und Risperidon,
Ritonavir: verzögerte Elimination von Clozapin, erhöhtes Risiko von UAW, v.a. hämatotoxische Effekte!,
Sparfloxacin →217: erhöhtes Risiko schwerer Arrhythmien, auch Torsades de pointes bei gleichzeitiger Gabe von Sparfloxacin und Clozapin,
Sucralfat →187: vermindert Absorption von Sulpirid,
Tee, schwarzer: verminderte Absorption von Risperidon,

660 z. B. Bromocriptin, Amantadin, Levodopa
661 Metoclopramid, Bromoprid, Alizaprid
662 v.a. Phenothiazine

Valproinsäure →267: erhöhte Konzentration von Clozapin, ohne klinische Bedeutung; Verstärkung der zentralen Dämpfung

10.6 Migränemittel

10.6.1 5-HT_{1D}-Rezeptorantagonisten

- **Vertreter:**

Naratriptan *(Naramig)*,
Rizatriptan *(Maxalt)*,
Sumatriptan *(Imigran)*,
Zolmitriptan *(AscoTop)*

- **Wirkung:**

Dilatation kranialer Blutgefäße durch spezifischen und selektiven Antagonismus am 5-HT_{1D}-Rezeptor (Serotonin-Typ_{1D}-Rezeptor; Serotonin = 5-Hydroxy-Tryptamin)

- **Kontraindikationen und Anwendungsbeschränkungen:**

Überempfindlichkeit gegen die eingesetzten Wirk- und Hilfsstoffe, Myokardinfarkt in der Anamnese, koronare Herzkrankheit, koronare Vasospasmen (Prinzmetal-Angina), periphere Gefäßerkrankungen, Zustand nach Schlaganfall, transitorische ischämische Attacken (TIA) in der Anamnese, schwere Leberfunktionsstörungen, unkontrollierte Hypertonie, gleichzeitige Anwendung mit Ergotamin- oder Ergotaminderivathaltigen Arzneimitteln (einschließlich Methysergid) oder MAO-Hemmern, Anwendung innerhalb von 2 Wochen nach Absetzen eines MAO-Hemmers, hemiplegische, Basilar- oder ophthalmoplegische Migräne, ernsthafte neurologische Erkrankungen, Erkrankungen mit Erniedrigung der Krampfschwelle, asymptomatische Patienten, bei denen die Wahrscheinlichkeit einer Herzerkrankung besteht[663], kontrollierter Bluthochdruck, symptomatisches Wolff-Parkinson-White-Syndrom oder Herzrhythmusstörungen aufgrund anderer akzessorischer Leitungsbahnen[665], gleichzeitige Anwendung eines SSRI, eingeschränkte Nieren-

663 Frauen in der Menopause, Männer über 40 Jahre und Patienten mit Risikofaktoren für eine koronare Herzkrankheit, starke Raucher oder Substitutionstherapie mit Nikotin

funktion, Kreatininclearance < 15 ml/min[665], Überempfindlichkeit gegenüber Sulfonamiden, bestehender Mißbrauch von Kopfschmerzmedikamenten (v.a. vasoaktive Substanzen), Kinder und Jugendliche < 18 und Patienten > 65 Jahre, **Schwangerschaft** – strenge Indikationsstellung (mangelnde Datenlage, keine tierexperimentellen Hinweise auf fruchtschädigende Wirkungen[664], tierexperimentell embryotoxische und teratogene Wirkungen[665]), **Stillzeit** – Stillen bis 24 h nach Anwendung vermeiden (Übergang von Sumatriptan in die Milch, Beeinträchtigungen des Säuglings bislang nicht bekannt; Verhalten von Zolmitriptan nicht bekannt)

Unerwünschte Wirkungen:

Haut: Flush, Exanthem;
Muskel- und Skelettsystem, Kollagenosen: Myalgien, Muskelschwäche;
Nervensystem, Psyche, Sinnesorgane: Benommenheit, Schwindel, Gefühl von Schwäche, Müdigkeit, Schläfrigkeit, Schmerzen, Kribbeln, Hitze-, Schwere-, Druck- oder Engegefühl (v.a. auch im Brust- und Halsbereich[666]), Angst, Krampfanfälle[667], Augenflimmern, Doppeltsehen, Nystagmus, Skotome, Visusminderung, passagerer Sehverlust;
Gastrointestinaltrakt, Leber, Galle, Pankreas: Übelkeit, Erbrechen, (geringfügiger) Anstieg von SGOT und SGPT;
Herz, Kreislauf, Gefäße: Blutdruckabfall, Bradykardie, Tachykardie, Herzklopfen, passagerer Blutdruckanstieg kurz nach der Anwendung, Arrhythmien, vorübergehende ischämische EKG-Veränderungen, (selten) koronare Vasospasmen, Herzinfarkt;
Atemwege: Bronchospasmus;
Immunsystem: allergische Reaktionen aller Schweregrade mit Exanthemen, Atemnot bis zum Schock[668];
Sonstiges: Brennen an der Injektionsstelle

Wechselwirkungen[669]:

Arzneimittel, ergotaminhaltige →315: theoretisches Risiko koronarer Vasospasmen bei Kombination mit $5HT_{1D}$-Antagonisten,

664 Sumatriptan
665 Zolmitriptan
666 Vortäuschung eines Angina-pectoris-Anfalls
667 v.a. Patienten mit einer Epilepsie oder einer Prädisposition dazu in der Anamnese
668 v.a. Patienten mit bekannter Sulfonamidallergie
669 verzögerte und/oder verminderte Absorption anderer Arzneistoffe bei gleichzeitiger Gabe von $5HT_{1D}$-Antagonisten nicht ausgeschlossen

Cimetidin →178: verzögerter Abbau von Zolmitriptan[670],
Chinolone →217: verzögerter Abbau von Zolmitriptan nicht ausgeschlossen[670],
Clomipramin →277: mangelnde Erfahrungen hinsichtlich der gleichzeitigen Anwendung von Sumatriptan und Clomipramin, Interaktion im Serotoninhaushalt möglich,
Fluvoxamin →283: verzögerter Abbau von Zolmitriptan nicht ausgeschlossen[670],
MAO-Hemmer →287, →276: additive Verstärkung der Wirkungen und UAW bei gleichzeitiger Gabe von Sumatriptan und MAO-Hemmern; Serotoninsyndrom theoretisch möglich,
Moclobemid →287: Anstieg der AUC von Zolmitriptan und seinem Metaboliten bei gleichzeitiger Gabe von Moclobemid[670],
SSRI →283: in seltenen Fällen Schwäche, Hyperreflexie und Koordinationsstörungen bei gleichzeitiger Gabe von Sumatriptan und SSRI

10.6.2 Mutterkornalkaloide

s. Herz-Kreislauf-System, Antihypotonika, Dihydroergotamin →45

10.6.3 β-Rezeptorenblocker

s. Herz-Kreislauf-System →27

10.6.4 Analgetika und Prokinetika als Kombination

s. NSAR und Magen-Darm-Trakt →191

670 bei gleichzeitiger Anwendung von Zolmitriptan mit dem genannten Arzneimittel nicht mehr als 5 mg Zolmitriptan in 24 Stunden, bei einer Dosis von Moclobemid von mehr als 2 x 150 mg/d Kombination mit Zolmitriptan meiden

Anhang

Abkürzungsverzeichnis

ACE	angiotensin converting enzyme
ADH	antidiuretisches Hormon
AmB	Amphotericin B
ANA	antinukleäre Antikörper
AP	alkalische Phosphatase
APSAC	acylierte Plasminogen-Streptokinase-Aktivator-Komplexe
ASS	Acetylsalicylsäure
AUC	Fläche unter der Konzentrations-Zeit-Kurve
AZT	Azidothymidin
BSG	Blutsenkungsgeschwindigkeit
CaA	Calciumantagonisten
CBZ	Carbamazepin
ChE	Cholinesterase
C_{max}	maximale Serumkonzentration
CPA	Cyproteronacetat
CPK	Creatinphosphokinase
CyA	Cyclosporin A
DD	Differentialdiagnose
DHE	Dihydroergotamin
DPH	Phenytoin (5,5 Diphenylhydantoin)
EEG	Elektroenzephalogramm
EKG	Elektrokardiogramm
G6PDH	Glucose-6-Phosphat-Dehydrogenase
GABA	γ-Aminobuttersäure
γ-GT	γ-Glutamyltransferase
GTN	Glyceroltrinitrat
HACA	humane, antichimäre Antikörper
HAT	Heparin-assoziierte Thrombozytopenie
HDL	high density lipoprotein
HMV	Herzminutenvolumen
HPLC	Hochdruckflüssigkeitschromatographie
INH	Isoniazid
ISA	intrinsische sympathomimetische Aktivität
ISDN	Isosorbitdinitrat
ISMN	Isosorbitmononitrat
KG	Körpergewicht
LDH	Laktatdehydrogenase
LDL	low density lipoprotein
Li	Lithium
LVEF	linksventrikuläre Ejektionsfraktion
MAO	Monoaminoxidase
MCP	Metoclopramid
MHK	minimale Hemmkonzentration
MIF	migration inhibitory factor

MTX	Methotrexat
NACC	N-Acetylcystein
NMH	niedermolekulares Heparin
NSAR	nicht-steroidale Antirheumatika
NYHA	New York Heart Association
OTC	Oxytetrazyklin
PAS	para-Aminosalicylsäure
PDE	Phosphodiesterase
PDGF	Plättchen-abhängiger Wachstumsfaktor
PETN	Pentaerithrityltetranitrat
PKU	Phenylketonurie
PPB	Plasmaproteinbindung
PPI	Protonenpumpeninhibitoren
REM	rapid eye movement
SGOT	Serum-Glutamat-Oxalat-Transferase
SGPT	Serum-Glutamat-Pyruvat-Transferase
SIADH	Syndrom der inadäquaten Sekretion von ADH = Schwartz-Bartter-Syndrom
SSRI	spezifische Serotonin-reuptake-Inhibitoren
TCA	trizyklische Antidepressiva
TDM	therapeutisches drug monitoring
TPMT	Thiopurinmethyltransferase
TSH	Thyroidea-stimulierendes Hormon
UAW	unerwünschte Arzneimittelwirkungen
UFH	unfraktioniertes Heparin
VLDL	very low density lipoprotein
XOD	Xanthinoxidase
ZNS	zentrales Nervensystem

Zusammenstellung von Arzneimitteln

Arzneimittel	Beispiele
anticholinerge	Antihistaminika, Atropin, zentr./periph. Parasympatholytika, tri- und tetrazyklische Antidepressiva, Neuroleptika,
blutdrucksenkende[1]	Antihistaminika, Barbiturate, Benzodiazepine, tri- und tetrazyklische Antidepressiva, Neuroleptika
enzymhemmende	Allopurinol, Azolantimykotika, CaA, Cimetidin, Estrogene, Gyrasehemmstoffe, Makrolide, Omeprazol, Procarbazin, Propranolol, Ranitidin, Ritonavir
enzyminduzierende	Alkohol, ASS, ätherische Öle, CBZ, Chlorcyclizin, Chlorpromazin, Coffein, Diphenhydramin, DPH, Griseofulvin, Meclozin, Meprobamat, Phenazon (Antipyrin), Phenobarbital, Phenylbutazon, Primidon, Probenecid, Rifampicin, Trimethadion
hämatotoxische	AmB, Chloramphenicol, Flucytosin, Ganciclovir, Metamizol, Phenothiazine, Phenylbutazon, Sulfonamide, Zytostatika,
K^+-senkende	AmB, Glucocorticoide Laxantien, Schleifendiuretika, Thiazide
Metabolismus über CYP 3A4	u.a. Dihydropyridine, Antihistaminika der 2. Generation, Cyclosporin
Metabolismus über CYP 2C9	z.B. Carbamazepin, Phenytoin, Tolbutamid
nephrotoxische	AmB, Aminoglykoside, Carbapeneme, Cephalosporine, Cisplatin, CyA, Diuretika, Flucytosin, Ganciclovir, Glykopeptidantibiotika, Pentamidin, Polymyxin B
ototoxische	Aminoglykoside, Glykopeptidantibiotika, Schleifendiuretika
QT_c-Zeit verlängernde	Antiarrhythmika, β-Rezeptorenblocker, CaA vom Verapamil-, Diltiazemtyp, Phenothiazine, TCA
Thrombozytogenese beeinflussend	Allopurinol, Anabolika, Androgene, Fibrate, Schilddrüsenhormone, Sulfonamide, Tetrazykline, Zytostatika
zentral dämpfende	Antidepressiva, Antihistaminika, Antikonvulsiva, Clomethiazol, Hypnotika/Sedativa, Neuroleptika, Opioide

1. Arzneimittel, bei denen die Blutdrucksenkung eine Begleitwirkung und nicht die pharmakologische Hauptwirkung ist.

Literaturverzeichnis

1. Rote Liste 1998 und 1999
2. ABDA-Datenbank 1998
3. BIAM-Datenbank 1999
4. Fachinformationen
5. AHFS. McEvoy GK, Litvak K, Welsh OHjr (Herausgeber): AHFS Drug Information. Am. Hospital Formulary Service; 1998
6. Rizack MA .Handbook of Adverse Drug Interactions. New Rochelle, New York: The Medical Letter Inc.; 1998
7. Walter H, Meyer FP: Klinische Pharmakologie - Grundlagen der Arzneimittelanwendung. Berlin: Verlag Gesundheit, 1990

pocketcards

Die praktischen Informationskarten im handlichen Taschenformat !

→ 13 pocketcards
→ für individuelle Sets
→ nur je DM 5.80

Antibiotika pocketcard
ISBN 3-929785-71-4, DM 5,80

EKG pocketcard
ISBN 3-929785-72-2, DM 5,80

Normalwerte pocketcard
ISBN 3-929785-73-0, DM 5,80

ICD 9 pocketcard
ISBN 3-929785-74-9, DM 5,80

ICD 10 pocketcard
ISBN 3-929785-83-8, DM 5,80

Lungenfunktion pocketcard
ISBN 3-929785-75-7, DM 5,80

Reanimation pocketcard
ISBN 3-929785-76-5, DM 5,80

Anästhesie-Intensiv-Meds pocketcard 1
ISBN 3-929785-77-3, DM 5,80

Anästhesie-Intensiv-Meds pocketcard 2
ISBN 3-929785-78-1, DM 5,80

Notfall-Meds pocketcard 1
ISBN 3-929785-79-X, DM 5,80

Notfall-Meds pocketcard 2
ISBN 3-929785-80-3, DM 5,80

Pädiatrie development pocketcard
ISBN 3-929785-82-x, DM 5,80

Pädiatrie Notfall pocketcard
ISBN 3-929785-81-1, DM 5,80

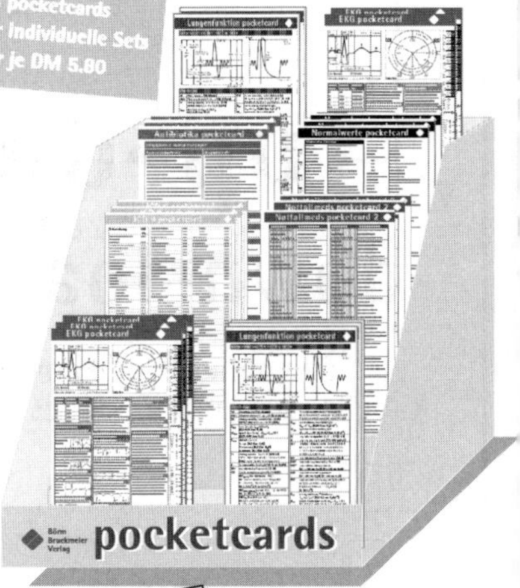

→ www.
media4u.com

Index

Numerics

5-HT1D-Antagonisten 47, 286, **310**
5-HT3-Antagonisten **196**, 256, 286

A

a1-Antagonisten **22**, 251, 252, 255, 259, 263, 280, 285, 289, 295, 299, 303, 307
a2-Agonisten, zentrale **24**, 247, 251, 252, 255, 259, 263, 280, 285, 289, 307
a-Antagonisten 46, 66, 69, 147
- nichtselektive 44
Abciximab 83
Acarbose 137, 140, 143, **144**
ACC 102, 102
Accolate 99
Accupro 18
Acebutolol 27
Aceclofenac 111
ACE-Hemmer **18**, 35, 41, 49, 69, 81, 128, 132, 140, 143, 147, 152, 292
ACE-Hemmstoffe 120
Acemetacin 111
Acemuc 102
Acenocoumarol 76
Acenorm 18
Acerbon 18
Acesal 111
Acetazolamid 259, 292
Acetyldigoxin 59
Acetylsalicylsäure 15
Acetyst, 102
Achromycin 214
Acic 237
Aciclostad 237
Aciclovir 237
ACTH 60, 231
Actilyse 87
Actosolv 85
Actraphane HM 146
Actrapid HM 146
Acylaminopenicilline **200**
Adalat 17, 31
Adenosin 15
Adiclair 230
Adrekar 15
Adrenalin 64
Adrenalin 15, 29, **64**, 140, 295, 299, 303, 307
Adriamycin 230
Adsorbenzien 145
Adumbran 245
Adversuten 22
Aero Bec 130
Aerobin 96
Aeromax 93
Afonilum 96
a-Interferon 97
Airvitess 89
Ajmalin 15, 33, 38, **48**, 113, 140, 156, 158, 160, 162, 165, 167, 224, 255, 259
Akineton 15, 274
Aktivkohle 55, 60, 156, 215
Aktren 111
Albiotic 213
Aldactone 34
Aldopur 34
Aldosteronantagonisten 22, **34**, 113
Alendronsäure 176
Alfentanil 121, 211
Alimix, Propulsin 191
Alkohol 20, 24, 26, 33, 36, 41, 50, 66, 72, 73, 77, 106, 109, 113, 117, 123, 128, 140, 143, 147, 149, 162, 167, 180, 185, 192, 194, 205, 215, 218, 227, 229, 233, 237, 241, 244, 247, 251, 252, 255, 259, 263, 268, 272, 275, 276, 280, 285, 289, 292, 295, 299, 303, 307
Alkylphosphatintoxikation 15
Allergocrom 89
Allopurinol 20, 41, 77, 97, 113, 128, 149, **151**, 202
Allvoran 111
Almasilat 188
Alpha-Depressan 22
Alphakinase 85
Alprazolam 245, 259, 280
Alprenolol 27
Alprostadil 84

Alrheumun 111
Alteplase 87
Altramet 178
Aluminiumhydroxid 187, **188**
Aluminium-Magnesium-Hydrat 188
Aluminium-Magnesium-Silikat 188
Aluminium-Natrium-Carbonatdihydroxid 188
Alupent 17, 93
Amadol 121
Amantadin 38, 41, 185, **269**, 275, 276, 295, 299, 303, 307
Amaryl 138
AmB 230, 233
Ambacamp 200
Ambene 111, 116
Ambril 102
Ambrohexal 102
Ambroloes 102
Ambroxol 102, 202, 206, 211, 215
Amciderm **129**
Amcinonid 129
a-Methyldopa 24, 256, 282, 290, 292, 296, 300, 304
Amikacin 208
Amiloretik 34
Amilorid 34
Amilorid comp 34
Amineurin 277
Aminochinoline 113, 131, 150, 180, 202, 227, **240**, 289
Aminogluthetimid 41, 60, 77, 97, **161**, 299
Aminoglykoside 38, 41, 77, 104, 109, 177, 202, 206, 207, **208**
Aminopenicilline 152, **200**
Aminophyllin 96
Aminophyllin 96
Aminopyrin 180
Aminosalicylsäure 141
Amiodaron 55, **57**, 60, 77, 211, 263, 307
Amitriptylin 29, 72, **277**, 277
Amlodipin 31
Ammoidin 77
Ammoniumchlorid 292
Amoxicillin 60, 104, **200**
Amoxypen 200
Amphetamin 147, 280, 292, 305
Ampho-Moronal 230
Amphotericin B 38, 41, 58, 60, 113, 198, 224, **230**, 230, 233, 239, 295
Ampicillin 125, **200**, 241
Amrinon 50, **63**
Amuno 111
Anabolika 77, 140, 147, **167**
Anafranil 277
Analgesie 16
Analgetika 111, 251, 299, **312**
Analgin 116
anaphylaktischer Schock 17
Anaphylaxie 15
Anastrozol 161
Anco 111
Ancotil 235
Andante 22
Andriol 164
Androcur 165
Androgene 113, 147, **164**
Anemet 196
Aneural 278
Angina pectoris 15, 17
Angiotensin-II-Rezeptorantagonisten **21**
Anilinderivate **116**
Anionenaustauscherharze 41, 60, 77, 134, 136, **137**, 170, 215
Anistreplase 85
Antagonil 31
Antazida
- 60, 77, 84, 113, 125, 136, 177, **187**, **188**, 199, 224, 233, 264
- Al-Mg-haltige 180
- aluminiumhaltige 295
- Mg-haltige 187
- mineralische 211, 215, 218
Anthelminthika
- **243**
- piperazinhaltige 295, 299
Antiallergika 107
Antiandrogene 147, **165**

Antiarrhythmika
- 29, 33, 41, **48**, 50, 53, 58, 60, 109, 198, 199, 231
- Klasse Ia **48**, 218, 280
- Klasse Ib **52**
- Klasse Ic 29, **54**, 61, 180, 280, 285, 308
- Klasse III **57**, 219, 280
- negativ inotrope 44

Antiasthmatika 89
Antibiotika
- 156, 158, 199, **200**
- bakteriostatische 202, 206, 207, 209, 222, 224, 227
- bakterizide 211, 214, 215, 229
- orale 104

Anticholinergika
- **59**, **91**, 97, 117, **185**, **195**, 233, 272, 277, 295, 299, 303
- zentrale 123, **274**

Anticholium 194
Antidepressiva
- 268, **277**
- tri- und tetrazyklische 66, 140, 156, 180, 185, 255, 272, 275, 277, 289, 295, 299, 308
- trizyklische 26, 44, 46, 55, 61, 69, 77, 82, 106, 109, 147, 160, 192, 219, 259, 285, 292, 303

Antidiabetika
- 46, **138**, 170, 247
- orale 20, 36, 38, 41, 66, 69, 113, 132, 134, **138**, 140, 147, 156, 158, 162, 167, 168, 184, 216, 224, 229, 233, 241, 280, 285, 289

Antidiarrhoika 295
Antiemetika 195
Antiepileptika 253
Antiestrogene 160, **161**
Antifungol 232
Antihistaminika
- 46, 66, 69, 82, **107**, **249**, 275, 289
- 2. Generation 50, 53, 55, 58, 211, 219, 233

Antihypertensiva 36
- 20, 22, 24, 29, 33, 38, 42, 50, 72, 73, 75, 106, 109, 113, 117, 272, 280, 285, 290, 295, 299, 303, 308
- zentral wirkende 29, 247

Antihypertensiva
- **18**

Antihypotonika **45**
Antikoagulanzien
- 75, **76**, 247, 268, 303
- orale 42, 50, 55, 58, 61, **76**, 84, 87, 88, 97, 114, 117, 132, 134, 136, 137, 140, 143, 152, 156, 162, 165, 167, 168, 170, 172, 184, 188, 189, 193, 202, 206, 209, 212, 216, 219, 224, 227, 229, 233, 237, 241, 255, 259, 264, 280, 285, 295, 308

Antikonvulsiva 241, 247, **253**, 280
Antilipämika 133
Antimykotika **230**, **235**, **236**
Antiparkin 269
Antiparkinsonmittel **269**, 272, 275, 290
Antiphlogistika 124
Antipyrin 84, 286
Antirheumatika
- **124**
- nichtsteroidale 20, 22, 26, 29, 36, 38, 42, 61, 77, 82, 84, 87, 88, 106, 123, 128, 132, 140, 143, 150, 219, 264, 292

Antisympathotonika 143, 147
Antithrombin 82
Antitussiva 104, **105**
Antivertiginosa 195
Antra 182
Aparsonin 102
Aponal 277
Appetitzügler 46
Apranax 111
Aprical 31
APSAC 85
Apsomol 93
Aptin-Duriles 27
Aquaphor 40
Aquareduct 34
Aquaretic 34
Arcasin 200
Aredia 176

Arelix 37
Arilin 226
Arimidex 161
Arminol 305
Arrhythmie, absolute 17
Artane 274
Arthrex 111
Arubendol 93
Arzneimittel
- antianginöse 33
- anticholinerge 50, 132, 193, 275, 280, 308
- blutdrucksenkende 24, 29, 33, 36, 38, 42, 72
- ergotaminhaltige 311
- hämatotoxische 229, 231, 308
- hepatotoxische 268
- Kaliumkonzentration vermindernde 219
- kardiodepressive 50
- K-Konzentration erhöhende 61
- nephrotoxische 206, 208, 209, 222, 231, 239
- ototoxische 210, 222
- QT-Zeit verlängernde 241
- xanthinhaltige 98
- zentral dämpfende 24, 26, 50, 107, 109, 123, 193, 247, 251, 253, 255, 259, 272, 277, 280, 286, 290, 295, 299, 303, 308
- zentral stimulierende 272, 308
AscoTop 310
Askorbinsäure 78, 82, 156
Aspirin 111
Aspisol 15, 111
ASS 111, 113
Astemizol 107
Asthma
- Anfall 17
- bronchiale 16
Asthmoprotect 93
Astifat 89
Astonin H 129
Asystolie 15
AT-Antagonisten **21**, 36, 82, 114, 117
Atehexal 27
Atemur 130
Atendol 27
Atenolol 27, 50, 189
Atenos 93
Atorvastatin 135
Atosil 17
Atosil 293
Atropin 15, 46, 69, **91**, 189
Atropinsulfat 15
Auranofin 124
Aurorix 287
Aurothioglucose 124
Aurothiomalat 124
Auxiloson 15, 130
Azathioprin 125, **126**, 152, 224
Azetazolamid 147
Azetylsalizylsäure 36, 75, 84, 85, 100, **111**, 113, 120, 147, 179, 189, 192, 202, 268
Azidocillin 200
Azidose
- metabolische 17
Azidothymidin 117, 150, 233, 239
Azithromycin 210
Azlocillin 200
Azolantimykotika 98, 109, 132, 136, 140, 180, 184, 185, 188, 189, 193, **232**, 247, 251, 255, 259, 264
Azosemid 37
Azubronchin 102
Azudoxat 214
Azufibrat 133
Azumetop 27
Azupamil 31
Azuranit 178

B

b2-Sympathomimetika 29, 38, 42, 50, 56, 58, 61, **93**, 140, 147, 281, 290
Bacampicillin 200
Bactidox 214
Bactoreduct 222
Bactrim 222
Bambec 93
Bambuterol 93
Baralgin 116
Barazan 217
Barbiturate 26, 29, 114, 117, 128, 195, 224, 227, 229, 237, **249**, **253**, 268, 281

Basal-H-Insulin 146
Basiscephalosporine **204**
Basistherapeutika **124**, 125, 241
Basocef 204
Baycaron 40
Baycillin 200
Baymycard 31
Bayotensin 31
Baypen 200
Beclomet 130
Beclomet Nasal 130
Beclometason 130
Beclorhinol 130
Beconase 130
Bemetezid 40
Benazepril 18
Benfofen 111
Benserazid 269
Ben-u-ron 116
Benzatropinmesilat 274
Benzbromaron 114, **148**, 152
Benzodiazepine 26, 29, 33, 61, 82, 180, 212, 234, **245**, 255, **257**, 259, 264, 268, 281, 286, 308
- konjugativ metabolisierte 156, 158
- oxidativ metabolisierte 158
Benzylpenicillin 200
Benzylpenicilline **200**
Benzylpyrimidin-Sulfonamid-Kombinationen **222**
Berlocombin 222
Berlosin 116
Berlthyrox 169
Berotec 16, 93
Betamethason 129
Betapressin 27
Betaxolol 27
Bezacur 133
Bezafibrat 133
Biaxin HP 210
Bifinorma 197
Bifiteral, 197
Biguanide **142**, **242**
Bikalm 251
Biklin 208
Binotal 200
Biofenac 111
Biperiden 15, **274**
Bisacodyl 180, 184, 189, **198**
Bisobloc 27
Bisolvon 102
Bisoprolol 27
Bisphosphonate **176**, 188, 189
b-Lactam-Antibiotika 239
Blocotenol 27
Bonamine 107
Bondronat 176
Bonefos 176
Bornaprin 274
Bradykardie 15
Breitbandpenicilline 200
Breitspektrumcephalosporine **204**
Brelomax 93
Brevibloc 16
Brexidol 111
b-Rezeptorenblocker 26, **27**, 33, 44, 50, 54, 56, 58, 61, 66, 69, 72, 73, 98, 117, 140, 143, 147, 180, 195, 219, 247, 255, 290, **312**
- lipophile 281
Bricanyl 17, 93
Brinaldix 40
Bromhexin 102, 206, 212, 216
Bromocriptin 212, 237, **269**
Bromoprid 50, **191**
Bromuc 102
Bronchocort 130
Bronchoparat 17, 96
Bronchoretard 96
Bronchospasmin 93
Brulamycin 208
Budefat 130
Budenofalk 130
Budesonid 130
Bumetanid 37, 64
Bunazosin 22
Buprenorphin 121
Burinex 37
Buscopan 15
Buspiron 290, 303
Busulfan 234
Butazolidin 111, 116
Buteridol 301
Butizid 40, **40**
Butylscopolamin 15
Butyrophenone 46, **301**
Bykomycin 208

C

CaA **31**
Cabaseril 270
Cabergolin 270
Calciparin 80
Calcitonin 173, 177
Calcort 129
Calsynar 173
Canesten 232
Canifug 232
Captin 116
Captoflux 18
Captopress 18
Captopril 18, 61, 190
Capval 105
Carazolol 27
Carbamazepin 33, 98, 118, 180, 193, 212, 247, 255, **257**, 264, 269, 281, 286, 290, 292, 295, 299, 303, 308
Carbapeneme 38, 42, 150, **206**
Carbenoxolon 36, 50, 61, 198
Carbidopa 269
Carbimazol 171
Carbimazol Henning 171
Carboanhydrasehemmer 50
Carboxypenicilline **200**
Cardialgine 45
Cardioprotect 31
Cardular 22
Carvedilol 27
Casalm 173
Cascapride 191
Cassadan 245
Catapresan 24
Catechol-O-Methyl-transferase-Hemmer 269
CBZ 212
CEC 204
Cedur 133
Cefaclor 204
Cefalexin 104, **204**
Cefallone 204
Cefalotin 128
Cefamandol 204
Cefazolin 204
Cefixim 33, **204**
Cefotaxim 204, 255
Cefotiam 204
Cefpodoxim 180
Cefpodoximproxetil 204
Ceftriaxon 204
Cefuroxim 104, **204**
Cefurox-Reu 204
Celebrex 119
Celecoxib 119, 234, 292
Celestamine N 129
Celestan 129
Celiprolol 27
Cephalosporine
- 78, 82, 84, 150, **204**, 222
- ältere 38
Cephoral 204
Ceporexin 204
Cerate 31
Cerivastatin 135
Certomycin 208
Certoparin 80
Cerucal 191
Cetirizin 107
ChE-Hemmer 29, 123, **194**, 255
Chenodeoxycholsäure 188
Chinidin 20, 22, 24, 26, 33, 36, 38, 42, **48**, 50, 56, 61, 78, 82, 140, 180, 185, 193, 234, 255, 259, 264, 275, 295, 303
Chinidin-Duriles 48
Chinin 82, 109, 219, 241
Chinolone 114, 140, **217**, 312
Chloralhydrat 78
Chloramphenicol 78, 114, 118, 128, 140, 212, 224, **228**, 255, 264, 295, 299
Chloramsaar 228
Chlormadinonacetat 157, 159
Chloroquin 124, 219, **240**
Chlorphenamin 114
Chlorpromazin 190, **293**
Chlorpropamid 152
Chlorprothixen 114, 160, 163, 216, 229, 237, 290, **297**
Chlortalidon 40
Cholestabyl 137
Cholestyramin 114, 145
Cholinergika 195

Cholinesterasehemmstoffe 29, 123, **194**, 255
Cholintheophyllinat 96
Ciatyl 297
Ciatyl-Z 297
Cibacalcin 173
Cibacen 18
Cilazapril 18
Cilest 159
Cimehexal 178
Cimetidin 22, 24, 29, 33, 50, 54, 56, 84, 107, 114, 118, 120, 123, 136, 143, **178**, 227, 241, 244, 247, 251, 259, 264, 281, 286, 290, 308, 312
Cinoxacin 217
Cinoxacin 217
Cipramil 283
Ciprobay 217
Ciprofloxacin 150, 190, 193, **217**, 248, 264
Cisaprid 78, 180, **191**, 212, 234, 248
Cisplatin 38
Citalopram 123, 180, **283**
Claforan 204
Clamoxyl 200
Clarithromycin 184, 210
Clavigrenin 45
Clemastin 15, **107**
Clenbuterol 93
Clexane 80
Clindahexal 213
Clindamycin 213
Clinofem 157
Clinovir 157
Clivarin 80
Clobazam 259
Clobutinol 105
Clodronsäure 176
Clofibrat 133
Clomethiazol 118, 180, 227, 234, **249**
Clomipramin 277, 312
Clonazepam 245, 255, 259, 269
Clonidin 24, 61, 140, 281, 295, 299, 303
Clont 226
Clopamid 40
Clopenthixol 297
Cloprednol 129
Clostebol 167
Clotrimazol 232
Cloxacillin 78
Clozapin 78, 98, 180, 212, 219, 248, 259, 296, **305**
Codein 105, 105, 180, 269, 286
Codicompren 105
Coffein 98, 219, 290, 296, 299, 303, 308
Colchicin 153
Colchicum-Dispert 153
Colchysat 153
Colecalciferol 174
Colestid 137
Colestipol 29, 38, **137**
Colestyramin 137
Comtess 269
COMT-Hemmer 269
Conceplan M 159
Concor 27
Conducton 27
Confidol 45
Congentinol 91, 274
Contraspasmin 93
Convulex 267
Convulsofin 267
Coramedan 59
Corangin 71
Corase 85
Cordalin 27
Cordanum 27
Cordarex 57
Cordicant 31
Coric 18
Corinfar 17, 31
Corotrend 31
Corotrop 63
Corovliss 71
Cortensobon 18
Cortisol 129
Cortison CIBA 129
Cortisonacetat 129
Corvaton 73
Cotrimoxazol 42, 61, 78, 114, 128, 150, 156, 190, **222**, 239, 255, 264
Coumadin 76
Coversum 18
COX-2-Hemmer 119
CPA 159, 165
Cranoc 135
Cromoglicinsäure 89
Cumarine **76**, 82
Curantyl 74
Cyclooxygenase 1 119
Cyclooxygenase 2 119
Cyclooxygenase-2-

Hemmstoffe 119
Cyclophosphamid 140, 143, 147
Cyclopropan 61
Cycloserin 264
Cyclosporin A 33, 56, 58, 114, 132, 136, 153, 193, 212, 216, 219, 224, 234, 255, 259, 264
Cymeven 237
Cyproteronacetat 165
Cytotec 186

D

Daktar 232
Dalteparin 80
Danazol 260
Dapotum 293
Dapson 239
Darob 27, 57
Deblaston 217
Deca-Durabolin 167
Decaprednil 129
Decentan 293
Decortilen 129
Decortin 129
Decortin H 129
Deflazacort 129
Dehydrobenzperidol 301
Dekarboxylasehemmstoffe 269
Delix 18
Delphicort 129
Demetrin 245
Demex 116
Denan 135
Deoxycholsäuren 137
Deponit 71
Depot-H-Insulin Hoechst 146
Deprenyl 269, 276
Deprilept 278
Desipramin 56, 248, 260, **277**
Detajmiumbitartrat 48
Dexa-Allvoran 129
Dexamethason 15, **129**, **130**, 264
Dextrane 82, 87
Dextromethorphan 105, 286, 290
Dextropropoxyphen 260
Dextrose 64
Dextrothyroxin 78
DHC 105
Diamicron 138
Diane 35 159
Diät, kochsalzarme 26
Diazepam 15, 50, 98, 163, 184, 193, 219, **245**, 272
Diazoxid 140, 143, 147, 251, 264
Dibenzazepine **257**
Dibenzepin 277
Dibenzyran 22
Diblocin 22
Dichlor-Stapenor 200
Diclac 111
Diclo 111
Diclofenac 111
Diclophlogont 111
Dicloxacillin 200
Dicodid 105
Didanosin 181, 239
Didronel 176
Diffusyl 89
Diflucan 232
Difluocortolon 129
Digacin 59
Digimerck 59
Digitoxin 59, 163, 255, 264, 286
Digostada 59
Digotab 59
Digoxin 15, 33, 36, 56, 58, **59**, 64, 84, 114, 136, 188, 190, 193, 202, 212, 216, 224, 234, 241, 260
Dihydergot 45
Dihydralazin 43, 46, 50, 56, 66, 114, 248, 251, 253, 256
Dihydrocodein 105
Dihydroergotamin 24, 26, 33, 44, **45**, 72
Dihydroergotoxin 78
Dihydropyridine **31**, 256, 260, 264
Dihydrotachysterol 174, 175
Dihyzin 43
Dilanacin 59
Dilaudid 121
Dilcoran 71
Diltahexal 31
Diltiazem 31, 248, 260, 292
Diltiuc 31
Dilzem 31
Dimenhydrinat 20, 22,

24, 26, 33, 44, **107**, 210, 281, 296
Diovan 21
Diphenolische Laxantien **198**
Diphenylhydantoin 262
Diphos 176
Dipidolor 121
Dipiperon 301
Diprosone 129
Dipyridamol 74, 85, 114
direkte Antikoagulanzien **80**
Diso-Duriles 48
Disopyramid 29, **48**, 64, 140, 147, 186, 195, 212, 248, 251, 253, 256, 260, 264, 272, 275, 286, 290, 296, 299, 303, 308
Distigmin 75
Distraneurin 249
Disulfiram 78, 109, 248, 265, 281, 290, 296, 299, 304, 308
Diu-melusin 40
Diuretika 29, 44, 46, 58, 61, 64, 66, 69, 78, 98, 114, 118, 132, 140, 147, 150, 163, 198, 199, 231, 260, 272, 286, 292
- kaliumsparende 20, 22, **34**, 36, 50, 114
Diursan 34
DNCG 89
Dobutamin 64, **67**
Dobutrex 67
Dociton 27
Dogmatil 305
Dolantin 121
Dolasetron 196
Dolgit 111
Doloreduct 116
Domperidon 191
Doneurin 277
Dopamin
- agonisten **269**, 296, 299, 304, 309
- antagonisten **195**, 281, 290, 292, 296, 299, 304, 309
Dopamin
- 67
Dopamin 15
- 29, 36, 39, 42, 46, 67, **67**, 69, 72, 170, 265, 304
Dopaminagonisten **269**
Dopegyt 24
Dopergin 270
Dormo-Puren 245
Dornase a 102
Dosulepin 277, 292
Doxazosin 22
Doxepin 277
Doxorubicin 128
Doxycyclin 104, **214**, 256, 260, 299
D-Penicillamin 124, 125
DPH 190, **262**
Droperidol 123, **301**
Dropopizin 105
Dulcolux 198
Duolip 133
Duphaston 157
Duracoron 73
Duracralfat 187
durafenat 133
Duragentamicin 208
Duraglucon 138
Duranifin 31
Durasoptin 31
Duraspiron 34
Duravolten 111
Durogesic 121
Dydrogesteron 157
Dynacil 18
Dynorm 18
Dyskinesien 15
Dysmenalgit 111

E

Ebrantil 17, 22
Econazol 232
Efektolol 27
Eferox 169
Effekton 111
Effortil 45
Einphasenpräparate 159
Eisen
- 26, 125, 177
- oral 216, 219, 224
- sulfat 190
Elantan 71
Elzogram 204
Eminase 85
Enalapril/at 18
Enelfa 116
Enfluran 281
Enoxacin 217
Enoxaparin 80

Enoximon 63
Enoxor 217
Entocapon 269
Entocort Kapseln 130
Entocort rektal 130
Enzymhemmer 78, 253
Enzyminduktoren 33, 50, 54, 56, 61, 78, 98, 132, 140, 156, 158, 165, 167, 170, 216, 234, 251, 281, 296, 299, 304, 309
Epanutin 262
Epicordin 18
Epimestrol 154
Epinephrin 64
Epi-Pevaryl 232
Eprosartan 21
Ergenyl 267
Ergocalciferol 174
Ergocalm 245
Erregungszustände 15
Ery- 210
Erythrocin 210
Erythromycin 50, 58, 100, 104, **210**, 219
Esclama 226
Escor 31
Esidrix 40
Esmolol 16
Esparon 245
Estradiol 154, 154
Estrifam 154
Estriol 154
Estrogene 30, 78, 118, **154**, 163, 224, 248, 281
Etacrynsäure 37, 82, 152
Ether 210
Ethinylestradiol 154, 159
Ethosuximid 260
Etidronat 176
Etilefrin 24, 30, **45**, 61, 109
Etindronsäure 176
Etofibrat 33, 72, **133**
Etofyllinclofibrat 133
Etomidat 16
Eufibron 116
Euglucon N 138
Eunerpan 301
Euphyllin 17, 96
Euphylong 96
Eurex 22
Eusaprim 222
Euthyrox 169
Eve 20 159
Exlutona 157
Expektorantien **102**

F

Falicard 17
Falicard 31
Falithrom 76
Falitonsin 27
Famotidin 178
Fareston 161
Farlutal 157
Fasax 111
Faustan 245
Favistan 171
Felbamat 265, 269
Felden 111
Felodipin 31, 212, 260
Femara 161
Fempress 18
Femranette 159
Fenbufen 219
Fenfluramin 140, 147
Fenofibrat 133
Fenoterol 16, **93**
Fentanyl 121
Fentanyl 16, **121**
Fentanyl-Janssen 16
Fenyramidol 78, 140
Fevarin 283
Fibrate 78, 136, 140, 143, 147, 170
Fibrinolytika 78, 82, 84, **85, 87**
Fibrinsäurederivate **133**
Finlepsin 257
Flagyl 226
Flecainid 54, 58, 256, 260, 265
Fleroxacin 217
Flexase 111
Florisan N 198
Fluanxol 297
Flucloxacillin 200
Fluconazol 42, 120, **232**
Fluctin 283
Flucytosin 231, **235**, 239
Fludestrin 164
Fludrocortison 129
Fluimucil 102
Flunimerck 245
Flunisolid 130
Flunitrazepam 245
Fluocinolon 130
Fluocortolon 129

Fluoxetin 56, 61, 140, 148, 248, 260, 277, **283**, 304, 309
Flupentixol 297
Fluphenazin 30, 78, 190, **293**, 309
Flutamid 165
Fluticason 130
Flutide 130
Flutide Nasal 130
Fluvastatin 135, 181, 184
Fluvoxamin 30, 98, 248, 260, **283**, 304, 309, 312
Foligan 151
Folsäure 265
Folsäureantagonisten 241
Fondril 27
Foradil P 93
Formestan 161, 265
Formoterol 93
Fortecortin 129
Fortral 121
Foscarnet 231
Fosinopril 18
Fosinorm 18
Fossyol 226
Fragmin P Forte 80
Fraxiparin 80
Fungata 232
Furanthril 37
Furazolidon 273
Furo- 37
Furorese 37
Furosemid 16, 35, **37**, 51, 64, 120, 128, 138, 170, 188, 265
Fusid 37

G

Gabrilen 111
Gallensäuren 190
Gallopamil 31
Gamonil 277
Ganciclovir 202, 206, 208, 224, 231, **237**
Gastrax 178
Gastroloc 182
Gastronerton 191
Gastrosil 191
Gastrozepin 185
Gefäßverschluß 16
Gelusil 188
Gelusil Lac 188
Gemfibrozil 133, 138
Gentamicin 208
Gernebcin 208
Gestafortin 157
Gestagene **157**
Gestakadin 157
Getränke, säurehaltige 190
Gevilon 133
Gewebs-Plasminogenaktivator 87
Gichtmittel 148
Gilucor 27, 57
Gilurytmal 15, 48
Gladem 283
Glibenclamid 138, 219
Glibenese 138
Glibenhexal 138
Glibornurid 138
Gliclazid 138
Glimepirid 138
Glipizid 138, **138**
Gliquidon 138
Glisoxepid 138
Gluborid 138
Glucabay 144
Glucophage 142
Glucose 40 Braun 16
Glucose 40% 16
Glukagon 141, 143, 148
Glukokortikoide
- 20, 39, 42, 51, 58, 61, 78, 109, **110**, 114, **129**, 141, 143, 148, 156, 160, 163, **195**, 198, 199, 231, 234, 241, 256, 260, 265, 273
- inhalative **91**
Glukose-Infusion 51
Glukovital 138
Glurenorm 138
Glutril 138
Glyceroltrinitrat 47, **71**, 104
Glykopeptidantibiotika 39, **221**
Glysan 188
Godamed 111
Goldpräparate 118, **124**
Gonadorelin 296, 300
Gopten 18
Gramaxin 204
Granisetron 196
Grapefruit 109
Grapefruitsaft 33
Gravistat 125 159

Grepafloxacin 52, 58, **217**
Gricin 236
Griseo 236
Griseofulvin 78, 156, 158, **236**, 256, 273, 300
GTN 71
Guanethidin 44, 47, 66, 70, 141, 273, 281, 296, 300, 304, 309
Guanosinantimetabolite 150, **237**
Guar 143
Gyrasehemmer 54, 78, 98, 114, 115, 140, 141, 188, **217**, 241

H

H1-Rezeptorenblocker **107**, **195**
H2-Blocker ratiopharm 178
H2-Rezeptorenblocker **178**, 186, 188, 193, 199
Haemiton 24
Halamid 89
Halcinonid 130
Halcion 245
Haldol 16, 301
Halofantrin 219
Halog 130
Haloperidol 16, 26, 51, 78, 260, **301**
Halothan 47, 66, 70, 98, 210, 265
Harnsäuerungsmittel 51
Heitrin 22
Hemin 156, 256
Hemmstoffe
- der Monoaminoxidase A **287**
- der Monoaminoxidase B **276**
Heparin 16, 20, 22, 30, 39, 61, 72, 80, **80**, 84, 87, 88, 109, 115, 148, 202, 206, 248, 265, 281
Heparinoide 206
Herphonal 277
Herpofug 237
Herzglykoside 26, 30, 36, 39, 42, 47, 51, **59**, 64, 66, 70, 78, 82, 115, 132, 138, 170, 172, 198, 199, 202, 219, 231, 248, 281
Hexobarbital 163, 184
H-Insulin Hoechst 146
Hirudinanaloga 87
Hisfedin 107
Hismanal 107
HMG-CoA-Reduktasehemmer 61, 78, 134, **135**, 138, 234
Hopacem 278
Hormone 51, 154
H-Rezeptorenblocker 141, 190, 234
H-Rzeptorenblocker 98
H-Tronin 146
Humaninsuline 146
Humatin 208
Huminsulin Basal 146
Huminsulin Normal 146
Huminsulin Profil I, II, III, IV 146
Huminsulin Ultralong 146
Hustenmittel 102
Hydantoine **262**
Hydiphen 277
Hydrochlorothiazid 40, 234
Hydrocodon 105
Hydrocortison 129
Hydrocortison 129
Hydro-long 40
Hydromedin 37
Hydromorphon 121
Hydro-rapid 37
Hydroxychloroquin 124, **240**
Hydroxyprogesteroncaproat 157
Hygroton 40
Hypertensive Krise 17
Hypnomidate 16
Hypnorex 291
Hypnotika 44, **245**
Hypoglykämie 16

I

Ibandronsäure 176
Ibuphlogont 111
Ibuprofen 111
Idom 277
Imbun 111
Imeson 245
Imigran 310
Imipenem 98, **206**, 210, 239

Imipramin 248, 260, **277**
Immunsuppressiva 20, **126**, 134, 136
Indapamid 40
indirekte Antikoagulanzien **76**
Indobloc 27
Indometacin 44, **111**, 203, 224
Indo-Phlogont 111
Indoramin 22
Infectocillin 200
Infektionen 200
Influenza-Vakzine 98, 265
Inhacort 130
Inhalationsanästhetika 30, 222
Injektionsanästhetika 290
innohep 80
Insulin 20, 30, 39, 66, 70, 82, 132, 134, 141, 143, 145, **146**, 156, 158, 165, 167, 168, 216, 244, 265, 281, 286, 290, 292, 296
Insulin Insulatard 146
Insulin Mixtard 146
Insulin Protaphan HM 146
Insulin S 146
Insulinanaloga 146
Intal 89
Intermediärcephalosporine **204**
Intermediärinsulin 146
Ipratropiumbromid 91, 186
Irenat 171
ISDN 71
ISDN 71
Isicom 269
ISMN 71
ISMN 71
Ismo 71
Iso- 71
Isocillin 200
Isoket 71
Isomonit 71
Isoniazid 44, 98, 141, 148, 190, 234, 248, 260, 265, 300
Isoprochin P 116
Isoptin 17, 31
Isosorbiddinitrat 71
Isosorbidmononitrat 71
Isostenase 71
Isotretinoin 260
Isoxazolylpenicilline 115, **200**, 224
Isradipin 31
Itraconazol 33, 51, 61, **232**

J

Jatropur 34
Jatrosom N 287
Jellin 130
Jenacard 71
Jenacyclin 214
Jephoxin 200
Jod 172, 292

K

Kabikinase 85
Kalium 20, 22, 51
Kalium-Can 34
Kaliumcanrenoat 34
Kalzium
- 34, 42, 61, 175, 177
- oral 216, 219, 265

Kalziumantagonisten 29, **31**, 47, 50, 54, 56, 58, 61, 72, 73, 98, 135, 181, 234, 290
Kalziumstoffwechselregulatoren 173, **174**
Kammerflimmern 15, 16
Kanamycin 51
Kaolin-Pektin 62
Kardiaka
- positiv inotrope 59

Karil 173
Katecholamine 24, 36, 39, 42, 273, 281
Kepinol 222
Kerlone 27
Kessar 161
Ketamin 16
Ketanest 16
Ketoconazol 232
Ketoprofen 111
Ketotifen 89, 109, 141
Kevatril 196
Klacid 210
Klasse
- Ia-Antiarrhythmika **48**
- Ib-Antiarrhythmika **52**
- Ic-Antiarrhythmika **54**

- II-Antiarrhythmika **56**
- III-Antiarrhythmika **57**
- IV-Antiarrhythmika **59**

Klinomycin 214
Kokain 304
Kolik 15
Kombetin 59
Komb-H-Insulin Hoechst 146
Kompensan 188
Kontrazeptiva
- hormonale **159**, 260
- orale 98, 132, 148, 163, 203, 206, 212, 214, 216, 220, 225, 229, 237, 248, 256, 265, 281, 300

Koronardilatatoren **74**, 79, 82, 85
Kortison 115
Krampfanfälle 15
Krise, hypertensive 17
Kurznarkose 16

L

Lachgas 248
Lacidipin 31
Lactam-Antibiotika 210
Lactofalk 197
Lactulose 197
Laktat 208
Lamotrigin 260, 269
Langzeitinsulin 146
Langzeitinsulin 146
Lanicor 59
Lanitop 59
Lansoprazol 98, **182**, 188
Lantarel 126
Lanzor 182
Lariam 240
Lasix 16, 37
Laxanzien 39, 42, 51, 58, 62, 132, 187, **197**
Laxbene 198
Lebendvakzine
- 128, 132
- orale 242, 243

Lederderm 214
Leios 159
Lentaron Depot 161
Lepinal 253
Lepinaletten 253
Leponex 305
Leptilan 267
Letrozol 161
Leukominerase 291
Leukotriene 99
Leukotrienrezeptorantagonisten 99
Leukozytentransfusion 231
Levacetylmethadol 121
Levodopa 66, 123, 190, 193, 248, **269**, 275, 282, 300
Levofloxacin 217
Levomepromazin 293
Levomethadon 121
Levonorgestrel 159
Levothyroxin 169, 188
Lidocain 16, **52**, 181, 256, 260, 265
Likuden 236
Liman 111
Lincomycin 213
Lincosamide 212
Lindoxyl 102
Liothyronin 169
Lipanthyl 133
Lipobay 135
Lipocol 137
Lipo-Merz 133
Lipotalon 129
Lipox 133
Liquemin N 16, 80
Lisino 107
Lisinopril 18, **18**
Liskantin 253
Lisurid 270
Lithium 20, 26, 34, 36, 39, 42, 98, 115, 118, 120, 148, 193, 227, 260, 282, 286, **291**, 296, 300, 304, 309
Locol 135
Lofepramin 277
Loftan 93
Lokalanästhesie 16
Lokalanästhetika 79
Lomir 31
Lonolox 43
Lopirin 18
Loratadin 107
Lorazepam 245
Lormetazepam 245
Lorzaar 21
Losartan 21, 181
Lovastatin 135, 212
L-Tryptophan 286
Ludiomil 278
Luminal 253

Luminaletten 253
Lungenembolie 16
Lungenödem 16
Luret), 37
Lyndiol 159
Lynestrenol 157
Lynestrol 159
Lyogen 293
Lysthenon 17

M

Maalox 70 188
Maaloxan 188
Madopar 269
Magaldrat 188
Magnesium 177
Magnesiumhydroxid 188
Makrolide 47, 62, 98, 109, 136, 184, 190, 193, **210**, 212, 229, 248, 260, 269, 273, 309
Malariamittel **240**, **242**
Mandelsäure 225
Mandokef 204
MAO-A-Hemmer 273, **287**
MAO-B-Hemmer **276**
MAO-Hemmer 26, 45, 47, 66, 70, 107, 109, 123, 141, 143, 148, 193, 242, 256, 260, **276**, 277, 282, 286, **287**, 296, 309, 312
Maprolu 278
Maprotilin 30, 72, 170, 248, **278**, 296
Marax 188
Marcumar 76
marcuphen 76
Mareen 277
Mastzellstabilisatoren **89**, **110**
Mavid 210
Maxalt 310
Maycor 71
MCP 191
Mebendazol 148, 181, **243**
Meclozin 107
Medazepam 245
Mediabet 142
Medrate 129
Medrogeston 157
Medroxyprogesteronacetat 157, 163
Mefloquin 30, 34, 51, 54, 56, 58, 79, 109, 141, 220, **240**, 256, 260, 269, 282, 296
Mefrusid 40
Megacillin oral 200
Megagrisevit 167
Megalac 188
Megestat 157
Megestrolacetat 157
Mehrstufenpräparate 159
Melleretten 293
Melleril 293
Melocin 200
Meloxicam 111
Melperon 47, 67, **301**
Memantin 185, 273, 275
Mepivacain 16
Mercaptopurin 79
Mercaptopurin 126, 152, 225
Meresa 305
Meronem 206
Meropenem 206
Mescorit 142
Mesna 102, 210
Mesterolon 164
Mestranol 154, **159**
Metalcaptase 124
Metamizol 16, **116**, 128
Metenolon 167
Metex 126
Metformin 142, 145, 181, 296
Methadon 260, 265
Methenamin 225
Methizol 171
Methotrexat 115, 118, **126**, 150, 216, 225, 229, 256, 265
Methoxyfluran 210, 216
Methylphenidat 115, 265, 282
Methylprednisolon 129, 212
Metildigoxin 59
Metixen 274
Metoclopramid 16, 62, 70, **191**, 216, 220, 260, 273
Metolazon 40
Metoprolol 27, 56, 156, 190, 286
Metronidazol 226, 242, 265

Metypred 129
Mevalotin 135
Mevinacor 135
Mexiletin 52, 98, 123, 193, 220, 225, 256, 260, 265
Mexitil 52
Mezlocillin 200
Mianeurin 278
Mianserin 265, **278**
Mibefradil 31, 109, 193
Miconazol 231, **232**
Micristin 111
Microgynon 21 159
Migräne-Kranit mono 116
Migränemittel 310
Milch 177, 199, 216, 220
Milchprodukte 177, 199, 216, 220
Milrinon 39, 42, **63**
Mineralokortikoide 47, 199
Minipress 22
Minisiston 159
Minocyclin 214
Minoxidil 43
Miranova 159
Mirpan 278
Misoprostol 186, 190, 198, 199
Mobec 111
Moclobemid 181, **287**, 312
Modip 31
Modu-Puren 34
Moduretik 34
Moexipril 18
Mogadan 245
Molsidomin 20, 22, 24, 26, 30, 72, **73**
Molsihexal 73
Monit-Puren 71
Mono-Embolex 80
Monolong 71
Mono-Mack 71
Monomycin 210
Monostenase 71
MonoStep 159
Montelukast 99, 256, 265
Moronal 230
Morphin 16
Morphin 16, **121**, 181
Morphin Merck 121
Motens 31
Motilium 191
Movergan 269, 276
Moxonidin 24, 282
MSI 16, 121
MSR 121
MST 121
MTX 126
MTX 120, **126**
Muco-Aspecton 102
Mucobroxol 102
Mucophlogat 102
Mucosolvan 102
Mukolytika **102**
Multivitaminpräparate 220
Munobal 31
Muskelrelaxanzien
- 30, 34, 231, 248, 261
- curareartige 39, 42, 51, 210, 265
- depolarisierende 128
- nicht-depolarisierende 203
- stabilisierende 128
Muskulotrope Vasodilatatoren **43**
Mutterkornalkaloide
- 70, 216, **312**
- hydrierte 85
- nicht-hydrierte 30, 212
Mycophenolatmofetil 188
Mykundex 230
Mylepsinum 253
Myochrysine 124
Myokardinfarkt 16

N

NAC 102
NACC 102
N-Acetylcystein 72, **102**, 203
Nachblutung
- postpartale 17
Nacom 269
Nadolol 27
Nadroparin 80
Nahrungsmittel 197
Nalidixinsäure 79
Naloxon 17
Nandrolon 167
Naproxen 111, 190
Naramig 310
Naratriptan 310
Narcanti 17

Narcaricin 148
Narkose 16
Narkoseeinleitung 16
Narkosemittel 20, 248
Narkotika 45, 47
Nasivin 89
Natamycin 230
Natrilix 40
Natriumbicarbonat 51, 64
Natriumchlorid 292
Natriumfluorid 188, 190
Natriumhydrogen- carbonat 17
Natriumperchlorat 171, 173
Navoban 196
Nebenschilddrüsenhormone **173**
Nebenschilddrüsenhormone 173
Nebilet 27
Nebivolol 27
Nedocromil 89
Nefazodon 193, 248
Neodorm 245
Neo-Gilurytmal 48
Neogynon 21 159
Neomycin 36, 51, 62, 203, **208**
Neorlest 21 159
Neo-Steridil 159
Neostigmin 194
Neostigmin 194
Neo Thyreostat 171
Nepresol 43
Neptal 27
Nerisona 129
Netilmicin 208
Neurocil 293
Neuroleptika 26, 45, 193, 261, 265, 269, 273, 275, 282, 287, 292, 309
Neuroleptika 293
Nicardipin 31
Nicht-steroidale Antirheumatika **111**
Niclosamid 243
Nicotinamid 261
Nicotinsäurederivate 141
niedermolekulare Heparine **80**
Nifedipat 31
Nifedipin 17, 31, **31**, 206
Nifehexal 31
Nifelat 31
Nife-Puren 31
Nifical 31
Nikotin 82, 282
Nikotinate 143
Nikotinsäure 136, 148
Nilvadipin 31
Nimorazol 226
Nisoldipin 31
Nitrangin 71
Nitrate 20, 22, 24, 26, 30, 70, **71**, 72, 74, 135, 282
Nitrazepam 245
Nitrendipin 31, **31**
Nitrepress 31
Nitroderm 71
Nitroglycerin 17
Nitroglyzerin 82
Nitroimidazole 79, 181, **226**, 251, 256, 292
Nitrolingual 17
Nitro-Pohl 17
Nitrosorbon 71
Nitroverbindungen **71**
Nivadil 31
Nizatidin 115, **178**
Nizax 178
Nizoral 232
NMH **80**
Noctamid 245
Noctazepam 245
Nolvadex 161
Non Ovlon 159
Noradrenalin 30, 300, 309
Norethisteron 159
Norethisteronacetat 157
Norfloxacin 217
Norgestimat 159
Norgestrel 159
Normalinsulin 146
Normalip 133
Norpace 48
Nortrilen 277
Nortriptylin 277
Norvasc 31
Noscapin 105
Notfallmedikamente 15
Novalgin 16, 116
Novaminsulfon 116
Novanox 245
Noveril 277
Novodigal 15, 59
Novoprotect 277
NSAR 115

NSAR 111
Nystatin 230

O

Obsidan 27
Octeotrid 273
Ödemase 37
OeKolp 154
Ofloxacin 190, **217**
Oleomycetin 228
Omca 293
Omep 182
Omeprazol 137, **182**, 212, 248, 265
Ondansetron 196
Opiate 54, 115, 118, **121**, 123, 195, 248, 253, 273, 282, 287, 290, 304
Opiatintoxikation 17
Opioide **121**
Opticrom 89
Optipect Kodein 105
Optochinidin 48
Orabet 138
Oracef 204
Orciprenalin 17, **93**
Orelox 204
Orfiril 267
Orgametril 157
Orimeten 161
Orlaam 121
Orlest 21 159
Ornipressin 67
Ortho-Novum 159
Ortho-Novum 1/50 159
Orudis 111
Osmotisch wirkende Laxanzien **197**
Osnervan 274
Ospur D3 174
Ostac 176
Osteostabil 173
Osyrol 34
Otriven H 89
Ovanon 159
Ovestin 154
Ovoresta 159
Ovosiston 154
Ovosiston 159
Ovysmen 159
Oxacillin 200
Oxazepam 141, 143, **245**
Oxicame **111**
Oxipurinol 150
Oxis 93
Oxitriptan 287, 290
Oxitropiumbromid 91, 186
Oxprenolol 27
Oxycodon 121
Oxygesic 121
Oxyphenbutazon 111
Oxytetracyclin 104, **214**
Oxytetracyclin Jenaph. 214
Oxytocin 17

P

Paediathrocin 210
Paludrine 242
Pamidronsäure 174, **176**
p-Amino-
- benzoesäure 128
- benzoesäureester 225
- hippursäure 128
- salizylsäure 62, 150, 225

Pancuronium 17
Pancuronium 17, 123
Panoral 204
Pantoprazol 182
Pantozol 182
Paracetamol 79, **116**, 156, 193, 229, 256, 261, 266, 275
Paracodin 105
Paraldehyd 225
Parasympatholytika 47, **91**, 110
Paraxin 228
Pariet 182
Parkopan 274
Parkotil 270
Paromomycin 208
Paroxetin 56, 181, **283**
Partialagonisten 123
Partusisten 16
PAS 266
Paspertin 16, 191
PDE-Hemmer 39, 62, **63**
Peflacin 217
Pefloxacin 217
Penbutolol 27
Penglobe 200
Penicillamin 124, 125, 190
Penicillin G 62, **200**
Penicillin V 200
Penicilline 75, 79, 82, 85, 104, 115, 128, 150, **200**, 203

Penicillin-Heyl 200
Pentaerithri tyltetranitrat 71
Pentalong 71
Pentamidin 58, 141, 212, 220, 239
Pentazocin 121
Pentetrazol 296, 300, 304, 309
Pentoxifyllin 141, 148, 220
Pentoxyverin 105
Pepdul 178
Peran 111
Peremesin 107
Perfan 63
Pergolid 270
Perhexilin 141
Perikursal 21 159
Perindopril 18
Perphenazin 293
Persantin 74
Pertechnetat 173
Pertofran 277
Pethidin 121, 275, 277, 290
PETN 71
Petylyl 277
Phenaemal 253
Phenaemaletten 253
Phenazon 30, 36, 85, **116**, 180, 181, 251
Phenhydan 17, 52, 262
Phenobarbital 22, 100, 197, 234, 248, **253**, 261, 266
Phenothiazine 47, 51, 110, 141, 143, 148, 186, **195**, 220, 282, 292, **293**
Phenoxybenzamin 22
Phenoxypenicilline **200**
Phenpro 76
Phenprocoumon 76
Phenylbutazon 111, **116**, 138, 165, 168, 203, 225, 242, 256, 266, 300
Phenylephrin 300, 304
Phenytoin 17, 39, 51, **52**, 58, 62, 70, 79, 82, 85, 115, 118, 128, 132, 148, 163, 170, 181, 184, 188, 190, 220, 225, 227, 229, 234, 249, 256, 261, **262**, 269, 282, 287, 296, 300, 304
Pholedrin 24, 39, 42, **45**, 62, 67, 110, 170, 296, 304
Phosphodiesterase-hemmstoffe **63**
Physiotens 24
Physostigmin 194
Pidilat 31
Pindolol 27
Pipamperon 301
Pipemidsäure 217
Piperacillin 200
Pipril 200
Piracetam 170, 296, 300, 309
Pirenzepin 185
Piretanid 37
Piritramid 121
Piroxicam 111, 181
Pivampicillin 193
Planum 245
Plasminogenaktivator 87
Podomexef 204
Polyenverbindungen **230**
Polypeptidantibiotika 210, 296, 300, 304
Posifenicol C 228
Postadoxin 107
Postafen 107
PPI **182**
Prajmaliumbitartrat 48
Pramipexol 270
Pravasin 135
Pravastatin 30, **135**, 190
Pravidel 269
Praxiten 245
Prazepam 245
Praziquantel 132
Prazosin 22, **22**, 34
Prednisolon 17, **129**
Prednison 129
Prednyliden 129
Pregnon 159
Prelis 27
Pres 18
Presinol 24
Primidon 225, 249, **253**, 261, 266, 269
Primolut-Nor 157
Prisma 278
Probenecid 148
Probenecid 82, 115, 128, **148**, 148, 152, 220, 225, 239, 242
Probucol 220

Procain 195
Procainamid 20, **48**, 181
Procainamid-Duriles 48
Procarbazin 110, 256, 273, 296
Procorum 31
Procyclidin **274**, 287
Pro-Diaban 138
Progesteron Depot 157
Proguanil **242**
Progynon C 154
Progynova 154
Prokinetika 54, 115, 118, **191**, 249, 275, 290, 292, **312**
Proluton Depot 157
Promethazin 17, 115, 293
Propafenin 293
Propafenon 51, **54**, 79, 99, 256, 261, 266, 282
Propicillin **200**
Propoxyphen 261
Propranolol **27**, 56, 82, 99, 101, 137, 138, 173, 191, 287, 297, 300, 304
Propulsin 191
Propycil 171
Propylthiouracil **171**
Propyphenazon **116**
Prorynorm 54
Prostaglandinanaloga **186**
Prothaminsulfat 82
Prothil 157
Protirelin 132
Protonenpumpeninhibitoren 141, **182**, 199, 234
Proviron 164
Proxen 111
Pryleugan 277
Pseudomonaspenicilline **200**
Psychose, akute 16
Psychostimulanzien 297, 305
Psymion 278
Psyquil 293
Pulmicort 130
Pulmicort Topinasal 130
Pulmidur 96
Pyrazinamid 141, 148, 150
Pyrazolderivate **111**
Pyrazolone 36, **116**, 125, 141
Pyridoxin 273
Pyrimethamin 128, 225, 242
Pyritinol 126
Pyromed 116

Q

Quadropril 18
Quantalan 137
Quensyl 124
Querto 27
Quilonum 291
Quinalapril **18**
Quinodis 217

R

Rabeprazol **182**
Radedorm 245
Radiojod 173
Ramipril 18, **18**
Ranitic 178
Ranitidin 34, 36, 52, 137, **178**
Rantudil 111
Rapifen 121
Rapilysin 85
Rastinon 138
Rauchgasinhalation 15
Rectodelt 129
Refobacin 208
Regelan N 133
Relaxierung 17
Remedacen 105
Remestan 245
Remid 151
Remifentanil **121**
Rentibloc 27, 57
ReoPro 83
Reproterol **93**
ReQuip 270
Reserpin 47, 52, 62, 67, 70, 141, 273, 282
Resimatil 253
Resochin 124, 240
Respicort 130
Reteplas **85**
Retinoide 129, 216
Reviparin **80**
Rewodina 111
rheothromb 85
Rhinivict 130
Rhythmusstörungen
- bradykarde 17
Ridaura 124
Rifabutin 212

Rifampicin 100, 115, 118, 120, 137, 148, 150, 197, 203, 225, 229, 234, 256, 266
Rifun 182
Riopan 188
Risperdal 305
Risperidon 305
Ritonavir 110, 193, 309
Rizatriptan 310
Rocephin 204
Rocornal 74
Rodazol 161
Rofecoxib 119
Rohypnol 245
Röntgenkontrastmittel
- jodhaltige 143
Ropinirol 99, 156, 181, **270**, 287
Roxatidin 178
Roxit 178
Roxithromycin 52, **210**
rt-PA 87
Rudotel 245
Rulid 210
Rythmodul 48
Rytmogenat 54
Rytmonorm 54

S

Saccharose 145
Saccharosesulfat 187
Salbulair 93
Salbutamol 47, **93**
Salizylate 39, 42, 52, 62, 132, 141, 150, 170, 203, 225
Salizylsäure 152, 191
Salmeterol 93
Saltucin 40
Saluretika 143, 175
Sanasepton **210**, 210
Sanasthmax 130
Sanasthmyl 130
Saroten 277
Säurederivate **111**
Scandicain 16
Schilddrüsenhormone 39, 47, 62, 67, 70, 79, 135, 138, 141, 144, 148, **169**, 256, 261, 266, 282
Schleifendiuretika **37**, 144
Schleimhautprotektiva **186**, **187**
Schmerzen 16
Schock
- anaphylaktischer 17
- kardiogener 15
SC-Urokinase 85
Securopen 200
Sedativa 44, **245**
Sedotussin 105
Sekretolytika 107
Selectol 27
Selegilin 123, **269**, **276**
Sembrina 24
Sequilar 21/28 159
Sequostat 159
Serevent 93
Serotoninantagonisten **196**, **310**
Serotonin-Wiederaufnahmehemmer **283**
Seroxat 283
Sertralin 141, 181, **283**
Sevredol 121
Sexualhormone 144, **154**, 203, 256, 261, 266
Sicco 40
Sifrol 270
Sigacalm 245
Sigadoxin 214
Sigafenac 111
Sigaprim 222
Sigasalur 37
Silomat 105
Simagel 188
Simplotan 226
Simvastatin 135
Singulair 99
Sinquan 277
Siofor 142
Siran 102
Siros 232
Sirtal 257
Sisomicin 208
Skelid 176
Skid 214
Sobelin 213
Solganol 124
Solgol 27
Solosin 96
Solu-Decortin 129
Solu-Decortin H 17
Somagerol 245
Somatropin 132
Sormodren 274
Sortis 135
Sota- 27

Sotalex 27, 57
Sotalol 27, 57
Sotaryt 57
Sovel 157
Sparfloxacin 30, 39, 42, 52, 58, 62, 110, 132, 198, 199, 212, **217**, 231, 242, 282, 297, 300, 309
Spasmolytika 275
Spectinomycin 208
Spirapril 18
Spironolacton 34, 62, 118
Spiropent 93
Spizef 204
SSRI 141, 144, 145, 148, 261, 266, 277, 282, **283**, 290, 292, 297, 300, 312
Stangyl 277
Stanilo 208
Stapenor 200
Staphylex 200
Staphylokokkenpenicilline **200**
Status
- asthmaticus 17
- epilepticus 17
Status asthmaticus 17
Stediril 159
Stediril-d 159
Steroide
- anabole 115
- ethinylierte 156
Stesolid 15, 245
Stillacor 59
Stilnox 251
Streptase 85
Streptokinase 85
Streptokinase Braun 85
Streptomycin 52
Striaton 269
Strophanthin 59
Substanzen
- alkalisierende 70, 283, 292
- hepatotoxische 242
- Knochenmark beeinträchtigende 128
- neuromuskulär blockierende 214
- photosensibilisierende 126
- saure 283
- Thrombozytogenese beeinflussende 87, 88
Succinylcholin 62, 193
Sucralfat 39, 62, 79, 99, 170, 177, 181, 184, **187**, 216, 220, 235, 266, 309
Sufenta 121
Sufentanil 121
Sulfadoxin 242
Sulfasalazin 62
Sulfinpyrazon 85, 99, 115, **148**, 150, 152, 203, 225
Sulfonamide 52, 54, 79, 115, 129, 141, 150, 203, **222**, 266
Sulfonylharnstoffe 27, 52, 79, 115, 118, **138**, 144, 145, 182, 257, 261, 266, 287
Sulpirid 58, 188, **305**
Sultiam 266
Sumatriptan 283, 290, **310**
Supracombin 222
Supracyclin 214
Suprarenin 15, 64
Supraviran 237
Suprax 204
Surfont 243
Suxamethonium 17
Sympathomimetika 27, 45, **45**, 47, 62, **64**, 67, **67**, 70, **93**, 140, 144, 148, 273, 283, 290, 305
Syncillin 200
Synphasec 159
Syntaris 130
Syntestan 129
Syntocinon 17

T

Tabalon 111
Tachmalcor 48
Tachmalin 15, 48
Tachyarrhythmie 15
Tachydaron 57
Tachyfenon 54
Tachykardie
- paroxysmale 15
- supraventrikuläre 16, 17
- ventrikuläre 16
Tachystin 174
Tachytalol 27, 57
Tacrin 99, 182
Tacrolimus 182, 212, 235, 287

Tafil 245
Tagamet 178
Tagonis 283
Talinolol 27
Tambocor 54
Tamoxifen 85, 156, **161**
Tamuc 102
Tardigal 59
Targocid 221
Tarivid 217
Tasmar 269
Tavanic 217
Tavegil 15, 107
Tavor 245
Tc-Pertechnat 173
Tee, schwarzer 305, 309
Tefilin 214
Tegretal 257
Teicoplanin 221
Teldane 107
Temazepam 245
Temgesic 121
Tenormin 27
Tenoxicam 111
Tensobon 18
Terazosin 22
Terbutalin 17, **93**
Terfemundin 107
Terfenadin 107
Terfenadin 100, 101, **107**, 107, 235
Terfium 107
Testac 165
Testolacton 164
Testosteron 164
Testotard 165
Testoviron-Depot 164
Tetracyclin 214
Tetragynon 159
Tetrahydrofolsäure 129
Tetralution 214
Tetrazepam 193, **245**
Tetrazykline 47, 62, 79, 99, 129, 138, 141, 144, 148, 188, 191, 193, **214**, 257, 261, 266
Tetrazyklische Antidepressiva 277
Teveten 21
Theophyllard 96
Theophyllin 17, 30, 34, 39, 54, 56, 67, 79, 85, **96**, 100, 102, 151, 152, 160, 163, 182, 184, 188, 191, 208, 213, 216, 220, 235, 249, 257, 261, 266, 287, 292
Theophyllin-Ethylendiamin 96
Thevier 169
Thiamazol 171, 173
Thiamazol Henning 171
Thiamphenicol 228
Thiaziddiuretika 20, **40**, 52, 138, 152, 225
Thioamide 30, 170, **171**, 173
Thioridazin 191, 283, **293**
Thiouracil 79, **171**
Thioxanthene 30, 220, **297**
Thomasin 45
Thrombophob 80
Thrombozytenaggregationshemmer 79, 82, **83**, 87, 88, 163, 203, 206
Thyreostat II 171
Thyreostatika 62, 169, **171**
Thyrotardin-inject 169
Thyroxin 173
Thyrozol 171
Tiabendazol 99
Tiagabin 257, 261, 266, 269
Tiaprofensäure 111
Ticarcillin 200
Ticlopidin 62, **83**, 99, 115, 182, 191, 266
Tiklyd 83
Tilade 89
Tilcotil 111
Tiludronsäure 176
Timonil 257
Tinidazol 226
Tinzaparin 80
Tiscerin 293
Tobra-cell 208
Tobramycin 208
Tocainid 52
Tofranil 277
Tolazolin 27
Tolbutamid 138, **138**, 287
Tolcapon 269
Tolvin 278
Torasemid 37
Torem 37
Toremifen 161
Totvakzine 129, 132
Toxoidvakzine 129, 132

Tramadol 121
Tramadolor 121
Tramal 121
Tramundin 121
Trandolapril 18, **18**
Tranquase 245
Tranylcypromin 287
Trapidil 74, 85, 116
Trasicor 27
Tregor 269
Tremarit 274
Treupel mono 116
Triamcinolon 129
Triamteren 34, 118, 182
Triazolam 245
Triette 159
Triflupromazin 293
Trigoa 159
Trihexyphenidyl 274
Trijodthyronin 169
Trijodthyronin 116
Trimethoprim-Sulfadiazin 222
Trimethoprim-Sulfamerazin 222
Trimethoprim-Sulfamethoxazol 222
Trimipramin 277
Trinordiol 159
TriNovum 159
Triquilar 159
Trisiston 159
Trisorcin 124
Tritoqualin 141, 148
Trizyklische Antidepressiva 277
Trolovol 124
Tropisetron 196
Trovafloxacin 217
Trovan 217
Truxal 297
Tryasol 105
Tryptophan 286, 291
Tulobuterol 93
Turisteron 154
Tussoretard 105
Tybon 169
Typhuslebendvakzine 203, 216, 225, 229

U

Übelkeit 16
Udima 214
Udrik 18
UFH 80
Ulcocur 178
Ulcogant 187
Ulcoprotect 185
Ulkustherapeutika 178
Ultiva 121
Ultralan 129
Ultralente MC 146
Ultratard HM 146
Ultratardinsulin 146
Unat 37
unfraktioniertes Heparin 80
Unilair 96
Urapidil 17, 22, **22**, 182
Urbason 129
Uregyt 37
Urem 111
Urikostatika **151**
Urikosurika **148**, 203, 206, 208
Uripurinol 151
Urokinase 85
Urokinase medac 85
Urosin 151
Ursodeoxycholsäure 188
Urtias 151

V

Valium 15, 245
Valocordin-diazepam 245
Valproinsäure 79, 82, 107, 116, 213, 249, 257, 266, **267**, 297, 300, 305, 310
Valsartan 21, 21
Vancomycin 221
Vancomycin 221
Vascal 31
Vasodilatatoren 45, 47, 71, 72, **73**
Vaxar 217
Vecuronium 123
Velasulin 146
Veramex 31
Verapamil 17, 24, **31**, 52, 249, 257, 261, 266, 292
Verdauungsenzyme 145
Vermox 243
Verospiron 34
Vertigo-Vomex 107
Vesdil 18
Viarox 130
Vibravenös 214
Vidarabin 152

Vigabatrin 266
Vigantoletten 174
Viloxazin 99, 261, 266
Vinblastin 287
Vincaalkaloide 235, 239
Vincamin 58, 220
Vincristin 34
Vioxx 119
Viregyt 269
Virupos 237
Virustatika 220, **237**
Visken 27
Vistimon 164
Vitamin B 273
Vitamin D 42, **174**, 175
Vitamin K 79
Vitamine, fettlösliche 138
Vividrin 89
Volmac 93
Volon 129
Volon A 129
Voltaren 111
Vomacur 107
Vomex A 107

W

Warfarin 76, 100, 102, 120, 182, 184, 251
Wehentätigkeit, vorzeitige 16
Weimerquin 124, 240
Wincoram 63
WPW-Syndrom 15
Wydora 22

X

Xanax 245
Xanef 18
Xanthinderivate 75
Ximovan 251
Xipamid 40
Xylocain 16, 52
Xylotocan 52

Y

Yermonil 159

Z

Zaditen 89
Zafirlukast 79, 99, **99**, 110, 116, 213
Zagam 217
Zantic 178
Zaroxolyn 40
Zemide 161
Zentropil 262
Zidovudin 118, 150, 151, 235, 239
Zienam 206
Zileuton 30, 34, 79, 99, **101**, 110
Zinacef 204
Zink 220
Zithromax 210
Zitratblut 210
Zitronensaft 188
Zitronensäure 188
Zocor 135
Zofran 196
Zoliparin 237
Zolmitriptan 182, 287, 291, **310**
Zoloft 283
Zolpidem 123, **251**
Zopiclon 123, **251**
Zovirax 237
Zuclopenthixol 297
Zyflo 101
Zyloric 151
Zyrtec 107
Zytostatika 20, 42, 62, 82, 126, 152, 231, 239, 257, 266
Zytrim 126

Leser-Registrierungskarte

Wenn Sie als registrierter Arzneimittel-Wirkungen-pocket-**Benutzer** jeweils aktuelle Leserinformationen erhalten wollen, senden Sie uns am besten noch heute eine Email oder füllen diese Karte aus und senden sie ein.

Name, Vorname

Krankenhaus (Universität), Ort

Email

An:
support@media4u.com
(Börm Bruckmeier Verlag
Nördl. Münchner Str. 28
D-**82031** Grünwald)

→ www.
media4u.com

Arzneimittel Wirkungen pocket - Ihr Votum:

Gerne möchten wir das Arzneimittel Wirkungen pocket weiter für Sie verbessern. Wir freuen uns daher über jede Kritik und Anregung. Bitte schreiben Sie uns doch.

Verbesserungsvorschläge:

Wie haben Sie ursprünglich von diesem Titel erfahren?

Absender (bitte in Blockschrift)

Name, Vorname

Straße, Nr.

PLZ, Ort

Bitte senden Sie mir gegen Rechnung die umseitig markierten BBV-Titel.

Ort, Datum

Unterschrift

Bestellung an Ihre **med. Fachbuchhandlung** oder an:

Börm Bruckmeier Verlag
Leipziger Kommission
Pötzschauer Weg
D-**04579** Espenhain

→ www.
media4u.com

Verlagsprogramm

pur Lernkarten, Arbeitsskripten

- ☐ arbeitsmedizin pur - karteikarten (DM 25.80)
- ☐ anästhesiologie/intensivmedizin pur (DM 49.80)
- ☐ gynäkologie pur - karteikarten (DM 49.80)
- ☐ gynäkologie pur - arbeitsskript (DM 39.80)
- ☐ hno pur, zmk pur - karteikarten (DM 34.80)
- ☐ innere medizin pur 1 - karteikarten (DM 49.80)
- ☐ innere medizin pur 2 - karteikarten (DM 49.80)
- ☐ innere medizin pur - skript (DM 49.80)
- ☐ mikrobio pur/immuno pur (DM 49.80)
- ☐ ophthalmo pur - karteikarten (DM 34,80)
- ☐ orthopädie pur - karteikarten (DM 39,80)
- ☐ pharma pur - karteikarten (DM 49.80)
- ☐ pharma pur - arbeitsskript (DM 39.80)
- ☐ psychiatrie pur - karteikarten (DM 29.80)
- ☐ urologie pur - die karteikarten (DM 25.80)

pockets

- ☐ Arzneimittel pocket 2000 (DM 24.80)
- ☐ Arzneimittel Wirkungen pocket 00/01 (DM 24.80)
- ☐ Anamnese und Untersuchung pocket (DM 24.80)
- ☐ DD pocket (DM 24.80)
- ☐ Derma pocket (DM 97.60)
- ☐ EKG pocket (DM 24.80)
- ☐ GK2 Termini pocket (DM 19,80)
- ☐ GK3 Termini pocket (DM 19,80)
- ☐ Homöopathie pocket (DM 24.80)
- ☐ ICD 10 Diagnosenthesaurus pocket (DM 29.80)
- ☐ ICD 10 systematisch pocket (DM 29.80)
- ☐ Naturheilmittel pocket (DM 24.80)
- ☐ Normalwerte pocket (DM 22,80)
- ☐ Notaufnahme Innere Medizin pocket (DM 22,80)
- ☐ Psychiatrie fast – der 4h-Crashkurs (DM 19,80)

pockets

- ☐ Anästhesie-Intensiv-Meds pocketcard
- ☐ Anästhesie-Intensiv-Meds pocketcard
- ☐ Anamnese und Untersuchung pocketc
- ☐ Antibiotika pocketcard (DM 5,80)
- ☐ Benzodiazepine pocketcard (DM 5,80)
- ☐ EKG pocketcard (DM 5,80)
- ☐ ICD 10 pocketcard (DM 5,80)
- ☐ Lungenfunktion pocketcard (DM 5,80)
- ☐ Normalwerte pocketcard (DM 5,80)
- ☐ Notfall-Meds pocketcard 1 (DM 5,80)
- ☐ Notfall-Meds pocketcard 2 (DM 5,80)
- ☐ Pädiatrie development pocketcard
- ☐ Pädiatrie Notfall pocketcard (DM 5,80
- ☐ Reanimation pocketcard (DM 5,80)
- ☐ The English Patient pocketcard (DM 9

Börm Bruckmeier Verlag
Nördl. Münchner Str. 28
D-**82031** Grünwald

→ www.
media4u.com

BERICHT ÜBER UNERWÜNSCHTE ARZNEIMITTELWIRKUNGEN (auch Verdachtsfälle)

Bundesinstitut für Arzneimittel und Medizinprodukte, Seestraße 10, D-13353 Berlin, Tel.: (030) 45 48 - 30, FAX: (030) 45 48 - 32 07

BfArM

Firmen Code Nr.	Pat. Init.	Geburtsdatum	Geschlecht	Größe	Gewicht	Schwangerschafts-woche:
	N-name ☐ V-name ☐		m ☐ w ☐			

Beobachtete unerwünschte Wirkungen aufgetreten am Dauer

Arzneimittel / Darreichungsform	Tages-dosis	Appli-kation	gegeben von / bis	wegen (Indikation)
1. Chrg.-Nr:				
2. Chrg.-Nr:				
3. Chrg.-Nr:				
4. Chrg.-Nr:				

Vermuteter Zusammenhang mit Arzneimittel Nr. 1 2 3 4	dieses früher gegeben ja ☐ nein ☐	vertragen ja ☐ nein ☐	ggf. Reexposition neg. ☐ pos. ☐

Grunderkrankung: Begleiterkrankungen:

Anamn. Besonderheiten: Nikotin ☐ Alkohol ☐ Kontrazeptiva ☐ Schrittmacher ☐
Implantate ☐ Strahlentherapie ☐ physikal. Therapie ☐ Diät ☐ Allergien* ☐
Stoffwechseldefekte ☐ Arzneimittelabusus* ☐ Sonstige:

* weitere Erläuterungen

Veränderung von Laborparametern in Zusammenhang mit der unerwünschten Arzneimittelwirkung: (ggf. Befund beifügen)

Verlauf und Therapie der unerwünschten Arzneimittelwirkung: lebensbedrohend ja ☐ nein ☐

Ausgang der unerwünschten Arzneimittelwirkung:
wiederhergestellt ☐ bleibender Schaden ☐ noch nicht wiederhergestellt ☐ unbekannt ☐
Exitus ☐ Sektion ja ☐ nein ☐ (ggf. Befund beifügen)
Todesursache:

a) beh. Arzt
b) Hersteller
c) Arznei. Komm.

Beurteilung des Kausalzusammenhanges: gesichert ☐ wahrscheinlich ☐ möglich ☐ unwahrscheinlich ☐ unbeurteilt ☐ nicht zu beurteilen ☐

Weitere Bemerkungen:
(ggf. Anlage verwenden)

Wer wurde informiert: BfArM ☐ Hersteller ☐ Arznm.-Komm.-Ärzte ☐ Sonstige:

Name des Arztes: Fachrichtung: PLZ: Klinik: ja ☐ nein ☐ (ggf. Stempel)	Hersteller:	Datum: Unterschrift:

Bei V.a. unbekannte unerwünschte Arzneimittelwirkung bitte melden an Bundesinstitut für Arzneimittel u.M..
Formular kopieren und vergrößern auf A4 oder downloaden von **www.media4u.com**